消毒供应专业网络教育系列教材

医疗器械概论

主　审　巩玉秀　冯秀兰

主　编　张　青　曲　华　韩　辉

人民卫生出版社
·北京·

图书在版编目（CIP）数据

医疗器械概论 / 张青，曲华，韩辉主编. — 北京：
人民卫生出版社，2022.1
ISBN 978-7-117-29535-2

Ⅰ.①医… Ⅱ.①张… ②曲… ③韩… Ⅲ.①医疗器
械－概论 Ⅳ.①R197.39

中国版本图书馆 CIP 数据核字（2021）第 177522 号

人卫智网	www.ipmph.com	医学教育、学术、考试、健康，购书智慧智能综合服务平台
人卫官网	www.pmph.com	人卫官方资讯发布平台

医疗器械概论

Yiliao Qixie Gailun

主　　编：张　青　曲　华　韩　辉
出版发行：人民卫生出版社（中继线 010-59780011）
地　　址：北京市朝阳区潘家园南里 19 号
邮　　编：100021
E - mail：pmph @ pmph.com
购书热线：010-59787592　010-59787584　010-65264830
印　　刷：人卫印务（北京）有限公司
经　　销：新华书店
开　　本：787×1092　1/16　　印张：23
字　　数：488 千字
版　　次：2022 年 1 月第 1 版
印　　次：2022 年 1 月第 1 次印刷
标准书号：ISBN 978-7-117-29535-2
定　　价：130.00 元

打击盗版举报电话：010-59787491　E-mail：WQ @ pmph.com
质量问题联系电话：010-59787234　E-mail：zhiliang @ pmph.com

《医疗器械概论》

编写委员会

主 审 巩玉秀 冯秀兰

主 编 张 青 曲 华 韩 辉

副主编 王朝阳 刘 婷 高海燕（山东大学齐鲁医院） 高海燕（北京协和医院）
李保华 王加强

编 委（按姓氏笔画为序）

王 瑾（首都医科大学附属北京安贞 医院） 张 青（北京协和医院）

赵 林（青岛大学附属医院）

王正发（山东新华医疗器械股份有限 公司） 顾 颖（中国人民解放军第 306 医院）

高玉华（中国人民解放军总医院）

王加强（山东新华医疗器械股份有限 公司） 高海燕（山东大学齐鲁医院）

高海燕（北京协和医院）

王庆锋（山东新华医疗器械股份有限 公司） 席英华（甘肃省人民医院）

黄维健（烟台毓璜顶医院）

王朝阳（济南市中心医院） 韩 辉（山东大学齐鲁医院）

史秀欣（山东大学齐鲁医院） 韩平平（哈尔滨医科大学附属第二医院）

曲 华（烟台毓璜顶医院） 于 静（济南市中心医院）

刘 婷（北京宣武医院） 王金凤（济南市中心医院）

刘韶娟（烟台市烟台山医院） 李 娟（济南市中心医院）

李保华（首都医科大学附属北京朝阳 医院） 陈 辉（济南市中心医院）

舒 玲（济南市中心医院）

李晓莉（郑州大学第一附属医院） 曾凡文（济南市中心医院）

岑 颖（广西医科大学第一附属医院）

秘 书 史秀欣（山东大学齐鲁医院）

《消毒供应专业网络教育系列教材》

编写委员会

总 主 审 付 强 巩玉秀 蔡 虻

总 主 编 陈玉国 韩 辉 张 青 冯秀兰 任伍爱

副总主编 钱黎明 赵云呈 姚卓娅 王亚娟

编　　委（以姓氏笔画为序）

王 旭（云南省阜外心血管病医院）

王亚娟（浙江大学医学院附属邵逸夫医院）

王朝阳（济南市中心医院）

亓卫东（山东第一医科大学第一附属医院）

韦 敏（济南市中心医院）

毛淑芝（山东大学第二医院）

申巧玲（河南省儿童医院）

冯秀兰（广州市第一人民医院）

司慧君（西安交通大学第二附属医院）

曲 华（烟台毓璜顶医院）

任伍爱（北京大学第一医院）

刘 婷（首都医科大学宣武医院）

刘爱华（内蒙古自治区人民医院）

李保华（首都医科大学附属北京朝阳医院）

李淑玲（江西省人民医院）

杨 风（青岛市中心医院）

吴可萍（中山大学附属第五医院）

岑 颖（广西医科大学第一附属医院）

张 青（北京协和医院）

张 静（广州市第一人民医院）

陈玉国（山东大学齐鲁医院）

林素英（常州市第一人民医院）

赵云呈（泰达国际心血管病医院）

姜 华（南方医科大学附属小榄医院）

姚卓娅（郑州大学人民医院）

钱黎明（上海交通大学医学院附属瑞金医院）

高海燕（山东大学齐鲁医院）

高海燕（北京协和医院）

韩 辉（山东大学齐鲁医院）

韩平平（哈尔滨医科大学附属第二医院）

甄兰英（山西医科大学第一医院）

魏凯静（泰达国际心血管病医院）

5

序

医疗器械产业是关系到人类生命健康的新兴产业，作为多学科、跨领域的现代高技术的结晶，其产品聚集和融入了大量现代科技的最新成就，许多现代化产品是医学与多种学科相结合的高新技术产物。

消毒供应中心作为医院重点科室，是医院临床工作的重要组成部分，向全院提供各种无菌器材、敷料和其他无菌物品的保障科室，又是预防和减少医院感染发生的重要科室，保证医疗护理质量而起到重要作用的支撑点。为了保证医疗质量，控制院内感染，加强医疗器械的清洗、消毒和灭菌至关重要，为了更好、更科学地对医疗器械进行清洗、消毒和灭菌，促进医疗器械产业发展，保证生产的医疗器械的安全、有效，保障人体健康和生命安全，加强医疗器械使用管理，做到管理规范化、标准化、精细化是必然趋势。

目前，我国医学高等院校教育中，开设感染控制专业及课程的少之又少，堪称稀缺，医生、护理、医技等专业人群，具有天然的医院感染管理知识结构缺陷，造成医疗机构中感控管理依从性的天然薄弱，对走出医学院校后的医护人员，对初具医学知识结构的医护人员再进行后天感染控制知识补充及再造，具有碎片化及高难度性。山东大学开设本科生医院感染管理及消毒供应专业知识教育，填补国内两个专业学科建设的空白，旨在使学生通过对医院感染及消毒供应专业理论基础知识的学习，形成医院感染管理及消毒供应专业的系统性认识，建立医院感染管控理念，掌握专业技能，为医院感染管理、消毒供应专业专职团队进行人才储备及在医学职业生涯中成为医院感染防控的参与者和践行者。

本书全体编委均以高度认真负责的态度参与了本教材的编写工作，希望广大医务相关人员在日常工作中认真学习，按照国家标准的规定，掌握医疗器械相关专业理论知识和实践技能，使其更好地服务于临床。

巩玉秀

2021 年 1 月

前言

现代医学对疾病的预防和治疗在很大程度上依赖于先进的医疗器械。医疗器械种类繁多、应用的范围跨度大，小到压舌板、口罩，大到磁共振仪器等各种类型的诊疗设备；既有直接影响生命安全的植入性器械，也有对身体健康产生直接影响的辅助器械。因而产品可能导致的各类风险环节多，情况比较复杂。为了促进医疗器械产业发展，保证生产的医疗器械的安全、有效，保障人体健康和生命安全，国家对从事医疗器械的研制、生产、经营、监督管理单位及部门提出创新发展要求，并制定了系列的法律、法规及条例，对医疗器械生产及使用的各个环节进行规范。作为医疗器械使用单位及消毒供应的专业人员在掌握专业理论及实践技能的基础上，必须了解医疗器械相关的系统理论及法律、法规等，提高对医疗器械的应用技能，确保所使用医疗器械的有效性与安全性，杜绝医疗器械不良事件的发生。

《医疗器械概论》作为消毒供应专业教材之一，经全国消毒供应专业和手术室专业等专家共同编写，本书共设 8 章。其中医疗器械概论，介绍了与医疗器械相关的基础理论知识；医疗器械风险管理、医疗器械标准化管理、医疗器械命名及分类、医疗器械注册管理、医疗器械监督检查、医疗器械的使用管理，系统地介绍了医疗器械行业的产业特征，涉及医疗器械的生产、注册、试验以及规范管理等；医院 CSSD 相关医疗器械，重点探讨与医院消毒供应中心相关的医疗器械，也是本书的重点章节。为突出医疗器械概论的特点，体现网络本科消毒供应专业的特色，本书尽量将医院 CSSD 相关医疗器械作为重点，并尽量阐明医疗器械消毒灭菌器械的种类及特点，以及各类常用手术器械的名称、分类、功能及使用注意事项。并于每章设置学习目的和学习要点，帮助学生掌握本教材重点，提高学生理论联系实际、分析解决问题的能力。

本书编写过程中，承蒙国家卫生健康委医院管理研究所医院感染质控中心、中华护理学会消毒供应委员会等有关部门及领导的支持和指导；并得到山东新华医疗集团的鼎力支持，在此表示衷心感谢。本书内容如有存在不足之处，恳请各位读者和同行提出宝贵意见及建议。

编者

2021 年 1 月

目录

第六章 医疗器械监督检查

第七章 医疗器械的使用管理

第八章   医院 CSSD 相关医疗器械

第一章

医疗器械概论

学习目的

1. 掌握医疗器械的相关定义，医疗器械的使用目的。
2. 熟悉不同国家对于医疗器械的定义。
3. 了解医疗器械的历史及展望。

学习要点

1. 医疗器械定义及范畴。
2. 医疗器械使用目的。

本章概述

医疗器械具有多学科交叉、知识密集、资金密集等特点，涉及医药、机械、电子、材料等多个行业，其产品聚集和融入了大量现代科学技术的最新成就，是医学与多种学科相融合的高新技术产物。随着公众健康意识的不断增强，人口老龄化等发展趋势，对高品质医疗产品的需求也不断增加，同时也推进了科技的发展和创新，使医疗器械产业成为当今最活跃、发展最快的行业之一。

第一节　医疗器械发展简史

回顾人类医学发展的历史进程，可以清楚地看到，医学的任何重大突破和进步都依赖于医疗器械的发展，医疗器械的发展推进了医学模式的转变。由此可见，医疗器械的发展史，就是人类医学的一部发展史。

一、我国古代医疗器械发展简史

中国是一个具有悠久历史的文明古国，过去很长一段时间里，医疗器械是随着中国传统医学的发展而发展的。早在人类历史最初阶段的石器时代，中国就有砭石的出现，砭石是经磨制而成的尖石或石片，可以用来刺激体表某些部位，或刺破皮下浅表血管进行放血，或切开脓包进行排脓等，它是针灸治疗的前身，是最早的医疗器械。

1. 河南安阳殷墟公元前16世纪出土的甲骨文中记载有"头有创则沐，身有疡则浴"；而成书于公元前11世纪的《山海经》则记载了"熏草""配之可以已疠""黄石浴之已疥""又可以已附""绒羊其脂可以已腊"。这些可以说明当时已有相当的佩戴、沐浴、涂复等药物外治的简单医疗器械了。到了青铜器时代，即中国的商代（公元前16—公元前11世纪），由于冶炼技术的发展，石针被金属针取代。相传早在伏羲时就制成了针灸的主要工具——九针。九针包括浅刺的镵针、揩摩的圆针、按压的或刺烙的锋针、挑割的铍针、机型痹症的圆刺针、缩小的毫针、深刺的长针和火灼的大针等。成书于战国时代（公元前4—公元前2世纪）的《黄帝内经·灵枢》中则记载有各种针法。

2. 中国汉代（公元前2世纪—公元2世纪）张仲景所著《伤寒杂病论》中，记载了灌肠、熏洗、引导、吹粉、通便等多种医疗器械治病的方法。晋代（3、4世纪）葛洪的《肘后备急方》除介绍了各科的治疗方药外，还介绍了各种灸法，包括拔火罐、拔管子、吸筒等简单的医疗器具，这说明在2、3世纪时，中国的医疗器械有了一定的发展。

3. 到了4、5世纪的南北朝，已有了镊子的记载。唐代（6—9世纪）诗人贾岛的诗句"白发无心镊，青山去意多"中也提到了镊子。宋代（9—12世纪）则进一步发明了医用"镰"，即长而有薄棱的类似箭头的钩子。而王惟一则于1027年首先创铸了铜人，刻示经络穴位模型。至此，可以说已形成了"一针二灸三火罐"的传统医学的医疗器械，以及药物外治器具的系列了。

4. 到了元代（13—14世纪），在制造工艺已经很发达的背景下，出现了医用刀、剪、锥、凿、烙的器械，与近代的外科手术器械相似。明朝（13—16世纪）的宋应星的《天工开物》中，则记载了锤、锻、铸造工艺以及锥、锯、凿、针和陶瓷的制造工艺。

5. 至明清（16—19世纪）两代，医疗器械又不断发展，使用了银蓖、磁烽、通脉管、喉针、舌压、钩针、治管等器械；药布、药棉、药巾、药带、药袋、药包等卫生材料和敷、贴、吸、灌、熨等治疗器具。

由此可见，在中国古代经过了几千年的发展，已经开创了具有中国特色的、以针灸为基础的治疗器械，并形成了手术器械相类似的简易医疗器械系列。

二、我国现代医疗器械发展概况

清末、民初（19世纪末、20世纪初）西方医疗技术开始以较快的速度传入中国，西医的医疗器械也随之被引进。但是直至20世纪50年代之前，中国医疗器械的生产发展缓慢，工艺技术不高，品种很少。国内所需的医疗器械，甚至是体温表、注射器、听诊器等也都依赖进口。

20世纪40年代，在极其困难的战争条件下，解放区建立了一些医疗器械生产厂，有的还是随部队一起行动的"马背工厂"，国内厂商开始生产一些简单的手术器械，如医用刀、剪、钳、镊等。

1950年起，随着经济的发展，在短短几年中，医疗器械的生产规模不断扩大，技术水平有了提高。产品发展到手术器械、注射穿刺器械、X线设备、医院设备、理疗设备、牙科设备、医用敷料、医用器皿和整形辅助器材等11大类，500多个品种规格，基本上摆脱了依靠进口的局面，为经济建设和国防事业提供了大量的医疗器械和卫生材料。在此期间，试制并生产了轻便手术床、消毒煮沸器、高压消毒柜、200mA X线机、直流感应治疗机、共鸣火花辐射器、超声波电疗仪、心电图机和眼科手术器械包等。中国的医疗器械行业，已从单纯的修配和生产简易的手术器械，走向了能够生产小型的仪器和设备的医疗器械。

1958年，国内医疗器械生产逐步摆脱了手工操作，提高了机械化程度。在锻坯、辊轧、静电喷涂等新工艺的支持下，试制和生产了1 800r/min高速离心机、鼓泡式人工心肺机、放射性核素诊断仪、^{60}Co治疗仪、20万倍电子显微镜、腹腔镜、电鼻咽镜、超声切面显像仪、不锈钢手术剪与止血钳、风动骨锯、无损伤缝合针、人工心脏瓣膜等，有的技术已接近于当时的国际先进水平。

20世纪60—70年代，在当时的条件下尽管困难很多，医疗器械工业还是有所发展。特别是对一些结构复杂、技术难度大、配套要求高的科研新产品，进行协作攻关，研制成心脏除颤起搏器、流动高压氧舱治疗车、光纤胃镜、裂隙灯角膜显微镜、人工肾、医用电子直线加速器等新产品400余项。

目前我国医疗器械已形成了以机电一体化产品为主的大产品群。每年约有300多项新产品投入生产，成功研制X线CT、大型X线机组、B型超声波诊断仪、体外震波碎石装置、驻波直线加速器、磁共振成像装置，伽马照相装置、病人监护仪、激光治疗仪、呼吸麻醉机等。

随着网络技术的飞速发展，推动了医学装备的更新和发展，产生了以网络技术为核心的医学装备，如医院信息系统（HIS、MHIS、CIS、PACS、LIS、EMR）、局域医疗卫生系统（GMIS）、建筑医疗设备系统等，它成为现阶段医院建设投入的重点，故称之为网络医疗器械时代。

三、国外医疗器械发展概况

（一）医疗器械时代

在 19 世纪末以前一个漫长的历史时期，医疗设备处于医疗器械时代，所使用的设备主要是刀、剪、钳、镊等医疗器械，随着时间的推移，制作工艺愈加精巧，品种日益繁多，形成了庞大的完整工业体系，时至今日，这些医疗器械仍然发挥着无法取代的作用，如水银温度计、水银血压计、听诊器等。

世界上第一个体温计是伽利略在 16 世纪时发明的。但直到 1657 年，意大利人阿克得米亚才用水银代替酒精制成温度计，以其使用方便、性能可靠等特点被广泛应用于临床诊断。

1673 年，荷兰人列文虎克（Antony van Leeuwenhoek）制造了第一架复式显微镜，这是医疗设备中一项有划时代意义的发明，借助它人类第一次看到了各种形态的微生物，从而逐步产生了一系列的医学检测手段。在这些医疗设备的推动下，医学的诊断开始摆脱了望、闻、问、切这种直观诊断方式，从而对多种生理参数进行检测检验，并大量开拓新的治疗方式和手段，人类同疾病斗争的能力提高到了新水平。

17 世纪始，显微镜被应用于科学研究中，它大大扩充了人类的视野，把人类的视觉从宏观引入到微观，了解到动物体内的细微结构，给医学界以极大的帮助，直接导致了19 世纪细胞学，微生物学等学科的建立。显微镜经历了数百年发展和完善，已成为病理诊断的主要装备。今天病理诊断报告被称为"金标准"，被视作最权威的诊断结论。

1816 年，法国巴黎内克尔总医院医生雷奈克发明了听诊器，1817 年 3 月 8 日，他率先使用听诊器来诊断各种胸部疾病。

1835 年，尤利乌斯·埃里松发明了一个血压计，它把脉搏的搏动传递给一个狭窄的水银柱，当脉搏搏动时，水银会相应地上下跳动。医生第一次能在不切开动脉的情况下测量脉搏和血压。但由于它使用不便，制作粗陋，并且读数不准确，因此其他的科学家对它进行了改进。1860 年，法国科学家艾蒂安 - 朱尔·马雷研制成了一个当时最好的血压计，它将脉搏的搏动放大，并将搏动的轨迹记录在卷筒纸上，这个血压计也能随身携带，马雷用这个血压计来研究心脏的异常跳动。

（二）电子医疗器械时代

19 世纪末，人们对是否存在着"生物电"展开了讨论和研究。1903 年，荷兰物理学家艾茵托宾成功地记录了人体心电图。1918 年，电子管发明以后，心电图机、脑电图机相继问世，医疗设备进入了以检测电生理参数为主要内容的新时期，这个时期医疗设备是以电子技术为基础。同期，德国物理学家伦琴于 1895 年发现了 X 线，他首先将这一技术应用于临床作骨骼形态和诊断，这是医学技术上的一次大突破。X线机随之出现，它的技术日趋完善，成为医学诊断的主要设备。与此同时各类电子仪器和电子设备大量出现，电子技术在医学各个领域都获得了成功的应用，医疗设备终于冲破了刀、剪、钳、镊的局限而进入了崭新的时代，即电子医疗器械时代。

1951年，瑞典神经外科专家Lars Leksell教授首先提出了立体定向放射外科的概念，并于1967年发明了世界上第一台伽马刀，第一代伽马刀有179个钴源，后来改造成形的第二代、第三代伽马刀有201个钴源。

1986年，美国Roberts发明了手术导航系统，他将CT图像和手术显微镜结合起来，运用超声定位来引导手术，并在临床上获得了成功。随后Bernett和Reinhardt对声波系统进行了改进，使精度有了一定的提高。1991年日本的Wanatabe和美国的PellSR继发明了遥控关节臂定位系统，使关节臂不再受瞄准线的约束。

CT机以横断面体层成像，无前后影像重叠，不受层面上下组织的干扰；同时由于密度分辨率显著提高，能分辨出0.1%~0.5%X线衰减系数的差异，比传统的X线检查高10~20倍，还能以数字形式（CT值）做定量分析。近30年来，CT设备更新了四代，扫描时间和空间分辨能力也有了显著提升。CT设备与技术在医学影像诊断中占有重要地位，而对颅脑、腹部的肝、胆、胰和后腹膜腔肾、肾上腺等病变的诊断则占主导地位。

近年来在数字技术装备的基础上产生的CT设备、磁共振设备、X线数字成像设备、数字化超声以及核医学成像五大医学成像系统。PET／CT设备在国际上被广泛应用，它将解剖成像和功能代谢显像相结合，标志影像诊断技术进入了一个新时代。先进的医学影像设备、生化检验设备、生理参数监护设备和急救设备的出现，把人类对疾病的诊断、治疗和护理推进到了一个更新的水平。先进的影像设备甚至可以检测人体内生物化学的变化，对人体组织进行功能成像，可以获得更多的人体信息，有效地对疾病进行诊断和治疗。

四、医疗器械发展展望

21世纪，高科技向医学领域的渗透，以纳米技术为代表的新材料技术和人工智能、微电子技术，将把医疗器械和科学仪器做得更小，使医学理论和医疗器械技术面目发生改观，不断涌现新的诊断和治疗方法。影像学包括超声、X线、CT、MRI、PET、DSA等将做到高度准确和数字化。内镜和导管技术等无创和低创的直视检查，将深入到人体各个脏器和部位，获得精确的形态、功能、病理等电生理诊断。许多手术将通过内镜和智能机器人进行操作，实现自动识别，自动定位，自动操作，自动调整，精确完成所需要的操作治疗，将手术创伤降到最低限度。医疗信息高速公路的兴起，使病人通过人工对话即可获得及时、准确的诊断、治疗，足不出户的医疗梦想成为现实。

（一）计算机电路及医疗器械的微型化

近20年来，现代计算机技术、自动控制技术等高技术不断融合、推动了医疗器械的发展。例如集成电路晶片（charge couple device，CCD）摄像系统的问世，促使了电子内镜的微型化，其显像失真性小，清晰度高，为内镜诊断和手术治疗创造了良好条件；计算机数字电视成像技术的广泛应用，使内镜外科手术图像的分辨率、清晰度以及色彩真实性和稳定性进一步提高。

未来光导纤维内镜将向细小化及采用各种传感器等方向发展，电子视频内镜采用更微型的 CCD。近期美国贝尔实验室与英国牛津大学的研究小组宣布，已研究世界第一台 DNA "发动机"，它应用 DNA 自我组合原理并由 3 条 DNA 单链组合而成，其形状像一把电动镊子，臂长 7nm，开与合相当于计算机最基本的 0 与 1 状态，应用这种 DNA 发动机，将可以开发出由分子开关与其他元件组成的微电子系统，这预示着在不久的将来可以制造出分子大小的电子电路，预示着微创外科进入分子时代已不是梦想。

（二）智能手术机器人

由于机器人手术操作的平稳性和精确度远远超过了创造它的人类本身，从而使外科医生从繁重而紧张的体力和脑力劳动中解放出来，创造高质量和高精度的手术。近年人工智能机器人已在内镜外科各领域崭露头角，发展迅速。目前由机器人实施的内镜手术日臻成熟，有着极广阔的美好的应用前景。

（三）检验科领域

伴随诊断产品的发展速度越来越快，治疗性药品和伴随诊断产品的批准或退市同时发生，这一举措极大地推动了伴随诊断的增长。同时在美国，各种分子靶向治疗药物的快速推出也扩大了伴随诊断的市场。然而在中国，目前伴随诊断和分子靶向治疗药物之间的相关性还没有相关法律的确定，因此伴随诊断在国内也会是一个富有吸引力的市场，但是该市场快速增长同时取决于国内相应药品的研发和审批上市速度，以及相关政策的配套实施。

（四）心血管诊疗领域

各种更小损伤，更精确治疗的手段逐渐发展成为未来的主流。目前包括生物可吸收支架，经皮主动脉瓣膜置换，介入或微创手段治疗二尖瓣，三尖瓣返流等等创新型的治疗手段，以及更客观的心血管功能评估手段，如单光子示踪技术用于评定心肌缺血成都与缺血部位等，预计未来心血管科与影像科，核医学科的交叉合作将会更进一步。

（五）骨科领域

机器人辅助下的精确骨科微创手术，更微创的关节镜和椎间孔镜，椎体压缩性骨折的微创治疗，以及目前在很多其他领域都非常火热的 3D 打印技术在骨科领域的应用，都是非常有潜力的方向。总体来看骨科也朝着更精准匹配，更快速恢复的方向迅猛发展。

（六）眼科领域

飞秒激光在白内障手术中的应用极大地提高了白内障手术的精准程度，新型超声波乳化设备提高了碎核的效率，新型相干光学成像设备可能提高医生对于眼底照相的认识，以及最新的角膜胶原交联技术在屈光领域的应用，都是新型技术推动眼科领域技术进步的实例。

（七）神经领域

神经调控技术正在显示巨大的发展潜力，除了传统的深部脑刺激治疗帕金森氏症之外，脊髓电刺激对于疼痛领域的治疗，骶神经刺激对于失禁和肠激综合征等的治疗，迷走神经刺激术对于癫痫的治疗等，以及正在研究中的脑机接口技术，都给予该领域的未来以无限的想象力。

（八）乳腺领域

针对乳腺癌的各类精确诊断和微创治疗设备正在蓬勃发展，新的趋势是尽早发现精确诊断，精确定位，减小伤口，尽量最大化保乳等，针对这些需求，新型的靶向肿瘤定位系统，靶向淋巴描图系统，高精度剥离设备等都在蓬勃发展。

（九）信息领域

新型的基于大数据的临床决策与分析系统正在快速发展，快速传输与共享的医学影像数据，以及基于精确影像建模的术前手术部位模型等正在逐渐流行。整体来看，更快更便捷地分享数据，分析数据，并且使用数据指导精确诊断与治疗是该领域的发展方向。

（十）智能医疗领域

智能医疗有助于解决医疗资源分布不均的难题，但开发出具有医疗信息监测，健康信息监测、评估、调控的终端或者是软件系统，或者是硬件终端是目前医疗器械行业的当务之急，大量的健康信息智能检测微型化需要整个医疗器械行业来发力。

未来大多数的医疗技术和产品都将与计算机技术、微电子技术、网络信息化技术、组织工程学技术、精加工技术、仿生技术、智能化技术等高新技术结合在一起，使得医疗器械使用更加便捷、精准。

第二节　医疗器械定义

一、国外医疗器械定义

（一）美国医疗器械定义

美国在《医学装备修正法案》（*Medical Device Amendment*）中对医疗器械的定义如下：医学装备（medical device）这个名词的含义是：仪器（instruments）、装置（apparatus）、器具（implement）、机器（machine）、植入物（implant）、机械装置（contrivance）、体外试剂及其他类似或相关产品，包括任何部件（component）、零件（part）或附件（accessory），其符合下列要求：

1. 在正式的国家药品集、美国药典或及其补充资料中被认可。

2. 用于人体或其他动物的疾病或其他情况的诊断或疾病的治疗、缓解、处理或预防。

3. 用于影响人体或其他生物的结构或功能，其主要使用目的的获得是通过人体或其他动物体的内部或外部的物理或化学作用，而不是依靠其本身被代谢。

美国 FDA 对医疗器械有明确和严格的定义，其定义如下：所谓医疗器械是指符合以下条件的仪器、装置、工具、机械、器具、插入管、体外试剂及其他相关物品，包括组件、零件或附件；明确列于 *National Formulary* 或 *the United States Pharmacopia* 或前述两者的附录中者；预期使用于动物或人类疾病，或者其他身体状况的诊断，或用于疾病的治愈、减缓与治疗者；预期影响动物或人的身体功能或结构，但不经由新陈代谢来达到其主要目的者。

（二）日本医疗器械定义

日本的《药事法》（Pharmaceutical Affairs Law，PAL）中对"医学装备（medical device）"的定义为："用于人或动物的疾病诊断、治疗或预防，或用于影响人体或动物的结构或功能，且由内阁命令指定"。

二、我国医疗器械定义

20 世纪 80 年代，国际标准化组织（International Standardization Organization，ISO）在制定并发布的医疗器械质量标准及相关标准中，对医疗器械做了定义：单独或者组合使用于人体的仪器、设备、器具、材料或者其他物品，包括所需的软件。

我国在 2014 年 6 月 1 日起施行的《医疗器械监督管理条例》中附则部分第 76 条，对医疗器械（medical devices）做了如下定义：医疗器械是指直接或者间接用于人体的仪器、设备、器具、体外诊断试剂及校准物、材料以及其他类似或者相关的物品，包括所需要的计算机软件；其效用主要通过物理等方式获得，不是通过药理学、免疫学或者代谢的方式获得，或者虽然有这些方式参与但是只起辅助作用。

其目的在于：

1. 疾病的诊断、预防、监护、治疗或者缓解。

2. 损伤的诊断、监护、治疗、缓解或者功能补偿。

3. 生理结构或者生理过程的检验、替代、调节或者支持。

4. 生命的支持或者维持。

5. 妊娠控制。

6. 通过对来自人体的样本进行检查，为医疗或者诊断目的提供信息。

（曲华　黄维健）

第二章

医疗器械命名及分类

学习目的

1. 掌握医疗器械的命名规则。

2. 了解医疗器械的分类。

学习要点

1. 医疗器械命名规则。

2. 医疗器械分类规则及判定依据。

本章概述

医疗器械产品种类繁多、组成结构差异较大，规范医疗器械通用名称的命名，对于准确识别、正确使用医疗器械至关重要，是医疗器械管理的重要基础性工作。使用医疗器械通用名称有助于研制、生产、流通、使用等各监管环节对医疗器械产品的有效识别，逐步推进、全面实现医疗器械通用名称是科学有效监管的有力保障。

第一节 医疗器械命名

一、医疗器械命名的总体思路

（一）医疗器械命名概况

医疗器械产品种类繁多、组成结构差异较大，规范医疗器械通用名称的命名，对于准确识别、正确使用医疗器械至关重要，是医疗器械管理的重要基础性工作。

医疗器械命名参照药品通用名称命名的格式和内容，借鉴全球医疗器械术语系统（GMDN）的构建思路，参考美国、欧盟、日本等国家和地区对医疗器械命名的要求和做法，通过各种形式广泛征求意见，多次组织召开研讨会，听取省局、技术审评机构、检验检测机构、生产经营企业以及使用单位等多方意见和建议，选取外科植入物、放射治疗设备等 13 个领域的产品开展通用名称结构和术语的研究，形成相应的术语集及通用名称，在一定程度上验证了命名规则的合理性和可操作性。

（二）总体思路

医疗器械命名管理的总体思路是："规则统领、术语支持、数据库落地"。按照该要求建立一个"规则 - 术语 - 通用名称数据库"架构的医疗器械命名系统。制定通用名称命名规则，可以对目前产品名称中存在的词语结构、禁用词等问题进行规范，解决因命名不准确、不科学而导致的医疗器械名称混乱、误导识别等问题，在此基础上，分领域建立命名术语和通用名称数据库，对通用名称的层次、顺序、术语等进行系统规范，逐步实现医疗器械命名规范化管理。

使用医疗器械通用名称有助于研制、生产、流通、使用等各监管环节对医疗器械产品的有效识别，逐步推进、全面实现医疗器械通用名称是科学有效监管的有力保障。

二、医疗器械通用名称命名规则

医疗器械的通用名称命名应当符合以下规则：

1. 医疗器械通用名称应当符合国家有关法律、法规的规定，科学、明确，与产品的真实属性相一致。

2. 医疗器械通用名称应当使用中文，符合国家语言文字规范。

3. 具有相同或者相似的预期目的、共同技术的同品种医疗器械应当使用相同的通用名称。

4. 医疗器械通用名称由一个核心词和一般不超过三个特征词组成。

核心词是对具有相同或者相似的技术原理、结构组成或者预期目的的医疗器械的概括表述。

特征词是对医疗器械使用部位、结构特点、技术特点或者材料组成等特定属性的描述。使用部位是指产品在人体的作用部位，可以是人体的系统、器官、组织、细胞等。结构特点是对产品特定结构、外观形态的描述。技术特点是对产品特殊作用原理、机制或者特殊性能的说明或者限定。材料组成是对产品的主要材料或者主要成分的描述。

5. 医疗器械通用名称除应当符合本规则以上的规定外，不得含有下列内容：

（1）型号、规格。

（2）图形、符号等标志。

（3）人名、企业名称、注册商标或者其他类似名称。

（4）"最佳""唯一""精确""速效"等绝对化、排他性的词语，或者表示产品功效的断言或者保证。

（5）说明有效率、治愈率的用语。

（6）未经科学证明或者临床评价证明，或者虚无、假设的概念性名称。

（7）明示或者暗示包治百病，夸大适用范围，或者其他具有误导性、欺骗性的内容。

（8）"美容""保健"等宣传性词语。

（9）有关法律、法规禁止的其他内容。

6. 根据《中华人民共和国商标法》第十一条第一款的规定，医疗器械通用名称不得作为商标注册。

第二节　医疗器械分类

一、医疗器械分类管理

（一）分类管理原则

国家食品药品管理局对医疗器械按照风险程度实行分类管理。从医疗器械的预期目的、结构特征、使用方法等方面评价医疗器械风险程度。

第一类是指风险程度低，实行常规管理可以保证其安全、有效的医疗器械。

第二类是指具有中度风险，需要严格控制管理以保证其安全、有效的医疗器械。

第三类是指具有较高风险，需要采取特别措施严格控制管理以保证其安全、有效的医疗器械。

（二）分类方法

依据影响医疗器械风险程度的因素，医疗器械可以分为以下几种情形：

1. 根据结构特征的不同，分为无源医疗器械和有源医疗器械。

2. 根据是否接触人体，分为接触人体器械和非接触人体器械。

3. 根据不同的结构特征和是否接触人体，医疗器械的使用形式包括：

（1）无源接触人体器械：液体输送器械、改变血液体液器械、医用敷料、侵入器械、重复使用手术器械、植入器械、避孕和计划生育器械、其他无源接触人体器械。

（2）无源非接触人体器械：护理器械、医疗器械清洗消毒器械、其他无源非接触人体器械。

（3）有源接触人体器械：能量治疗器械、诊断监护器械、液体输送器械、电离辐射器械、植入器械、其他有源接触人体器械。

（4）有源非接触人体器械：临床检验仪器设备、独立软件、医疗器械消毒灭菌设备、其他有源非接触人体器械。

4. 根据不同的结构特征、是否接触人体以及使用形式，医疗器械的使用状态或者其产生的影响包括以下情形：

（1）无源接触人体器械：根据使用时限分为暂时使用、短期使用、长期使用；接触人体的部位分为皮肤或腔道（口）、创伤或组织、血液循环系统或中枢神经系统。

（2）无源非接触人体器械：根据对医疗效果的影响程度分为基本不影响、轻微影响、重要影响。

（3）有源接触人体器械：根据失控后可能造成的损伤程度分为轻微损伤、中度损伤、严重损伤。

（4）有源非接触人体器械：根据对医疗效果的影响程度分为基本不影响、轻微影响、重要影响。

（三）分类判定依据及原则

医疗器械的分类根据医疗器械分类判定表（表2-1）进行分类判定。有以下情形的，还应当结合下述原则进行分类：

1. 如果同一医疗器械适用两个或者两个以上的分类，应当采取其中风险程度最高的分类；由多个医疗器械组成的医疗器械包，其分类应当与包内风险程度最高的医疗器械一致。

2. 可作为附件的医疗器械，其分类应当综合考虑该附件对配套主体医疗器械安全性、有效性的影响；如果附件对配套主体医疗器械有重要影响，附件的分类应不低于配套主体医疗器械的分类。

3. 监控或者影响医疗器械主要功能的医疗器械，其分类应当与被监控、影响的医疗器械的分类一致。

4. 以医疗器械作用为主的药械组合产品，按照第三类医疗器械管理。

5. 可被人体吸收的医疗器械，按照第三类医疗器械管理。

6. 对医疗效果有重要影响的有源接触人体器械，按照第三类医疗器械管理。

7. 医用敷料如果有以下情形，按照第三类医疗器械管理，包括：预期具有防组织或器官粘连功能，作为人工皮肤，接触真皮深层或其以下组织受损的创面，用于慢性创面，或者可被人体全部或部分吸收的。

8. 以无菌形式提供的医疗器械，其分类应不低于第二类。

9. 通过牵拉、撑开、扭转、压握、弯曲等作用方式，主动施加持续作用力于人体、可动态调整肢体固定位置的矫形器械（不包括仅具有固定、支撑作用的医疗器械，也不包括配合外科手术中进行临时矫形的医疗器械或者外科手术后或其他治疗中进行四肢矫形的医疗器械），其分类应不低于第二类。

10. 具有计量测试功能的医疗器械，其分类应不低于第二类。

11. 如果医疗器械的预期目的是明确用于某种疾病的治疗，其分类应不低于第二类。

12. 用于在内镜下完成夹取、切割组织或者取石等手术操作的无源重复使用手术器械，按照第二类医疗器械管理。

表 2-1　医疗器械分类判定表

接触人体器械										
	使用形式	使用状态								
		暂时使用			短期使用			长期使用		
		皮肤/腔道（口）	创伤/组织	血循环/中枢	皮肤/腔道（口）	创伤/组织	血循环/中枢	皮肤/腔道（口）	创伤/组织	血循环/中枢
无源医疗器械	1 液体输送器械	II	II	III	II	II	III	II	III	III
	2 改变血液体液器械	–	–	III	–	–	III	–	–	III
	3 医用敷料	I	II	II	I	II	II	–	III	III
	4 侵入器械	I	II	III	I	II	III	II	III	–
	5 重复使用手术器械	I	I	II	–	–	–	–	–	–
	6 植入器械	–	–	–	–	–	–	III	III	III
	7 避孕和计划生育器械（不包括重复使用手术器械）	II	II	III	II	III	III	II	III	III
	8 其他无源器械	I	II	III	II	III	III	II	III	III

	使用形式	使用状态		
		轻微损伤	中度损伤	严重损伤
有源医疗器械	1 能量治疗器械	II	II	III
	2 诊断监护器械	II	II	III
	3 液体输送器械	II	II	III
	4 电离辐射器械	II	II	III
	5 植入器械	III	III	III
	6 其他有源器械	II	II	III

续表

非接触人体器械					

		使用形式	使用状态		
			基本不影响	轻微影响	重要影响
无源医疗器械	1	护理器械	Ⅰ	Ⅱ	–
	2	医疗器械清洗消毒器械	–	Ⅱ	Ⅲ
	3	其他无源器械	Ⅰ	Ⅱ	Ⅲ

		使用形式	使用状态		
			基本不影响	轻微影响	重要影响
有源医疗器械	1	临床检验仪器设备	Ⅰ	Ⅱ	Ⅲ
	2	独立软件	–	Ⅱ	Ⅲ
	3	医疗器械消毒灭菌设备	–	Ⅱ	Ⅲ
	4	其他有源器械	Ⅰ	Ⅱ	Ⅲ

注：1. 本表中"Ⅰ""Ⅱ""Ⅲ"分别代表第一类、第二类、第三类医疗器械。

2. 本表中"–"代表不存在这种情形。

二、医疗器械分类目录

（一）子目录设置

《医疗器械分类目录》中22个子目录设置情况如下：

1. 手术类器械设置4个子目录，分别是：通用手术器械分设《01 有源手术器械》和《02 无源手术器械》；因《分类规则》中对接触神经和血管的器械有特殊要求，单独设置《03 神经和血管手术器械》；鉴于骨科手术相关器械量大面广，产品种类繁多，单独设置《04 骨科手术器械》。

2. 有源器械为主器械设置8个子目录，分别是：《05 放射治疗器械》《06 医用成像器械》《07 医用诊察和监护器械》《08 呼吸、麻醉和急救器械》《09 物理治疗器械》《10 输血、透析和体外循环器械》《11 医疗器械消毒灭菌器械》《12 有源植入器械》。

3. 无源器械为主器械设置3个子目录，分别是：《13 无源植入器械》《14 注输、护理和防护器械》《15 患者承载器械》。

4. 按照临床科室划分3个子目录，分别是：《16 眼科器械》《17 口腔科器械》《18 妇产科、生殖和避孕器械》。

5. 《19 医用康复器械》和《20 中医器械》是根据《条例》中对医用康复器械和中医器械两大类产品特殊管理规定而单独设置的子目录。

6. 《21 医用软件》是收录医用独立软件产品的子目录。

7. 《22 临床检验器械》子目录放置在最后，为后续体外诊断试剂分类子目录修订预留空间。

（二）目录内容

《医疗器械分类目录》中设置：子目录（一级目录）、类别序号、一级产品类别（二级目录）、二级产品类别（三级目录）、产品描述、预期用途、品名举例、管理类别8项内容（表2-2）。

表2-2 《分类目录》结构

子目录	类别序号	一级产品类别	二级产品类别	产品描述	预期用途	品名举例	管理类别

目录中的"产品描述"和"预期用途"，是对小类产品共性内容的基本描述，用于指导具体产品所属类别的综合判定，列举的品名举例符合《医疗器械通用名称命名规则》的规范性、代表性名称。

（三）医疗器械分类

按照《医疗器械监督管理条例》《医疗器械注册管理办法》的要求，医疗器械分类依据《医疗器械分类目录》（国家市场监督管理总局2017年第104号）进行分类。

（韩平平　王庆锋）

第三章

医疗器械标准化管理

学习目的

1. 认识标准及标准化的概念。

2. 熟悉我国标准化管理办法。

3. 了解国际标准化组织。

4. 掌握医疗器械标准的分类及编号。

5. 熟知医疗器械标准化管理办法。

学习要点

1. 我国标准化管理办法。

2. 医疗器械标准的分类及编码。

3. 医疗器械标准管理程序。

第一节 标准及标准化

一、标准及标准化的认识

（一）标准

通过标准化活动，按照规定的程序经协商一致制定，为各种活动或其结果提供规则、指南或特性，供共同使用和重复使用的文件。

标准宜以科学、技术和经验的综合成果为基础。

（二）标准化

为了在既定范围内获得最佳秩序，促进共同效益，对现实问题或潜在问题确立共同使用和重复使用的条款以及编制、发布和应用文件的活动。

标准化是一项制定条款活动，所制定的条款应具备的特点是共同使用和重复使用，条款的内容是现实问题或潜在问题，制定条款的目的是在一定范围内获得最佳秩序。这些条款将构成规范性文件。也就是标准化的结果是形成条款，一组相关的条款就形成规范性文件。如果这些规范性文件符合制定标准的程序，经过公认机构发布，就成为标准。所以标准是标准化活动的结果之一。

二、我国标准化管理办法

（一）标准化管理总则

依据《中华人民共和国标准化法》，标准包括国家标准、行业标准、地方标准和团体标准、企业标准。

国家标准分为强制性标准、推荐性标准，行业标准、地方标准是推荐性标准。

强制性标准必须执行。国家鼓励采用推荐性标准。

标准化工作的任务是制定标准、组织实施标准以及对标准的制定、实施进行监督。

制定标准应当在科学技术研究成果和社会实践经验的基础上，深入调查论证，广泛征求意见，保证标准的科学性、规范性、时效性，提高标准质量。

国务院标准化行政主管部门统一管理全国标准化工作。国务院有关行政主管部门分工管理本部门、本行业的标准化工作。县级以上地方人民政府标准化行政主管部门统一管理本行政区域内的标准化工作。县级以上地方人民政府有关行政主管部门分工管理本行政区域内本部门、本行业的标准化工作。

国务院建立标准化协调机制，统筹推进标准化重大改革，研究标准化重大政策，对跨部门跨领域、存在重大争议标准的制定和实施进行协调。设区的市级以上地方人民政府可以根据工作需要建立标准化协调机制，统筹协调本行政区域内标准化工作重大事项。

国家鼓励企业、社会团体和教育、科研机构等开展或者参与标准化工作。

国家积极推动参与国际标准化活动，开展标准化对外合作与交流，参与制定国际标准，结合国情采用国际标准，推进中国标准与国外标准之间的转化运用。

国家鼓励企业、社会团体和教育、科研机构等参与国际标准化活动。

（二）标准制定

对保障人身健康和生命财产安全、国家安全、生态环境安全以及满足经济社会管理基本需要的技术要求，应当制定强制性国家标准。

国务院有关行政主管部门依据职责负责强制性国家标准的项目提出、组织起草、征求意见和技术审查。国务院标准化行政主管部门负责强制性国家标准的立项、编号和对外通报。国务院标准化行政主管部门应当对拟制定的强制性国家标准是否符合前款规定进行立项审查，对符合前款规定的予以立项。

省、自治区、直辖市人民政府标准化行政主管部门可以向国务院标准化行政主管部门提出强制性国家标准的立项建议，由国务院标准化行政主管部门会同国务院有关行政主管部门决定。社会团体、企业事业组织以及公民可以向国务院标准化行政主管部门提出强制性国家标准的立项建议，国务院标准化行政主管部门认为需要立项的，会同国务院有关行政主管部门决定。

强制性国家标准由国务院批准发布或者授权批准发布。

法律、行政法规和国务院决定对强制性标准的制定另有规定的，从其规定。

对满足基础通用、与强制性国家标准配套、对各有关行业起引领作用等需要的技术要求，可以制定推荐性国家标准。

推荐性国家标准由国务院标准化行政主管部门制定。

对没有推荐性国家标准、需要在全国某个行业范围内统一的技术要求，可以制定行业标准。

行业标准由国务院有关行政主管部门制定，报国务院标准化行政主管部门备案。

为满足地方自然条件、风俗习惯等特殊技术要求，可以制定地方标准。

地方标准由省、自治区、直辖市人民政府标准化行政主管部门制定；设区的市级人民政府标准化行政主管部门根据本行政区域的特殊需要，经所在地省、自治区、直辖市人民政府标准化行政主管部门批准，可以制定本行政区域的地方标准。地方标准由省、自治区、直辖市人民政府标准化行政主管部门报国务院标准化行政主管部门备案，由国务院标准化行政主管部门通报国务院有关行政主管部门。

对保障人身健康和生命财产安全、国家安全、生态环境安全以及经济社会发展所急需的标准项目，制定标准的行政主管部门应当优先立项并及时完成。

制定强制性标准、推荐性标准，应当在立项时对有关行政主管部门、企业、社会团体、消费者和教育、科研机构等方面的实际需求进行调查，对制定标准的必要性、可行性进行论证评估；在制定过程中，应当按照便捷有效的原则采取多种方式征求意见，组织对标准相关事项进行调查分析、实验、论证，并做到有关标准之间的协调配套。

制定推荐性标准，应当组织由相关方组成的标准化技术委员会，承担标准的起草、技术审查工作。制定强制性标准，可以委托相关标准化技术委员会承担标准的起草、技术审查工作。未组成标准化技术委员会的，应当成立专家组承担相关标准的起草、技术审查工作。标准化技术委员会和专家组的组成应当具有广泛代表性。

强制性标准文本应当免费向社会公开。国家推动免费向社会公开推荐性标准文本。

国家鼓励学会、协会、商会、联合会、产业技术联盟等社会团体协调相关市场主体共同制定满足市场和创新需要的团体标准，由本团体成员约定采用或者按照本团体的规定供社会自愿采用。

制定团体标准，应当遵循开放、透明、公平的原则，保证各参与主体获取相关信息，反映各参与主体的共同需求，并应当组织对标准相关事项进行调查分析、实验、论证。

国务院标准化行政主管部门会同国务院有关行政主管部门对团体标准的制定进行规范、引导和监督。

企业可以根据需要自行制定企业标准，或者与其他企业联合制定企业标准。

国家支持在重要行业、战略性新兴产业、关键共性技术等领域利用自主创新技术制定团体标准、企业标准。

推荐性国家标准、行业标准、地方标准、团体标准、企业标准的技术要求不得低于强制性国家标准的相关技术要求。

国家鼓励社会团体、企业制定高于推荐性标准相关技术要求的团体标准、企业标准。

制定标准应当有利于科学合理利用资源，推广科学技术成果，增强产品的安全性、通用性、可替换性，提高经济效益、社会效益、生态效益，做到技术上先进、经济上合理。

禁止利用标准实施妨碍商品、服务自由流通等排除、限制市场竞争的行为。

国家推进标准化军民融合和资源共享，提升军民标准通用化水平，积极推动在国防和军队建设中采用先进适用的民用标准，并将先进适用的军用标准转化为民用标准。

标准应当按照编号规则进行编号。标准的编号规则由国务院标准化行政主管部门制定并公布。

（三）标准的实施

不符合强制性标准的产品、服务，不得生产、销售、进口或者提供。

出口产品、服务的技术要求，按照合同的约定执行。

国家实行团体标准、企业标准自我声明公开和监督制度。企业应当公开其执行的强制性标准、推荐性标准、团体标准或者企业标准的编号和名称；企业执行自行制定的企业标准的，还应当公开产品、服务的功能指标和产品的性能指标。国家鼓励团体标准、企业标准通过标准信息公共服务平台向社会公开。

企业应当按照标准组织生产经营活动，其生产的产品、提供的服务应当符合企业公开标准的技术要求。

企业研制新产品、改进产品，进行技术改造，应当符合本法规定的标准化要求。

国家建立强制性标准实施情况统计分析报告制度。

国务院标准化行政主管部门和国务院有关行政主管部门、设区的市级以上地方人民政府标准化行政主管部门应当建立标准实施信息反馈和评估机制，根据反馈和评估情况对其制定的标准进行复审。标准的复审周期一般不超过五年。经过复审，对不适应经济社会发展需要和技术进步的应当及时修订或者废止。

国务院标准化行政主管部门根据标准实施信息反馈、评估、复审情况，对有关标准之间重复交叉或者不衔接配套的，应当会同国务院有关行政主管部门作出处理或者通过国务院标准化协调机制处理。

县级以上人民政府应当支持开展标准化试点示范和宣传工作，传播标准化理念，推广标准化经验，推动全社会运用标准化方式组织生产、经营、管理和服务，发挥标准对促进转型升级、引领创新驱动的支撑作用。

（四）监督管理

县级以上人民政府标准化行政主管部门、有关行政主管部门依据法定职责，对标准的制定进行指导和监督，对标准的实施进行监督检查。

国务院有关行政主管部门在标准制定、实施过程中出现争议的，由国务院标准化行政主管部门组织协商；协商不成的，由国务院标准化协调机制解决。

国务院有关行政主管部门、设区的市级以上地方人民政府标准化行政主管部门未依照本法规定对标准进行编号、复审或者备案的，国务院标准化行政主管部门应当要求其说明情况，并限期改正。

任何单位或者个人有权向标准化行政主管部门、有关行政主管部门举报、投诉违反本法规定的行为。

标准化行政主管部门、有关行政主管部门应当向社会公开受理举报、投诉的电话、信箱或者电子邮件地址，并安排人员受理举报、投诉。对实名举报人或者投诉人，受理举报、投诉的行政主管部门应当告知处理结果，为举报人保密，并按照国家有关规定对举报人给予奖励。

（五）标准查询途径

常规标准查询途径汇总见表 3-1。

表 3-1　常规标准查询途径

序号	查询平台	官方网站
1	中国食品药品检定研究院 - 医疗器械标准管理研究所	http://www.nifdc.org.cn/qxbgzx/CL0482/
2	中国国家标准化管理委员会	http://www.sac.gov.cn/

续表

序号	查询平台	官方网站
3	国家标准全文公开系统	http://www.gb688.cn/bzgk/gb/
4	中国标准化协会(标准信息网)	http://www.china-cas.org/
5	国家市场监督管理总局医疗器械技术审评中心(器审中心)	http://www.cmde.org.cn/CL0001/
6	国家标准文献共享服务平台(中国标准服务网)	http://www.cssn.net.cn/
7	国家标准化管理委员会标准信息中心(中国标准信息服务网)	http://www.sacinfo.cn/
8	国家标准行业标准信息服务网	http://www.zbgb.org/
9	标准下载网	http://www.bzxz.net/
10	学兔兔	http://www.bzfxw.com/
11	标准分享网	http://www.biaozhuns.com/
12	工标网	http://www.csres.com/sort/chsort.jsp

三、国际标准

(一)国际标准的定义

国际标准是指国际标准化组织(ISO)、国际电工委员会(IEC)和国际电信联盟(ITU)制定的标准,以及国际标准化组织确认并公布的其他国际组织制定的标准。

(二)国际标准的类型

1. **按标准的表现形式划分** ISO、IEC 国际标准类文件共分为 6 类:国际标准、可公开提供的技术规范(PAS)、技术规范(TS)、技术报告(TR)、工业技术协议(ITA)和指南(GUIDE)。

2. **按标准的专业领域划分**

(1)IEC 标准共分为 8 类:基础标准;原材料标准;一般安全、安装和操作标准;测量、控制和一般测试标准;电力的产生和利用标准;电力的传输和分配标准;电信和电子元件及组件标准;电信、电子系统和设备及信息技术标准。

(2)ISO 标准共分为 9 类:通用、基础和科学标准;卫生、安全和环境标准;工程技术标准;电子、信息技术和电信标准;货物的运输和分配标准;农业和食品技术标准;材料技术标准;建筑标准;特种技术标准。

(三)国际标准化活动的必要性

开展国际标准化活动是贸易国际化、贸易自由化的需要。国际标准可以为国际贸易提供基本的技术依据,为消除技术性贸易壁垒,实现贸易自由化创造条件。世界贸易组织(WTO)的有关协定给予了国际标准化很重要的地位和作用。

国际标准化可以加速科技研发,可以促进科技成果转化为生产力,实现科技成果专利化、专利标准化、标准产业化,带动企业技术创新和科技进步,加快产业结构调整和产业升级，提高企业的市场竞争力。

开展国际标准化活动是以人为本，提高人类生存质量的需要。国际标准可以成为保护人类安全，保护人体健康的重要技术保障。国际标准也可以成为人类享受各种服务，维护合法权益的重要技术保障。

（四）国际标准化发展的重点和目标

随着国际标准化领域不断扩大，制定国际标准速度不断加快，国际标准的类型更加多样，与市场需求结合更加紧密。

国际标准化发展的重点为：安全、健康、环境保护、资源节约与利用、信息技术、制造技术和产业基础技术、服务业、保护消费者利益等领域。

大力推广应用国际标准，积极推进国际标准与合格评定相结合，努力实现"一个标准，一次检验，一次合格评定程序，接受一种标志"的目标。

第二节　国际认证及标准化组织

一、国际认证

（一）CE 认证

CE 认证，即只限于产品不危及人类、动物和货品的安全方面的基本安全要求，而不是一般质量要求，协调指令只规定主要要求，一般指令要求是标准的任务。因此准确的含义是：CE 标志是安全合格标志而非质量合格标志。是构成欧洲指令核心的"主要要求"。

"CE"标志是一种安全认证标志，被视为制造商打开并进入欧洲市场的护照。CE 代表欧洲统一（CONFORMITE EUROPEENNE）。

若医疗器械产品出口至欧洲经济区 EEA 包括欧盟 EU 及欧洲自由贸易协议 EFTA 的 30 个成员国中的任何一国，则需要 CE 认证。

在欧盟市场"CE"标志属强制性认证标志，不论是欧盟内部企业生产的产品，还是其他国家生产的产品，要想在欧盟市场上自由流通，就必须加贴"CE"标志，以表明产品符合欧盟《技术协调与标准化新方法》指令的基本要求。这是欧盟法律对产品提出的一种强制性要求。

为了能确保前述 CE 标志（CE Marking）认证实施过程中的 4 项要求得以满足，欧盟法律要求位于 30 个 EEA 盟国境外的制造商必须在欧盟境内指定一家欧盟授权代表（欧盟授权代理）（Authorized Representative），以确保产品投放到欧洲市场后，在流通过程及使用期间产品"安全"的一贯性，技术文件（Technical Files）必须存放于欧盟境内供监督机构随时检查，对被市场监督机构发现的不符合 CE 要求的产品，或者使用过程中出现事故但是已加贴 CE 标签的产品，必须采取补救措施。已加贴 CE 标签的产品型号在投放到欧洲市场后，若遇到欧盟有关的法律更改或变化，其后续生产的同型号产品也必须相应地加以更改或修正，以便符合欧盟新的法律要求。

（二）FDA 认证

美国食品和药品监督管理局（Food and Drug Administration，FDA），FDA 是美国政府在健康与人类服务部（DHHS）和公共卫生部（PHS）中设立的执行机构之一。作为一家科学管理机构，FDA 的职责是确保美国本国生产或进口的食品、化妆品、药物、生物制剂、医疗设备和放射产品的安全。它是最早以保护消费者为主要职能的联邦机构之一。在国际上，FDA 被公认为是世界上最大的食品与药物管理机构之一。

美国食品和药品监督管理局（FDA）主管食品、药品（包括兽药）、医疗器械、食品添加剂、化妆品、动物食品及药品、酒精含量低于 7% 的葡萄酒饮料以及电子产品的监督检验，也包括化妆品、有辐射的产品、组合产品等与人身健康安全有关的电子产品和医疗产品。产品在使用或消费过程中产生的离子、非离子辐射影响人类健康和安全项目的测试、检验和出证。根据规定，上述产品必须经过 FDA 检验证明安全后，方可在市场上销售。FDA 有权对生产厂家进行视察、有权对违法者提出起诉。

根据监管的不同产品范围，可分为以下几个主要监管机构：食品安全和实用营养中心（CFSAN）、药品评估和研究中心（CDER）、设备安全和放射线保护健康中心（CDRH）、生物制品评估和研究中心（CBER）、兽用药品中心（CVM）。

FDA 对医疗器械的管理通过设备安全和放射线保护健康中心（CDRH）进行的，中心监督医疗器械的生产、包装、经销商遵守法律下进行经营活动。

医疗器械范围很广，小到医用手套，大至心脏起搏器，均在 FDA 监督之下，根据医疗用途和对人体可能的伤害，FDA 将医疗器械分为Ⅰ、Ⅱa、Ⅱb、Ⅲ类，Ⅲ类风险等级最高，越高类别监督越多。FDA 将每一种医疗器械都明确规定其产品分类和管理要求，任何一种医疗器械想要进入美国市场，必须首先弄清申请上市产品分类和管理要求。如果产品是市场上不曾存在的新颖发明，FDA 要求厂家进行严格的人体实验，并有令人信服的医学与统计学证据说明产品的有效性和安全性。

FDA 对医疗器械有明确和严格的定义，其定义如下："所谓医疗器械是指符合以下条件之仪器、装置、工具、机械、器具、插入管、体外试剂及其他相关物品，包括组件、零件或附件；明确列于 National Formulary 或 the Unite States Pharmacopeia 或前述两者的附录中者；预期使用于动物或人类疾病，或其他身体状况之诊断，或用于疾病之治愈、减缓与治疗者；预期影响动物或人的身体功能或结构，但不经由新陈代谢来达到其主要目的者"。

只有符合以上定义的产品方被看作医疗器械，在此定义下，不仅医院内各种仪器与工具，即使连消费者可在一般商店购买的眼镜框、眼镜片、牙刷与按摩器等健身器材等都属于 FDA 之管理范围。它与国内对医疗器械的认定稍有不同。

FDA 针对医疗器械制订了许多法案，并不时地进行修改和补充，但根本的法案并不多，主要包括：联邦食品、药品与化妆品法案（FD&C Act，根本法案）；公众健康服务法案；公正包装和标识法案；健康和安全辐射控制法案；安全医疗器械法案；现代化法案。对这些法案，FDA 给予了非常详细的解释，并配套有具体的操作要求。企业在计划进入美国市场前，需仔细评估针对自己产品相关的法规和具体要求（包括不同的美国产品标准要求）。

二、国际标准化组织

国际标准化组织（International Organization for Standardization，ISO），是一个全球性的非政府组织，是国际标准化领域中一个十分重要的组织。

ISO 国际标准组织成立于 1946 年，中国是 ISO 的正式成员，代表中国参加 ISO 的国家机构是中国国家技术监督局（CSBTS）。国际标准化组织的前身是国家标准化协会国际联合会和联合国标准协调委员会。1946 年 10 月，25 个国家标准化机构的代表在伦敦召开大会，决定成立新的国际标准化机构，定名为 ISO。大会起草了 ISO 的第一个章程和议事规则，并认可通过了该章程草案。1947 年 2 月 23 日，国际标准化组织正式成立。国际标准化组织总部设于瑞士日内瓦，成员包括 162 个会员国。该组织自我定义为非政府组织，官方语言是英语、法语和俄语。参加者包括各会员国的国家标准机构和主要公司。它是世界上最大的非政府性标准化专门机构，是国际标准化领域中一个十分重要的组织。

国际标准化组织的宗旨是在世界范围内促进标准化工作的发展，以利于国际物资交流和互助，并扩大知识、科学、技术和经济方面的合作。其主要任务是制定国际标准，协调世界范围内的标准化工作，与其他国际性组织合作研究有关标准化问题。

ISO 是非政府机构，作为一个整体担负着制订全球协商一致的国际标准的任务，制定的标准实质上是自愿性的，这就意味着这些标准必须是优秀的标准，会给工业和服务业带来收益，所以他们自觉使用这些标准。ISO 不是联合国机构，但它们与联合国的许多专门机构保持技术联络关系。ISO 和 IEC 有约 1 000 个专业技术委员会和分委员会，各会员国以国家为单位参加这些技术委员会和分委员会的活动。ISO 和 IEC 还有约 3 000 个工作组，ISO、IEC 每年制定和修订 1 000 个国际标准。

标准的内容涉及广泛，主要功能是为人们制定国际标准达成一致意见提供一种机制。其主要机构及运作规则都在 ISO 技术工作导则的文件中予以规定，其技术结构在 ISO 是有 800 个技术委员会和分委员会，它们各有一个主席和一个秘书处，秘书处是由各成员国分别担任，承担秘书国工作的成员团体有 30 个，各秘书处与位于日内瓦的 ISO 中央秘书处保持直接联系。通过这些工作机构，ISO 已经发布了 17 000 多个国际标准，如 ISO 公制螺纹、ISO 的 A4 纸张尺寸和有名的 ISO9000 质量管理系列标准。

第三节 医疗器械标准

一、医疗器械标准概述

医疗器械标准，是指由国家市场监督管理总局依据职责组织制修订，依法定程序发布，在医疗器械研制、生产、经营、使用、监督管理等活动中遵循的统一的技术要求。

医疗器械标准符合《中华人民共和国标准化法》《中华人民共和国标准化法实施条例》和《医疗器械监督管理条例》等法律法规的规定。在中华人民共和国境内从事医疗器械标准的制修订、实施及监督管理，应当遵守法律、行政法规及医疗器械标准的规定。

二、医疗器械标准的分类

根据《医疗器械标准管理办法》，医疗器械标准按以下两种方法进行分类：

1. 医疗器械标准按照其效力分为强制性标准和推荐性标准。

对保障人体健康和生命安全的技术要求，应当制定为医疗器械强制性国家标准和强制性行业标准。

对满足基础通用、与强制性标准配套、对医疗器械产业起引领作用等需要的技术要求，可以制定为医疗器械推荐性国家标准和推荐性行业标准。

2. 医疗器械标准按照其规范对象分为基础标准、方法标准、管理标准和产品标准。

（1）基础标准是指对一个或多个医疗器械技术领域共性要求的标准，如《医用电气设备 第1部分：安全通用要求》（GB 9706.1）。

（2）方法标准是以试验方法、检验方法为标准化对象的标准，如《医疗器械生物学评价》（GB/T 16886）系列标准。

（3）管理标准是以医疗器械生产质量管理、临床试验指南等管理事项为标准化对象的标准，如《医疗器械 风险管理对医疗器械的应用》（YY/T 0316—2016）。

（4）产品标准是以某一特定种类的产品需满足的要求及其对应的试验方法为标准化对象的标准，如《医用超声雾化器》（YY 0109）、《心血管植入物 人工血管》（YY 0500）等。

三、医疗器械标准的编号

（一）国家标准编制及代号

医疗器械国家标准即中华人民共和国国家标准。其编号按照国家市场监督管理总局、国家标准化管理委员会的规定编制。

医疗器械国家标准的代号由大写汉语拼音字母等构成。强制性国家标准的代号为"GB"，推荐性国家标准的代号为"GB／T"。

（二）行业标准编制及代号

医疗器械行业标准即中华人民共和国医药行业标准。其编号按照国家市场监督管理总局的规定编制。

医疗器械行业标准的代号由大写汉语拼音字母等构成。强制性行业标准的代号为"YY"，推荐性行业标准的代号为"YY／T"。

（三）标准编号形式

1. 国家标准的编号由国家标准的代号、标准号和标准发布的年号构成。

其形式为：GB××××1—××××2 和 GB／T××××1—××××2。

其中，××××1 为标准号，××××2 为标准发布年号。常用的医疗器械国家标准举例（表3-2）。

2. 行业标准的编号由行业标准的代号、标准号和标准发布的年号构成。

其形式为：YY××××1—××××2 和 YY／T××××1—××××2。

其中，××××1 为标准号，××××2 为标准发布年号。常用的医疗器械行业标准举例（表3-2）。

表 3-2　医疗器械标准举例

序号	标准号	标准名称
1	GB 9706.1—2007	《医用电气设备　第1部分:安全通用要求》
2	GB 9706.15—2008	《医用电气设备　第1-1部分:安全通用要求　并列标准:医用电气系统安全要求》
3	GB 9706.4—2009	《医用电气设备　第2-2部分:高频手术设备安全专用要求》
4	GB/T 191—2008	《包装储运图示标志》
5	GB/T 4340.1—2009	《金属维氏硬度试验方法　第一部分:试验方法》
6	GB/T 16886.1—2011	《医疗器械生物学评价　第1部分:风险管理过程中的评价与试验》
7	GB/T 16886.5—2003	《医疗器械生物学评价　第5部分:体外细胞毒性试验》
8	GB/T 16886.10—2005	《医疗器械生物学评价　第10部分:刺激与迟发型超敏反应试验》
9	YY 0068.4—2009	《医用内窥镜　硬性内窥镜　第4部分:基本要求》
10	YY 0672.2—2011	《内镜器械　第2部分:腹腔镜用剪》
11	YY 0843—2011	《医用内窥镜　内窥镜功能供给装置　气腹机》
12	YY 0505—2012	《医用电气设备　第1-2部分:安全通用要求并列标准　电磁兼容　要求和试验》
13	YY/T 0149—2006	《不锈钢医用器械　耐腐蚀性能试验方法》
14	YY/T 0294.1—2005	《外科器械　金属材料　第1部分:不锈钢》
15	YY/T 0316—2008	《医疗器械　风险管理对医疗器械的应用》

序号	标准号	标准名称
16	YY 0466—2003	《医疗器械　用于医疗器械标签、标记和提供信息的符号》
17	YY/T 0466.1—2009	《医疗器械　用于医疗器械标签、标记和提供信息的符号　第1部分:通用要求》
18	YY/T 0597—2006	《施夹钳》
19	YY 0672.1—2008	《内镜器械　第1部分:腹腔镜用穿刺器》
20	YY 0672.2—2011	《内镜器械　第2部分:腹腔镜用剪》
21	YY/T 0940—2014	《医用内窥镜　内窥镜器械　抓取钳》
22	YY/T 0941—2014	《医用内窥镜　内窥镜器械　咬切钳》
23	YY/T 0943—2014	《医用内窥镜　内窥镜器械　持针钳》
24	YY/T 0944—2014	《医用内窥镜　内窥镜器械　分离钳》
25	YY/T 0172—2014	《子宫探针》
26	YY/T 0752—2016	《电动骨组织手术设备》
27	YY/T 0043—2016	《医用缝合针》
28	YY/T 1031—2016	《持针钳》
29	YY/T 0686—2017	《医用镊》
30	YY/T 1122—2017	《咬骨钳(剪)通用技术条件》
31	YY/T 1141—2017	《骨凿通用技术条件》
32	YY/T 1052—2004	《手术器械标志》

第四节　医疗器械标准化管理

一、医疗器械标准管理组织架构

　　根据《医疗器械标准管理办法》，医疗器械标准管理组织架构包括五级结构，依次是国家药品监督管理局，医疗器械标准管理中心，医疗器械标准化（分）技术委员会（归口单位），地方食品药品监督管理部门，医疗器械研制、生产经营企业和使用单位等。

　　其中国家药品监督管理局负责建立医疗器械标准管理相关法律法规和标准体系规划以及监督指导医疗器械标准管理工作。医疗器械标准管理中心负责统筹协调标准制修订管理、标准化技术委员会管理以及标准实施等工作。医疗器械标准化（分）技术委员（归口单位）对医疗器械标准的技术负责并承担对标准实施情况进行跟踪评价等工作。地方食品药品监督管理部门负责依法监督医疗器械标准实施并收集反馈问题。研发、生产经营和使用等相关单位应当贯彻执行医疗器械强制性标准，积极采用推荐性标准，并积极参与标准制修订工作。

目前，我国已成立 24 个医疗器械标准化技术委员会，3 个标准化技术归口单位（表 3-3）。此外，全国外科植入物和矫形器械标准化技术委员会有源植入物分技术委员会、全国医疗器械生物学评价标准化技术委员会纳米医疗器械生物学评价分技术委员会、医用增材制造技术标准化技术归口单位、医用电声标准化技术归口单位、人工智能医疗器械标准化技术归口单位正在组建中。

表 3-3　医疗器械标准化技术委员会

序号	医疗器械标准化技术委员会名称	代号	负责专业范围	秘书处承担单位
1	全国医用电器标准化技术委员会放射治疗、核医学和放射剂量学设备分技术委员会	SAC／TC10/SC3	医用电器设备中放射治疗设备、核医学设备和放射剂量学设备	北京市医疗器械检验所
2	全国测量、控制和实验室电器设备安全标准化技术委员会医用设备分技术委员会	SAC／TC338／SC1	测量、控制和实验室电器设备中的医用设备	北京市医疗器械检验所
3	全国医用临床检验实验室和体外诊断系统标准化技术委员会	SAC／TC136	临床实验室质量管理、参考系统和体外诊断产品	北京市医疗器械检验所
4	医用生物防护产品标准化技术归口单位	—	医用防护产品	北京市医疗器械检验所
5	全国外科植入物和矫形器械标准化技术委员会	SAC/TC110	外科植入物和矫形器械	天津市医疗器械质量监督检验中心
6	全国外科植入物和矫形器械标准化技术委员会骨科植入物分技术委员会	SAC／TC110／SC1	骨科植入物及生物相容性材料	天津市医疗器械质量监督检验中心
7	全国外科植入物和矫形器械标准化技术委员会心血管植入物分技术委员会	SAC／TC110／SC2	心血管植入物	天津市医疗器械质量监督检验中心
8	全国医用电器标准化技术委员会物理治疗设备分技术委员会	SAC/TC10/SC4	物理治疗设备	天津市医疗器械质量监督检验中心
9	全国医用电器标准化技术委员会医用X射线设备及用具分技术委员会	SAC／TC10／SC1	医用X射设备及用具	辽宁省医疗器械检验检测院
10	全国医用电器标准化技术委员会	SAC/TC10	医用电器设备	上海市医疗器械检测所
11	全国麻醉和呼吸设备标准化技术委员会	SAC/TC116	麻醉和呼吸设备、吸引设备	上海市医疗器械检测所

续表

序号	医疗器械标准化技术委员会名称	代号	负责专业范围	秘书处承担单位
12	全国医用电器标准化技术委员会医用电子仪器标准化分技术委员会	SAC／TC10／SC5	医用电子仪器	上海市医疗器械检测所
13	全国外科器械标准化技术委员会	SAC/TC94	外科器械	上海市医疗器械检测所
14	全国医用注射器(针)标准化技术委员会	SAC/TC95	医用注射器(针)	上海市医疗器械检测所
15	全国计划生育器械标准化技术委员会	SAC／TC169	节育环、计划生育器具	上海市医疗器械检测所
16	全国医用光学和仪器标准化分技术委员会	SAC/TC103/SC1	医用光学和仪器	浙江省医疗器械检验研究院
17	全国医用输液器具标准化技术委员会	SAC/TC106	医用输液器具、输血器具、采血器具	山东省医疗器械产品质量检验中心
18	全国医疗器械生物学评价标准化技术委员会	SAC/TC248	医疗器械生物学评价	山东省医疗器械产品质量检验中心
19	全国医用卫生材料及敷料标准化技术归口单位	—	医用卫生材料	山东省医疗器械产品质量检验中心
20	全国医用电器标准化技术委员会医用超声设备标准化分技术委员会	SAC／TC10/SC2	医用超声设备	湖北省医疗器械质量监督检验研究院
21	全国口腔材料和器械设备标准化技术委员会齿科设备与器械分技术委员会	SAC／TC99／SC1	齿科设备与器械	广东省医疗器械质量监督检验所
22	全国医用体外循环设备标准化技术委员会	SAC/TC158	医用体外循环设备	广东省医疗器械质量监督检验所
23	全国消毒技术与设备标准化技术委员会	SAC／TC200	医疗保健产品消毒灭菌技术和设备	广东省医疗器械质量监督检验所
24	全国外科植入物和矫形器械标准化技术委员会组织工程医疗器械产品分技术委员会	SAC／TC110／SC3	组织工程医疗器械产品	中国食品药品检定研究院
25	人类体外辅助生殖技术用医疗器械标准工作组	—	人类体外辅助生殖	中国食品药品检定研究院
26	全国口腔材料和器械设备标准化技术委员会	SAC/TC99	口腔材料	北大口腔
27	全国医疗器械质量管理和通用要求标准化技术委员会	SAC/TC221	医疗器械质量管理和通用要求	华光认证

二、医疗器械标准管理职责

（一）国家药品监督管理局职责

1. 组织贯彻医疗器械标准管理相关法律、法规，制定医疗器械标准管理工作制度。

2. 组织拟定医疗器械标准规划，编制标准制修订年度工作计划。

3. 依法组织医疗器械标准制修订，发布医疗器械行业标准。

4. 依法指导、监督医疗器械标准管理工作。

（二）医疗器械标准管理中心职责

1. 组织开展医疗器械标准体系的研究，拟定医疗器械标准规划草案和标准制修订年度工作计划建议。

2. 依法承担医疗器械标准制修订的管理工作。

3. 依法承担医疗器械标准化技术委员会的管理工作。

4. 承担医疗器械标准宣传、培训的组织工作。

5. 组织对标准实施情况进行调研，协调解决标准实施中的重大技术问题。

6. 承担医疗器械国际标准化活动和对外合作交流的相关工作。

7. 承担医疗器械标准信息化工作，组织医疗器械行业标准出版。

8. 承担国家市场监督管理总局交办的其他标准管理工作。

（三）医疗器械标准化技术委员会职责

1. 开展医疗器械标准研究工作，提出本专业领域标准发展规划、标准体系意见。

2. 承担本专业领域医疗器械标准起草、征求意见、技术审查等组织工作，并对标准的技术内容和质量负责。

3. 承担本专业领域医疗器械标准的技术指导工作，协助解决标准实施中的技术问题。

4. 负责收集、整理本专业领域的医疗器械标准资料，并建立技术档案。

5. 负责本专业领域医疗器械标准实施情况的跟踪评价。

6. 负责本专业领域医疗器械标准技术内容的咨询和解释。

7. 承担本专业领域医疗器械标准的宣传、培训、学术交流和相关国际标准化活动。

（四）地方食品药品监督管理部门职责

1. 组织贯彻医疗器械标准管理的法律法规。

2. 组织、参与医疗器械标准的制修订相关工作。

3. 监督医疗器械标准的实施。

4. 收集并向上一级食品药品监督管理部门报告标准实施过程中的问题。

三、标准制定与修订程序

医疗器械标准制修订程序包括标准立项、起草、征求意见、技术审查、批准发布、复审和废止等。具体规定由国家市场监督管理总局制定。

对医疗器械监管急需制修订的标准，可以按照国家市场监督管理总局规定的快速程序开展。

（一）标准立项

医疗器械标准管理中心根据医疗器械标准规划，向社会公开征集医疗器械标准制定、修订立项提案。

对征集到的立项提案，由相应的医疗器械标准化技术委员会（包括标准化技术归口单位，下同）进行研究后，提出本专业领域标准计划项目立项申请。涉及两个或者两个以上医疗器械标准化技术委员会的标准计划项目立项提案，由医疗器械标准管理中心负责协调，确定牵头医疗器械标准化技术委员会，并由其提出标准计划项目立项申请。

医疗器械标准管理中心对医疗器械标准计划项目立项申请，经公开征求意见并组织专家论证后，提出医疗器械标准计划项目，编制标准制修订年度工作计划建议，报国家市场监督管理总局审核。

国家市场监督管理总局审核通过的医疗器械标准计划项目，向社会公示。国家标准计划项目送国务院标准化行政主管部门批准下达，行业标准计划项目由国家市场监督管理总局批准下达。

（二）标准起草

医疗器械生产经营企业、使用单位、监管部门、检测机构以及有关教育科研机构、社会团体等，可以向承担医疗器械标准计划项目的医疗器械标准化技术委员会提出起草相关医疗器械标准的申请。

医疗器械标准化技术委员会结合标准的技术内容，按照公开、公正、择优的原则，选定起草单位。起草单位应当广泛调研、深入分析研究，积极借鉴相关国际标准，在对技术内容进行充分验证的基础上起草医疗器械标准，形成医疗器械标准征求意见稿，经医疗器械标准化技术委员会初步审查后，报送医疗器械标准管理中心。

（三）征求意见

医疗器械标准管理中心将审查通过的医疗器械标准征求意见稿在医疗器械标准管理中心网站上向社会公开征求意见，征求意见的期限一般为两个月。

承担医疗器械标准计划项目的医疗器械标准化技术委员会对征集到的意见进行汇总后，反馈给标准起草单位，起草单位应当对汇总意见进行认真研究，对征求意见稿进行修改完善，形成医疗器械标准送审稿。

（四）技术审查

承担医疗器械标准计划项目的医疗器械标准化技术委员会负责组织对医疗器械标准送审稿进行技术审查。审查通过后，将医疗器械标准报批稿、实施建议及相关资料报送医疗器械标准管理中心进行审核。

医疗器械标准管理中心将审核通过后的医疗器械标准报批稿及审核结论等报送国家市

场监督管理总局审查。

（五）批准发布

审查通过的医疗器械国家标准送国务院标准化行政主管部门批准、发布。

审查通过的医疗器械行业标准由国家市场监督管理总局确定实施日期和实施要求，以公告形式发布。

医疗器械标准批准发布后，因个别技术内容影响标准使用、需要进行修改，或者对原标准内容进行少量增减时，采用标准修改单方式修改。标准修改单按照标准制修订程序制定，由医疗器械标准的原批准部门审查发布。

（六）复审与废止

医疗器械标准化技术委员会对已发布实施的医疗器械标准开展复审工作，根据科学技术进步、产业发展以及监管需要对其有效性、适用性和先进性及时组织复审，提出复审结论。复审结论分为继续有效、修订或者废止。复审周期原则上不超过 5 年。

医疗器械标准复审结论由医疗器械标准管理中心审核通过后，报送国家市场监督管理总局审查。医疗器械国家标准复审结论，送国务院标准化行政主管部门批准。医疗器械行业标准复审结论由国家市场监督管理总局审查批准，并对复审结论为废止的标准以公告形式发布。

四、标准实施与监督程序

（一）标准实施

医疗器械企业严格按照经注册或者备案的产品技术要求组织生产，保证出厂的医疗器械符合强制性标准以及经注册或者备案的产品技术要求。

医疗器械推荐性标准被法律法规、规范性文件及经注册或者备案的产品技术要求引用的内容应当强制执行。

医疗器械产品技术要求，应当与产品设计特性、预期用途和质量控制水平相适应，并不得低于产品适用的强制性国家标准和强制性行业标准。

（二）标准实施监督

医疗器械监督管理部门对医疗器械企业实施医疗器械强制性标准以及经注册或者备案的产品技术要求的情况进行监督检查。

任何单位和个人有权向医疗器械监督管理部门举报或者反映违反医疗器械强制性标准以及经注册或者备案的产品技术要求的行为。

医疗器械标准实行信息化管理，标准立项、发布、实施等信息应当及时向公众公开。医疗器械监督管理部门在医疗器械标准发布后，及时组织、指导标准的宣传、培训。

医疗器械标准化技术委员会对标准的实施情况进行跟踪评价。医疗器械标准管理中心根据跟踪评价情况对强制性标准实施情况进行统计分析。

（高海燕　刘韶娟　王庆锋）

第四章

医疗器械注册管理

学习目的

1. 了解医疗器械注册管理办法和要求。

2. 掌握医疗器械说明书、标签的管理规定。

3. 明确医疗器械注册证的有效期限和格式。

学习要点

1. 医疗器械注册及备案的含义及申请程序。

2. 医疗器械说明书和标签的内容及要求。

3. 医疗器械唯一标识系统组成及唯一标识的定义。

4. 医疗器械临床评价的途径。

5. 医疗器械注册证有效期及格式。

本章概述

在中华人民共和国境内销售、使用的医疗器械,应当按照规定申请注册或者办理备案。医疗器械注册与备案应按照《医疗器械注册管理办法》的要求执行。医疗器械注册与备案应当遵循公开、公平、公正的原则。

第一节　医疗器械注册管理办法和要求

一、管理办法

（一）医疗器械注册及备案

医疗器械注册是食品药品监督管理部门根据医疗器械注册申请人的申请，依照法定程序，对其拟上市医疗器械的安全性、有效性研究及其结果进行系统评价，以决定是否同意其申请的过程。

医疗器械备案是医疗器械备案人向食品药品监督管理部门提交备案资料，食品药品监督管理部门对提交的备案资料存档备查。

（二）医疗器械注册管理办法

在中华人民共和国境内销售、使用的医疗器械，应当按照规定申请注册或者办理备案。医疗器械注册与备案按照《医疗器械注册管理办法》的要求执行。

医疗器械注册与备案应当遵循公开、公平、公正的原则。

第一类医疗器械实行产品备案管理，第二类、第三类医疗器械实行产品注册管理。

境内第一类医疗器械备案，备案人向设区的市级食品药品监督管理部门提交备案资料。

境内第二类医疗器械由省、自治区、直辖市食品药品监督管理部门审查，批准后发给医疗器械注册证。

境内第三类医疗器械由国家市场监督管理总局审查，批准后发给医疗器械注册证。

进口第一类医疗器械备案，备案人向国家市场监督管理总局提交备案资料。

进口第二类、第三类医疗器械由国家市场监督管理总局审查，批准后发给医疗器械注册证。

香港、澳门、台湾地区医疗器械的注册、备案，参照进口医疗器械办理。

二、基本要求

（一）质量及生产要求

1. 医疗器械注册申请人和备案人应当建立与产品研制、生产有关的质量管理体系，并保持有效运行。

2. 按照创新医疗器械特别审批程序审批的境内医疗器械申请注册时，样品委托其他企业生产的，应当委托具有相应生产范围的医疗器械生产企业；不属于按照创新医疗器械特别审批程序审批的境内医疗器械申请注册时，样品不得委托其他企业生产。

（二）人员要求

办理医疗器械注册或者备案事务的人员应当具有相应的专业知识，熟悉医疗器械注册或者备案管理的法律、法规、规章和技术要求。

（三）申请资料要求

1. 申请人或者备案人申请注册或者办理备案，应当遵循医疗器械安全有效基本要求，保证研制过程规范，所有数据真实、完整和可溯源。申请人、备案人对资料的真实性负责。

2. 申请注册或者办理备案的资料应当使用中文。根据外文资料翻译的，应当同时提供原文。引用未公开发表的文献资料时，应当提供资料所有者许可使用的证明文件。

（四）进口医疗器械申请要求

1. 申请注册或者办理备案的进口医疗器械，应当在申请人或者备案人注册地或者生产地址所在国家（地区）已获准上市销售。

2. 申请人或者备案人注册地或者生产地址所在国家（地区）未将该产品作为医疗器械管理的，申请人或者备案人需提供相关证明文件，包括注册地或者生产地址所在国家（地区）准许该产品上市销售的证明文件。

3. 境外申请人或者备案人应当通过其在中国境内设立的代表机构或者指定中国境内的企业法人作为代理人，配合境外申请人或者备案人开展相关工作。

代理人除办理医疗器械注册或者备案事宜外，还应当承担以下责任：

（1）与相应食品药品监督管理部门、境外申请人或者备案人的联络。

（2）向申请人或者备案人如实、准确传达相关的法规和技术要求。

（3）收集上市后医疗器械不良事件信息并反馈境外注册人或者备案人，同时向相应的食品药品监督管理部门报告。

（4）协调医疗器械上市后的产品召回工作，并向相应的食品药品监督管理部门报告。

（5）其他涉及产品质量和售后服务的连带责任。

第二节　医疗器械注册及备案

一、医疗器械注册（或备案）所需材料及要求

（一）第一类医疗器械产品备案所需材料资料及要求

第一类医疗器械产品备案应当提交下列资料：

1. 第一类医疗器械备案表。

2. **安全风险分析报告**　医疗器械应按照《医疗器械风险管理对医疗器械的应用》（YY 0316）的有关要求编制，主要包括医疗器械预期用途和与安全性有关特征的判定、危害的判定、估计每个危害处境的风险；对每个已判定的危害处境，评价和决定是否需要降低风

险；风险控制措施的实施和验证结果，必要时应引用检测和评价性报告；任何一个或多个剩余风险的可接受性评定等，形成风险管理报告。

体外诊断试剂应对产品寿命周期的各个环节，从预期用途、可能的使用错误、与安全性有关的特征、已知和可预见的危害等方面的判定及对患者风险的估计进行风险分析、风险评价及相应的风险控制的基础上，形成风险管理报告。

3. **产品技术要求**　产品技术要求应按照《医疗器械产品技术要求编写指导原则》编制。

4. **产品检验报告**　产品检验报告应为产品全性能自检报告或委托检验报告，检验的产品应当具有典型性。

5. **临床评价资料**　按照相应规定提交临床评价资料。

6. **产品说明书及最小销售单元标签设计样稿**　医疗器械应符合相应法规规定。进口医疗器械产品应提交境外政府主管部门批准或者认可的说明书原文及其中文译本。

体外诊断试剂产品应按照《体外诊断试剂说明书编写指导原则》的有关要求，并参考有关技术指导原则编写产品说明书。进口体外诊断试剂产品应提交境外政府主管部门批准或者认可的说明书原文及其中文译本。

7. **生产制造信息**　对生产过程相关情况的概述。无源医疗器械应明确产品生产加工工艺，注明关键工艺和特殊工艺。有源医疗器械应提供产品生产工艺过程的描述性资料，可采用流程图的形式，是生产过程的概述。体外诊断试剂应概述主要生产工艺，包括：固相载体、显色系统等的描述及确定依据，反应体系包括样本采集及处理、样本要求、样本用量、试剂用量、反应条件、校准方法（如果需要）、质控方法等。应概述研制、生产场地的实际情况。

8. **证明性文件**

（1）境内备案人提供：企业营业执照复印件、组织机构代码证复印件。

（2）境外备案人提供：境外备案人企业资格证明文件、境外备案人注册地或生产地址所在国家（地区）医疗器械主管部门出具的允许产品上市销售的证明文件。备案人注册地或生产地址所在国家（地区）不把该产品作为医疗器械管理的，备案人需提供相关证明文件，包括备案人注册地或生产地址所在国家（地区）准许该产品合法上市销售的证明文件。如该证明文件为复印件，应经当地公证机关公证。境外备案人在中国境内指定代理人的委托书、代理人承诺书及营业执照副本复印件或者机构登记证明复印件。

9. **符合性声明**

（1）声明符合医疗器械备案相关要求。

（2）声明本产品符合第一类医疗器械产品目录或相应体外诊断试剂分类子目录的有关内容。

（3）声明本产品符合现行国家标准、行业标准并提供符合标准的清单。

（4）声明所提交备案资料的真实性。

（二）第二类、第三类医疗器械注册所需材料及要求

第二类、第三类医疗器械产品注册应当提交下列资料：

1. **申请表**

2. **证明性文件**

（1）境内申请人应当提交：企业营业执照副本复印件和组织机构代码证复印件、按照《创新医疗器械特别审批程序审批》的境内医疗器械申请注册时，应当提交创新医疗器械特别审批申请审查通知单，样品委托其他企业生产的，应当提供受托企业生产许可证和委托协议。生产许可证生产范围应涵盖申报产品类别。

（2）境外申请人应当提交

1）境外申请人注册地或生产地址所在国家（地区）医疗器械主管部门出具的允许产品上市销售的证明文件、企业资格证明文件。

2）境外申请人注册地或者生产地址所在国家（地区）未将该产品作为医疗器械管理的，申请人需要提供相关证明文件，包括注册地或者生产地址所在国家（地区）准许该产品上市销售的证明文件。

3）境外申请人在中国境内指定代理人的委托书、代理人承诺书及营业执照副本复印件或者机构登记证明复印件。

3. **医疗器械安全有效基本要求清单**　说明产品符合《医疗器械安全有效基本要求清单》各项适用要求所采用的方法，以及证明其符合性的文件。对于《医疗器械安全有效基本要求清单》中不适用的各项要求，应当说明其理由。

4. **综述资料**　综述资料应包括概述、产品描述、型号规格、包装说明、适用范围和禁忌证、参考的同类产品或前代产品应当提供同类产品（国内外已上市）或前代产品（如有）的信息、其他需说明的内容。

5. **研究资料**　根据所申报的产品，提供适用的研究资料，包括产品性能研究、生物相容性评价研究、生物安全性研究、灭菌/消毒工艺研究、产品有效期和包装研究、临床前动物试验、软件研究、其他资料。

6. **生产制造信息**

（1）无源医疗器械：应当明确产品生产加工工艺，注明关键工艺和特殊工艺，并说明其过程控制点。明确生产过程中各种加工助剂的使用情况及对杂质（如残留单体、小分子残留物等）的控制情况。

（2）有源医疗器械：应当明确产品生产工艺过程，可采用流程图的形式，并说明其过程控制点。

（3）生产场地：有多个研制、生产场地，应当概述每个研制、生产场地的实际情况。

7. **临床评价资料**　按照相应规定提交临床评价资料。进口医疗器械应提供境外政府医疗器械主管部门批准该产品上市时的临床评价资料。

8. **产品风险分析资料** 产品风险分析资料是对产品的风险管理过程及其评审的结果予以记录所形成的资料。

9. **产品技术要求** 医疗器械产品技术要求应当按照《医疗器械产品技术要求编写指导原则》的规定编制。产品技术要求一式两份，并提交两份产品技术要求文本完全一致的声明。

10. **产品注册检验报告** 生产企业提供具有医疗器械检验资质的医疗器械检验机构出具的注册检验报告和预评价意见。

11. **产品说明书和最小销售单元的标签样稿** 产品说明书和最小销售单元的标签样稿应当符合相关法规要求。

12. **符合性声明**

（1）申请人声明本产品符合《医疗器械注册管理办法》和相关法规的要求；声明本产品符合《医疗器械分类规则》有关分类的要求；声明本产品符合现行国家标准、行业标准，并提供符合标准的清单。

（2）所提交资料真实性的自我保证声明（境内产品由申请人出具，进口产品由申请人和代理人分别出具）。

（三）医疗器械的注册及备案程序

1. **第一类医疗器械产品备案** 由备案人向所在地设区的市级人民政府食品药品监督管理部门提交备案资料。其中，产品检验报告可以是备案人的自检报告；临床评价资料不包括临床试验报告，可以是通过文献、同类产品临床使用获得的数据证明该医疗器械安全、有效的资料。

向我国境内出口第一类医疗器械的境外生产企业，由其在我国境内设立的代表机构或者指定我国境内的企业法人作为代理人，向国务院食品药品监督管理部门提交备案资料和备案人所在国（地区）主管部门准许该医疗器械上市销售的证明文件。

备案资料载明的事项发生变化的，应当向原备案部门变更备案。

2. **第二、三类医疗器械产品注册** 申请第二类医疗器械产品注册，注册申请人应当向所在地省、自治区、直辖市人民政府食品药品监督管理部门提交注册申请资料。申请第三类医疗器械产品注册，注册申请人应当向国务院食品药品监督管理部门提交注册申请资料。

向我国境内出口第二类、第三类医疗器械的境外生产企业，应当由其在我国境内设立的代表机构或者指定我国境内的企业法人作为代理人，向国务院食品药品监督管理部门提交注册申请资料和注册申请人所在国（地区）主管部门准许该医疗器械上市销售的证明文件。

第二类、第三类医疗器械产品注册申请资料中的产品检验报告应当是医疗器械检验机构出具的检验报告。

已注册的第二类、第三类医疗器械产品，其设计、原材料、生产工艺、适用范围、使用方法等发生实质性变化，有可能影响该医疗器械安全、有效的，注册人应当向原注册部门申请办理变更注册手续；发生非实质性变化，不影响该医疗器械安全、有效的，应当将变化情况向原注册部门备案。

二、产品技术要求

（一）内容

产品技术要求主要包括医疗器械成品的性能指标和检验方法，其中性能指标是指可进行客观判定的成品的功能性、安全性指标以及与质量控制相关的其他指标。

（二）要求

1. 在中国上市的医疗器械应当符合经注册核准或者备案的产品技术要求。

2. 医疗器械产品技术要求的内容应符合以下要求：

（1）产品名称。产品技术要求中的产品名称应使用中文，并与申请注册（备案）的中文产品名称相一致。

（2）产品型号/规格及其划分说明。产品技术要求中应明确产品型号和/或规格，以及其划分的说明。

对同一注册单元中存在多种型号和/或规格的产品，应明确各型号及各规格之间的所有区别（必要时可附相应图示进行说明）。

对于型号/规格的表述文本较大的可以附录形式提供。

（3）性能指标

1）产品技术要求中的性能指标是指可进行客观判定的成品的功能性、安全性指标以及质量控制相关的其他指标。产品设计开发中的评价性内容（例如生物相容性评价）原则上不在产品技术要求中制定。

2）产品技术要求中性能指标的制定应参考相关国家标准/行业标准并结合具体产品的设计特性、预期用途和质量控制水平且不应低于产品适用的强制性国家标准/行业标准。

3）产品技术要求中的性能指标应明确具体要求，不应以"见随附资料""按供货合同"等形式提供。

（4）检验方法：检验方法的制定应与相应的性能指标相适应。应优先考虑采用公认的或已颁布的标准检验方法。检验方法的制定需保证具有可重现性和可操作性，需要时明确样品的制备方法，必要时可附相应图示进行说明，文本较大的可以附录形式提供。

对于体外诊断试剂类产品，检验方法中还应明确说明采用的参考品/标准品、样本制备方法、使用的试剂批次和数量、试验次数、计算方法。

（5）对于第三类体外诊断试剂类产品，产品技术要求中应以附录形式明确主要原材料、生产工艺及半成品要求。

（6）医疗器械产品技术要求编号为相应的注册证号（备案号）。拟注册（备案）的产品技术要求编号可留空。

三、医疗器械说明书、标签

（一）法规要求

1. 《医疗器械监督管理条例》规定医疗器械应当有说明书、标签。说明书、标签的内容应当与经注册或者备案的相关内容一致。

2. 医疗器械说明书和标签应当符合《医疗器械说明书和标签管理规定》（食品药品监督管理总局令第 6 号）等有关规章要求。

（二）医疗器械说明书

1. 医疗器械说明书是指由医疗器械注册人或者备案人制作，随产品提供给用户，涵盖该产品安全有效的基本信息，用以指导正确安装、调试、操作、使用、维护、保养的技术文件。

2. 医疗器械说明书一般应当包括以下内容（图 4-1）：

（1）产品名称、型号、规格。

（2）注册人或者备案人的名称、住所、联系方式及售后服务单位，进口医疗器械还应当载明代理人的名称、住所及联系方式。

（3）生产企业的名称、住所、生产地址、联系方式及生产许可证编号或者生产备案凭证编号，委托生产的还应当标注受托企业的名称、住所、生产地址、生产许可证编号或者生产备案凭证编号。

（4）医疗器械注册证编号或者备案凭证编号。

（5）产品技术要求的编号。

（6）产品性能、主要结构组成或者成分、适用范围。

（7）禁忌证、注意事项、警示以及提示的内容。

（8）安装和使用说明或者图示，由消费者个人自行使用的医疗器械还应当具有安全使用的特别说明。

（9）产品维护和保养方法，特殊储存、运输条件、方法。

（10）生产日期，使用期限或者失效日期。

（11）配件清单，包括配件、附属品、损耗品更换周期以及更换方法的说明等。

（12）医疗器械标签所用的图形、符号、缩写等内容的解释。

（13）说明书的编制或者修订日期。

（14）其他应当标注的内容。

对于重复使用的医疗器械，依据《医疗器械说明书和标签管理规定》第十二条，应当在说明书中明确重复使用的处理过程，包括清洁、消毒、包装及灭菌的方法和重复使用的次数或者其他限制。

会阴剪使用说明书

【特别提示】

1.新器械启用前必须进行除油，且除油彻底，否则可能导致灭菌后产生黄斑。（建议使用医疗器械专用除油剂除油或在厂家指导下除油）

2. 器械清洗用水和灭菌蒸汽质量应符合 WS310.1《医院消毒供应中心 第 1 部分：管理规范》中"10 水与蒸汽质量要求"。如果清洗用水和灭菌蒸汽质量不达标，可能会对器械造成损伤。

3. 器械使用后建议及时做预清洗处理，并尽快转运至消毒供应中心。如必须延时清洗，应采取适当的保湿处理。

4.应尽量避免器械长时间与卤化物接触，避免发生腐蚀。如果使用含有卤化物成分的消毒液浸泡器械，浸泡要求及注意事项应符合 WS/T 367《医疗机构消毒技术规范》。

【产品名称】 会阴剪

【型号规格】 直，弯，侧弯，右弯，角弯，开齿，圆头，凸圆头，120-250

【企业名称】 新华手术器械有限公司(中德合资)

【注册地址】 淄博市高新技术开发区泰美路 7 号

【生产地址】 淄博市高新技术开发区泰美路 7 号

【联系方式】 电话：0533-3595351　传真：0533-3595352

【售后服务机构】 ▨▨手术器械有限公司销售部

【生产备案凭证号】 鲁淄食药监械生产备 20140006 号

【产品备案证号】 鲁淄械备 20140123 号

【技术要求编号】 鲁淄械备 20140123 号

【产品性能结构及组成】 会阴剪由一对中间连接的叶片组成，头部为刀刃、尾部为指圈，有角弯、圆头、凸圆头等型式。通常由不锈钢材料制成。可重复使用。

【适用范围】 供剪切会阴组织用。

【禁忌症】 -

【注意事项、警示及提示性说明】

1.为保证器械的性能及使用寿命，严防磕碰、敲打、用力过猛及不正确使用。

2.器械使用前要检查功能是否完好，是否有影响使用的损伤缺陷（如裂纹、变形等）。

3. 手术使用前应进行消毒、灭菌处理，方法选择要依据 WS 310.2《医院消毒供应中心 第 2 部分：清洗消毒及灭菌技术操作规范》。

4、严禁超范围使用。

【维护保养方法】 1. 会阴剪在清洗、传递、转运过程中应轻拿轻放，防止器械之间发生碰撞，以免损坏会阴剪性能部位，影响剪切性能。

2. 会阴剪要经常检查其头部部分，以保持其剪切性能，便于使用。

【储存条件、方法】 器械不用时，应储存在相对湿度不大于 80%，无腐蚀性气体和通风良好的室内。

【生产日期】 见合格证

【使用期限】 在正确使用与维护保养的情况下，使用期限不低于 1 年。

【版本号】 A/1

【出版时间】 2018.07.20

正面　　　　　　　　　　　　　　　　　　反面

图 4-1　医疗器械说明书示例

3. 有关注意事项、警示以及提示性内容主要包括：

（1）产品使用的对象。

（2）潜在的安全危害及使用限制。

（3）产品在正确使用过程中出现意外时，对操作者、使用者的保护措施以及应当采取的应急和纠正措施。

（4）必要的监测、评估、控制手段。

（5）一次性使用产品应当注明"一次性使用"字样或者符号，已灭菌产品应当注明灭菌方式以及灭菌包装损坏后的处理方法，使用前需要消毒或者灭菌的应当说明消毒或者灭菌的方法。

（6）产品需要同其他医疗器械一起安装或者联合使用时，应当注明联合使用器械的要求、使用方法、注意事项。

（7）在使用过程中，与其他产品可能产生的相互干扰及其可能出现的危害。

（8）产品使用中可能带来的不良事件或者产品成分中含有的可能引起副作用的成分或者辅料。

（9）医疗器械废弃处理时应当注意的事项，产品使用后需要处理的，应当注明相应的处理方法。

（10）根据产品特性，应当提示操作者、使用者注意的其他事项。

4. 第二类、第三类医疗器械还应当标明医疗器械注册证编号和医疗器械注册人的名称、地址及联系方式。

5. 由消费者个人自行使用的医疗器械还应当具有安全使用的特别说明。

（三）医疗器械标签

1. **医疗器械标签的内容**　医疗器械标签一般应当包括以下内容（图4-2，图4-3）：

（1）产品名称、型号、规格。

（2）注册人或者备案人的名称、住所、联系方式，进口医疗器械还应当载明代理人的名称、住所及联系方式。

（3）医疗器械注册证编号或者备案凭证编号。

（4）生产企业的名称、住所、生产地址、联系方式及生产许可证编号或者生产备案凭证编号，委托生产的还应当标注受托企业的名称、住所、生产地址、生产许可证编号或者生产备案凭证编号。

（5）生产日期，使用期限或者失效日期。

（6）电源连接条件、输入功率。

（7）根据产品特性应当标注的图形、符号以及其他相关内容。

（8）必要的警示、注意事项。

（9）特殊储存、操作条件或者说明。

（10）使用中对环境有破坏或者负面影响的医疗器械，其标签应当包含警示标志或者中文警示说明。

（11）带放射或者辐射的医疗器械，其标签应当包含警示标志或者中文警示说明。

2. 医疗器械标签因位置或者大小受限而无法全部标明上述内容的，至少应当标注产品名称、型号、规格、生产日期和使用期限或者失效日期，并在标签中明确"其他内容详见说明书"。

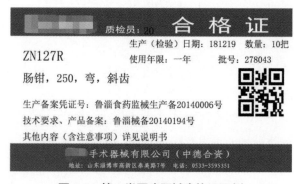

图4-2　第一类医疗器械合格证示例

产品名称：骨组织手术设备

产品型号：XGZ-ZX　　　　出厂编号：18S20001

输入电压：AC220V　　　频率：50Hz　　输入功率：300VA

设备类型：Ⅰ类BF　　　　运行模式：间歇运行

技术要求编号：鲁械注准20182040366

生产许可证编号：鲁食药监械生产许20180064号

注册证编号：鲁械注准20182040366

生产日期：2018.12.04　　　使用年限：3年

生产单位：山东新华健康产业有限公司

生产地址：山东省淄博市高新技术开发区泰美路7号

住所：淄博高新区石府路3号南楼210室

电话：0533-3580736

其他内容详见说明书

图 4-3 第二类医疗设备标签示例

（四）特殊要求

医疗器械说明书和标签不得有下列内容：

1. 含有"疗效最佳""保证治愈""包治""根治""即刻见效""完全无毒副作用"等表示功效的断言或者保证的。

2. 含有"最高技术""最科学""最先进""最佳"等绝对化语言和表示的。

3. 说明治愈率或者有效率的。

4. 与其他企业产品的功效和安全性相比较的。

5. 含有"保险公司保险""无效退款"等承诺性语言的。

6. 利用任何单位或者个人的名义、形象作证明或者推荐的。

7. 含有误导性说明，使人感到已经患某种疾病，或者使人误解不使用该医疗器械会患某种疾病或者加重病情的表述，以及其他虚假、夸大、误导性的内容。

8. 法律、法规规定禁止的其他内容。

四、医疗器械唯一标识

医疗器械唯一标识（unique device identification，UDI）是医疗器械产品的电子身份证，唯一标识数据载体是储存或传输电子身份证的媒介，唯一标识数据库是储存医疗器械唯一标识与相关信息的数据库，三者共同组成医疗器械唯一标识系统。通过建立医疗器械唯一标识系统，有利于运用信息化手段实现对医疗器械在研制、生产、经营和使用各环节的快速、准确识别，有利于实现产品监管数据的共享和整合，有利于创新监管模式，提升监管效能，加强医疗器械全生命周期管理。

（一）医疗器械唯一标识系统

医疗器械唯一标识系统，是指由医疗器械唯一标识、唯一标识数据载体和唯一标识数据库组成，共同构建的医疗器械统一识别系统。

（二）医疗器械唯一标识

医疗器械唯一标识是指呈现在医疗器械产品或者包装上的由字母数字组成的代码，用于对医疗器械进行唯一性识别。

医疗器械唯一标识包括产品标识和生产标识。产品标识是识别医疗器械注册人或者备案人、医疗器械型号规格和包装的唯一码；生产标识是识别医疗器械生产过程相关数据的代码，根据监管和实际应用需求可包含医疗器械序列号、生产批号、生产日期、失效日期等。

医疗器械唯一标识是当今国际医疗器械监管领域关注的热点。2013 年，国际医疗器械监管机构论坛（IMDRF）、美国 FDA 分别发布相关医疗器械唯一标识系统指南及法规，2014 年，美国 FDA 率先对第三类医疗器械实施医疗器械唯一标识。2017 年 5 月，欧盟发布医疗器械法规，明确了实施医疗器械唯一标识的法规要求，日本、澳大利亚等国家也陆续开展相关工作，全球医疗器械唯一标识工作不断推进。

医疗器械唯一标识具有唯一性、稳定性和可扩展性的原则。唯一性是指医疗器械唯一标识应当与医疗器械识别要求相一致；稳定性是指医疗器械唯一标识应当与产品基本特征相关，若产品的基本特征未变化，产品标识应当保持不变；可扩展性是指医疗器械唯一标识应当与监管要求和实际应用不断发展相适应。

（三）医疗器械唯一标识数据载体

医疗器械唯一标识数据载体是存储和/或传输医疗器械唯一标识的数据媒介。医疗器械唯一标识数据载体可采用一维码、二维码或者射频标签等形式。鼓励采用先进的数据载体技术。采用一维码时，可将产品标识和生产标识串联，也可多行并联；采用射频标签时，应当同时具备一维码或二维码。

医疗器械唯一标识数据载体应当满足自动识别和数据采集技术以及人工识读的要求。若因空间有限或者使用受限，原则上优先采用符合自动识别和数据采集技术的载体形式。

（四）医疗器械唯一标识数据库

医疗器械唯一标识数据库包含医疗器械的产品标识及相关数据。国家市场监督管理总局制定医疗器械唯一标识数据相关标准及规范，组织建立医疗器械唯一标识数据库，供公众查询。

根据最新的 2016 年 FDA 发布的 UDI 形式说明文件，不同授权机构颁发的 UDI 会有不同的地方。拿 GS1（Globe standard 1）颁发机构举例：

五、注册检验

（一）注册检验的定义

注册检验是指国家市场监督管理总局认可的、具有相应承检范围的医疗器械检测机构对申请人提交的产品标准根据有关研究数据、国内外同类产品的标准和国家有关要求，针对其所设定的项目、指标，所采用的标准品或参考品的科学性、合理性等内容提出意见，并对送检样品进行检测，出具检测报告。

（二）相关要求

1. 申请第二类、第三类医疗器械注册，应当进行注册检验。

2. 申请注册检验，申请人应当向检验机构提供注册检验所需要的有关技术资料、注册检验用样品及产品技术要求。

（1）注册检验样品的生产应当符合医疗器械质量管理体系的相关要求，注册检验合格的方可进行临床试验或者申请注册。

（2）医疗器械检验机构应当依据产品技术要求对相关产品进行注册检验。

（3）医疗器械检验机构应当具有医疗器械检验资质、在其承检范围内进行检验，并对申请人提交的产品技术要求进行预评价。预评价意见随注册检验报告一同出具给申请人。

尚未列入医疗器械检验机构承检范围的医疗器械，由相应的注册审批部门指定有能力的检验机构进行检验。

六、临床评价

（一）医疗器械临床评价

医疗器械临床评价是指申请人或者备案人通过临床文献资料、临床经验数据、临床试验等信息对产品是否满足使用要求或者适用范围进行确认的过程；是企业证明产品临床使用安全、有效性重要的技术支持资料。

临床评价应全面、客观，应通过临床试验等多种手段收集相应数据，临床评价过程中收集的临床性能和安全性数据、有利的和不利的数据均应纳入分析。临床评价的深度和广度、需要的数据类型和数据量与产品的设计特征、关键技术、适用范围和风险程度相适应，也与非临床研究的水平和程度相适应。

（二）临床评价的三种途径

1. 对列入《免于进行临床试验的医疗器械目录》中的产品，有条件地免于临床试验。

2. 对同品种医疗器械临床试验或临床使用获得的数据进行分析评价。

3. 按照《医疗器械临床试验质量管理规范》开展临床试验。

（三）列入《免于进行临床试验的医疗器械目录》产品的临床评价要求

1. 有下列情形之一的，可以免于进行临床试验：

（1）工作机制明确、设计定型，生产工艺成熟，已上市的同品种医疗器械临床应用多年且无严重不良事件记录，不改变常规用途的。

（2）通过非临床评价能够证明该医疗器械安全、有效的。

（3）通过对同品种医疗器械临床试验或者临床使用获得的数据进行分析评价，能够证明该医疗器械安全、有效的。

2. 免于进行临床试验的医疗器械目录由国务院食品药品监督管理部门制定、调整并公布。

3. 列入《免于进行临床试验的医疗器械目录》产品的临床评价要求

（1）提交申报产品相关信息与《免于进行临床试验的医疗器械目录》所述内容的对比资料。

（2）提交申报产品与《免于进行临床试验的医疗器械目录》中已获准境内注册医疗器械的对比说明，对比说明应当包括基本原理（工作原理/作用机制）、结构组成、产品制造材料或与人体接触部分的制造材料、性能要求、灭菌/消毒方式、适用范围、使用方法等和相应支持性资料。

（四）对同品种医疗器械临床试验或临床使用获得的数据进行分析评价

1. 同品种医疗器械是指与申报产品以下方面基本等同的已获准境内注册的产品的基本原理、结构组成、制造材料（有源类产品为与人体接触部分的制造材料）、生产工艺、性能要求、安全性评价、符合的国家/行业标准、预期用途等方面具有等同性的已在中国上市的产品。

2. 同品种医疗器械临床试验或临床使用获得的数据进行分析评价的内容：

（1）申报产品和同品种产品概述。

（2）申报产品与已获准境内注册的同品种产品针对产品的基本原理、结构组成、制造材料（有源类产品为与人体接触部分的制造材料）、生产工艺、性能要求、安全性评价、符合的国家/行业标准、预期用途等方面进行对比。

（3）证明申报产品与同品种产品的差异性对申报产品的安全有效性不产生影响的支持性资料。

（4）描述选择的评价路径。

（5）对临床数据进行收集、分析和评价。

（6）若通过现有的临床数据评价产品的安全有效性不充分时，针对不足部分在中国境内补充进行的临床试验。

（7）分析评价结论。

（五）按照《医疗器械临床试验质量管理规范》开展临床试验

1. **开展程序** 开展医疗器械临床试验，应当按照医疗器械临床试验质量管理规范的要求，在有资质的临床试验机构进行，并向临床试验提出者所在地省、自治区、直辖市人民政府食品药品监督管理部门备案。接受临床试验备案的食品药品监督管理部门应当将备案情况通报临床试验机构所在地的同级食品药品监督管理部门和卫生主管部门。

2. **管理职责** 医疗器械临床试验机构资质认定条件和临床试验质量管理规范，由国务院食品药品监督管理部门会同国务院卫生计生主管部门制定并公布。医疗器械临床试验机构由国务院食品药品监督管理部门会同国务院卫生主管部门认定并公布。

第三类医疗器械进行临床试验对人体具有较高风险的，应当经国务院食品药品监督管理部门批准。临床试验对人体具有较高风险的第三类医疗器械目录由国务院食品药品监督管理部门制定、调整并公布。

国务院食品药品监督管理部门审批临床试验，应当对拟承担医疗器械临床试验的机构的设备、专业人员等条件，该医疗器械的风险程度，临床试验实施方案，临床受益与风险对比分析报告等进行综合分析。准予开展临床试验的，应当通报临床试验提出者以及临床试验机构所在地省、自治区、直辖市人民政府食品药品监督管理部门和卫生主管部门。

（六）临床评价资料

临床评价资料是指申请人或者备案人进行临床评价所形成的文件。

（七）第一类医疗器械临床评价

1. 第一类医疗器械产品备案，不需要进行临床试验。

2. **第一类医疗器械临床评价内容包括：**

（1）详述产品预期用途，包括产品所提供的功能，并可描述其适用的医疗阶段（如治疗后的监测、康复等），目标用户及其操作该产品应具备的技能 / 知识 / 培训；预期与其组合使用的器械。

（2）详述产品预期使用环境，包括该产品预期使用的地点如医院、医疗 / 临床实验室、救护车、家庭等，以及可能会影响其安全性和有效性的环境条件（如温度、湿度、功率、压力、移动等）。

（3）详述产品适用人群，包括目标患者人群的信息（如成人、儿童或新生儿），患者选择标准的信息，以及使用过程中需要监测的参数、考虑的因素。

（4）详述产品禁忌证，如适用，应明确说明该器械禁止使用的疾病或情况。

（5）已上市同类产品临床使用情况的比对说明。

（6）同类产品不良事件情况说明。

七、医疗器械注册证

（一）医疗器械注册证定义

医疗器械注册，是指依照法定程序，对拟上市销售、使用的医疗器械的安全性、有效性进行系统评价，以决定是否同意其销售、使用的过程。医疗器械上市前必须取得医疗器械注册证，医疗器械注册证是指医疗机械产品的合法身份证。

（二）注册证有效期

1. 医疗器械注册证有效期为五年。

2. 有效期届满需要延续注册的，应当在有效期届满六个月前向原注册部门提出延续注册的申请。

3. 当有下列情形之一的，食品药品监督管理部门不予延续注册：

（1）注册人未在规定期限内提出延续注册申请的。

（2）医疗器械强制性标准已经修订，申请延续注册的医疗器械不能达到新要求的。

（3）对用于治疗罕见疾病以及应对突发公共卫生事件急需的医疗器械，未在规定期限内完成医疗器械注册证载明事项的。

（三）注册证格式

1. 医疗器械注册证、备案证格式由国家市场监督管理总局统一制定。

2. 第二类、第三类产品注册证编号的编排方式为：

×①械注 ×② ××××③ ×④ ×× ⑤ ××××⑥。

例：鲁械注准 20172070214。

其中：

（1）×①为注册审批部门所在地的简称：

境内第三类医疗器械、进口第二类、第三类医疗器械为"国"字；

境内第二类医疗器械为注册审批部门所在地省、自治区、直辖市简称；

（2）×②为注册形式：

"准"字适用于境内医疗器械；

"进"字适用于进口医疗器械；

"许"字适用于香港、澳门、台湾地区的医疗器械；

（3）××××③为首次注册年份；

（4）×④为产品管理类别；

（5）××⑤为产品分类编码；

（6）××××⑥为首次注册流水号。

（7）延续注册的，××××③和 ××××⑥数字不变。

（8）产品管理类别调整的，应当重新编号。

3. 第一类产品备案凭证编号的编排方式

×①械备 ×××②××××③号。

例：鲁淄械备 20150215 号。

其中：

（1）×①为备案部门所在地的简称：

进口第一类医疗器械为"国"字；

境内第一类医疗器械为备案部门所在地省、自治区、直辖市简称加所在地设区的市级行政区域的简称（无相应设区的市级行政区域时，仅为省、自治区、直辖市的简称）；

（2）××××②为备案年份；

（3）××××③为备案流水号。

八、注册变更

（一）注册变更申请条件

1. 已注册的第二类、第三类医疗器械，医疗器械注册证及其附件载明的内容发生变化，注册人应当向原注册部门申请注册变更，并按照相关要求提交申报资料。

2. 产品名称、型号、规格、结构及组成、适用范围、产品技术要求、进口医疗器械生产地址等发生变化的，注册人应当向原注册部门申请许可事项变更。

3. 注册人名称和住所、代理人名称和住所发生变化的，注册人应当向原注册部门申请登记事项变更；境内医疗器械生产地址变更的，注册人应当在相应的生产许可变更后办理注册登记事项变更。

（二）申请许可事项变更所需资料

申请许可事项变更应提交的资料包括：

1. 申请表

2. 证明性文件

（1）境内注册人应当提交：

1）企业营业执照副本复印件。

2）组织机构代码证复印件。

（2）境外注册人应当提交：

1）如变更事项在境外注册人注册地或生产地址所在国家（地区），需要获得新的医疗器械主管部门出具的允许产品上市销售证明文件和新的企业资格证明文件的，应当提交相应文件；如变更事项不需要获得注册人注册地或生产地址所在国家（地区）医疗器械主管部门批准的，应当予以说明。

2）境外注册人在中国境内指定代理人的委托书、代理人承诺书及营业执照副本复印件或者机构登记证明复印件。

3. 注册人关于变更情况的声明。

4. 原医疗器械注册证及其附件复印件、历次医疗器械注册变更文件复印件。

5. 变更申请项目申报资料要求　根据具体变更情况选择提交以下文件：

（1）产品名称变化的对比表及说明。

（2）产品技术要求变化的对比表及说明。

（3）型号、规格变化的对比表及说明。

（4）结构及组成变化的对比表及说明。

（5）产品适用范围变化的对比表及说明。

（6）进口医疗器械生产地址变化的对比表及说明。

（7）注册证中"其他内容"变化的对比表及说明。

（8）其他变化的说明。

（9）与产品变化相关的安全风险管理报告。

（10）变化部分对产品安全性、有效性影响的资料。分析并说明变化部分对产品安全性、有效性的影响，并提供相关的研究资料。适用范围变化的必须提供临床评价资料。

（11）针对产品技术要求变化部分的注册检验报告。

6. 符合性声明

（1）注册人声明本产品符合《医疗器械注册管理办法》和相关法规的要求；声明本产品符合现行国家标准、行业标准，并提供符合标准的清单。

（2）所提交资料真实性的自我保证声明（境内产品由注册人出具，进口产品由注册人和代理人分别出具）。

（三）申请登记事项变更所需材料

申请登记事项变更应提交的资料包括：

1. 申请表

2. 证明性文件

（1）境内注册人应当提交

1）企业营业执照副本复印件。

2）组织机构代码证复印件。

（2）境外注册人应当提交：

1）如变更事项在境外注册人注册地或生产地址所在国家（地区），需要获得新的医疗器械主管部门出具的允许产品上市销售证明文件和新的企业资格证明文件的，应当提交相应文件；如变更事项不需要获得注册人注册地或生产地址所在国家（地区）医疗器械主管部门批准的，应当予以说明。

2）境外注册人在中国境内指定代理人的委托书、代理人承诺书及营业执照副本复印件或者机构登记证明复印件。

3）注册人关于变更情况的声明。

4）原医疗器械注册证及其附件复印件、历次医疗器械注册变更文件复印件。

3. 关于变更情况相关的申报资料要求

（1）注册人名称变更：企业名称变更核准通知书（境内注册人）和／或相应详细变更情况说明及相应证明文件。

（2）注册人住所变更：相应详细变更情况说明及相应证明文件。

（3）境内医疗器械生产地址变更：应当提供相应变更后的生产许可证。

（4）代理人变更：

1）注册人出具变更代理人的声明。

2）注册人出具新代理人委托书、新代理人出具的承诺书。

3）变更后代理人的营业执照副本复印件或机构登记证明复印件。

（5）代理人住所变更：变更前后营业执照副本复印件或机构登记证明复印件。

4. 符合性声明

（1）注册人声明本产品符合《医疗器械注册管理办法》和相关法规的要求；声明本产品符合现行国家标准、行业标准，并提供符合标准的清单。

（2）所提交资料真实性的自我保证声明（境内产品由注册人出具，进口产品由注册人和代理人分别出具）。

（四）审评相关要求及职责

1. 登记事项变更资料符合要求的，食品药品监督管理部门应当在 10 个工作日内发给医疗器械注册变更文件。登记事项变更资料不齐全或者不符合形式审查要求的，食品药品监督管理部门应当一次告知需要补正的全部内容。

2. 对于许可事项变更，技术审评机构应当重点针对变化部分进行审评，对变化后产品是否安全、有效作出评价。

3. 受理许可事项变更申请的食品药品监督管理部门应当按照规定的时限组织技术审评。

4. 医疗器械注册变更文件与原医疗器械注册证合并使用，其有效期与该注册证相同。取得注册变更文件后，注册人应当根据变更内容自行修改产品技术要求、说明书和标签。

九、延续注册

（一）延续注册申请条件

医疗器械注册证有效期届满需要延续注册的，注册人应当在医疗器械注册证有效期届满六个月前，向食品药品监督管理部门申请延续注册，并按照要求提交申报资料。

（二）延续注册所需资料

1. 申请表

2. 证明性文件 境内注册人应当提交企业营业执照的副本复印件和组织机构代码证复印件；境外注册人应当提交其在中国指定代理人的委托书、代理人承诺书及营业执照副本复印件或者机构登记证明复印件。

（注：进口医疗器械延续注册时，不需要提供注册人注册地或者生产地址所在国家（地区）批准产品上市销售的证明文件）

3. **关于产品没有变化的声明** 注册人提供产品没有变化的声明。

4. **原医疗器械注册证及其附件的复印件、历次医疗器械注册变更文件复印件。**

5. **注册证有效期内产品分析报告**

（1）产品临床应用情况，用户投诉情况及采取的措施。

（2）医疗器械不良事件汇总分析评价报告，报告应对本产品上市后发生的可疑不良事件列表、说明在每一种情况下生产企业采取的处理和解决方案。对上述不良事件进行分析评价，阐明不良事件发生的原因并对其安全性、有效性的影响予以说明。

（3）在所有国家和地区的产品市场情况说明。

（4）产品监督抽验情况（如有）。

（5）如上市后发生了召回，应当说明召回原因、过程和处理结果。

（6）原医疗器械注册证中载明要求继续完成工作的，应当提供相关总结报告，并附相应资料。

6. **产品检验报告** 如医疗器械强制性标准已经修订，应提供产品能够达到新要求的产品检验报告。产品检验报告可以是自检报告、委托检验报告或符合强制性标准实施通知规定的检验报告。其中，委托检验报告应由具有医疗器械检验资质的医疗器械检验机构出具。

7. **符合性声明**

（1）注册人声明本产品符合《医疗器械注册管理办法》和相关法规的要求；声明本产品符合现行国家标准、行业标准，并提供符合标准的清单。

（2）所提交资料真实性的自我保证声明（境内产品由注册人出具，进口产品由注册人和代理人分别出具）。

8. **其他** 如在原医疗器械注册证有效期内发生了涉及产品技术要求变更的，应当提交依据注册变更文件修改的产品技术要求一式两份。

（三）不予延续注册的条件

有下列情形之一的，食品药品监督管理部门不予延续注册：

1. 注册人未在规定期限内提出延续注册申请的。

2. 医疗器械强制性标准已经修订，该医疗器械不能达到新要求的。

3. 对用于治疗罕见疾病以及应对突发公共卫生事件急需的医疗器械，批准注册部门在批准上市时提出要求，注册人未在规定期限内完成医疗器械注册证载明事项的。

第三节 创新医疗器械审批

一、创新医疗器械审批的依据及条件

（一）审批依据

为了保障医疗器械的安全、有效，鼓励医疗器械的研究与创新，促进医疗器械新技术的推广和应用，推动医疗器械产业发展，根据《医疗器械监督管理条例》《医疗器械注册管理办法》等法规和规章，制定了创新医疗器械特别审批程序。

（二）审批条件

食品药品监督管理部门对同时符合下列情形的医疗器械按创新医疗器械特别审批程序实施审评审批：

1. 申请人经过其技术创新活动，在中国依法拥有产品核心技术发明专利权，或者依法通过受让取得在中国发明专利权或其使用权；或者核心技术发明专利的申请已由国务院专利行政部门公开。

2. 产品主要工作原理/作用机制为国内首创，产品性能或者安全性与同类产品比较有根本性改进，技术上处于国际领先水平，并且具有显著的临床应用价值。

3. 申请人已完成产品的前期研究并具有基本定型产品，研究过程真实和受控，研究数据完整和可溯源。

二、审批程序及所需资料

（一）审批程序

境内申请人应当向其所在地的省级食品药品监督管理部门提出创新医疗器械特别审批申请。境外申请人应当向食品药品监管总局提出创新医疗器械特别审批申请。

申请人申请创新医疗器械特别审批，应当填写创新医疗器械特别审批申请表，并提交支持拟申请产品的相关资料，资料应使用中文，原文为外文的，应当有中文译本。

（二）所需资料

1. 申请人企业法人资格证明文件。

2. 产品知识产权情况及证明文件。

3. 产品研发过程及结果的综述。

4. 产品技术文件，至少应当包括：

（1）产品的预期用途。

（2）产品工作原理/作用机制。

（3）产品主要技术指标及确定依据，主要原材料、关键元器件的指标要求，主要生产工艺过程及流程图，主要技术指标的检验方法。

5. 产品创新的证明性文件，至少应当包括：

（1）信息或者专利检索机构出具的查新报告。应为中国境内信息检索机构出具的科技查新报告或专利检索机构出具的查新报告。报告内容应可证明产品的创新点、创新水平及理由。查新报告的有效期为一年。

（2）核心刊物公开发表的能够充分说明产品临床应用价值的学术论文、专著及文件综述。可提供本产品的文献资料，亦可提供境外同类产品的文献资料。

（3）国内外已上市同类产品应用情况的分析及对比：

1）提供境内已上市同类产品检索情况说明。一般应包括检索数据库、检索日期、检索关键字及各检索关键字检索到的结果，分析所申请医疗器械与已上市同类产品（如有）在工作原理/作用机制方面的不同之处。

2）提供境外已上市同类产品应用情况的说明。如有，提供支持产品在技术上处于国际领先水平的对比分析资料。

（4）产品的创新内容及在临床应用的显著价值：

1）产品创新性综述。阐述产品的创新内容，论述通过创新使所申请医疗器械较现有产品或治疗手段在安全、有效、节约等方面发生根本性改进和具有显著临床应用价值。

2）支持产品具备创新性的相关技术资料。

6. 产品安全风险管理报告。

7. 产品说明书（样稿）。

8. 其他证明产品符合程序要求的资料。

9. 境外申请人应当委托中国境内的企业法人作为代理人或者由其在中国境内的办事机构提出申请，并提交以下文件：

（1）境外申请人委托代理人或者其在中国境内办事机构办理创新医疗器械特别审批申请的委托书。

（2）代理人营业执照或者申请人在中国境内办事机构的机构登记证明。

10. 所提交资料真实性的自我保证声明。

（王瑾 王正发）

第五章

医疗器械风险管理

学习目的

1. 掌握消毒供应中心的风险管理计划内容。

2. 掌握消毒供应中心的风险管理实施内容。

3. 了解医疗器械风险管理通用要求。

学习要点

医疗器械产品的使用在各个环节中都存在风险，器械的风险管理是一个重要环节。

通过学习了解医疗器械风险管理通用要求，与医院消毒供应中心相关的风险管理内容及风险管理措施，可以有效控制医疗器械各个环节中的风险。

第一节　医疗器械风险管理概述

一、风险及风险管理的定义

（一）风险

风险是指损害的发生概率与损害严重程度的结合。风险具有客观存在性和普遍性，因此，医疗器械的使用存在风险。医疗器械在不正常运行（即故障状态）时有风险，在正常使用状态下也有风险。我们认识风险就是为了控制风险、管理风险，采取措施将事物的风险控制在人们可以接受的水平。

（二）风险管理

风险管理是用于风险分析、评价、控制和监视工作的管理方针、程序及其实践的系统应用。

二、风险管理的意义及法规依据

风险管理用以识别与医疗器械（包括体外诊断医疗器械）有关的危险（源），估计和评价相关的风险，控制这些风险，并监视控制的有效性。风险管理适用于医疗器械生命周期（图 5-1）的所有阶段，是质量管理体系的一个重要组成部分。

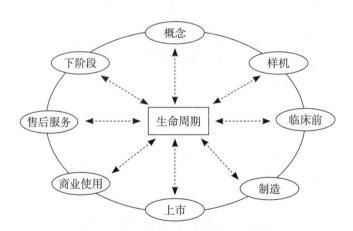

图 5-1　医疗器械"生命周期"示意图

医疗器械风险管理活动的法律依据为中华人民共和国医药行业标准 YY/T 0316—2016/ISO 14971：2007 更正版《医疗器械风险管理对医疗器械的应用》。

一、风险管理通用要求

（一）风险管理过程

风险管理过程是在医疗器械整个生命周期内，建立、形成文件和保持一个持续的过程，用以识别与医疗器械有关的危险（源），估计和评价相关的风险，控制这些风险并监视上述控制的有效性。该过程应包括下列 5 要素：风险分析、风险评价、风险控制、生产和生产后的信息。

风险管理过程是产品实现过程的重要组成部分。医疗器械风险管理活动，覆盖医疗器械的所有生命周期阶段（图 5-2）。

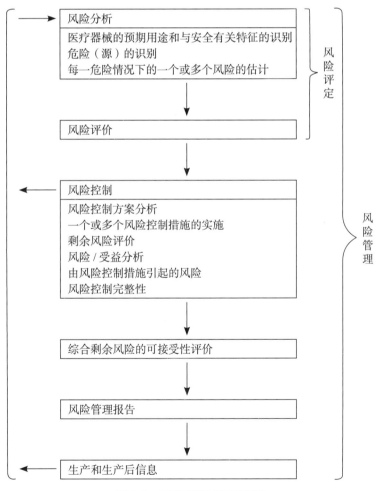

图 5-2 风险管理过程示意图

（二）制造商的管理职责

制造商的最高管理者应承诺为风险管理活动提供充分的资源，包括技术、设备、资金等方面资源，确保给风险管理分配有资格的人员。

制造商的最高管理者应规定一个如何决策风险可接受性的方针，方针应为风险可接受准则的建立提供框架，确保准则是基于适用的国家或地区法规和相关的国际标准，并考虑可用的信息，例如通常可接受的"最新技术水平"和已知的受益者的关注点。"最新技术水平"，并不必定意味着技术上最先进的解决办法，而是指通常被接受的良好规范。如相同或类似器械所使用的标准、其他相同或相似类型器械所使用的最好规范、已采用的科学研究成果等。

风险管理是一项发展变化的过程，为适应相关的变化，需要对风险管理活动进行定期评审。评审风险管理过程的结果，以确保风险管理过程的持续适宜性和有效性。评审即是通过对相关信息的评审，不断总结经验和体会，实施改进，提高风险管理的科学性，以保证风险管理活动的有效性和持续适应性。

（三）人员资格

执行风险管理任务的人员，应具有与赋予他们的任务相适应的知识和经验。应包括特定医疗器械（或类似医疗器械）及其使用的知识和经验、有关的技术或风险管理技术。应规定风险管理工作人员的能力和资格要求，将风险管理分配给能够胜任的人。

风险管理工作人员应具有下列领域的专业知识：

医疗器械是如何构成的。

医疗器械是如何生产的。

医疗器械是如何工作的。

医疗器械实际是如何使用的。

如何应用风险管理全过程。

二、风险管理计划要求

（一）风险管理计划

风险管理计划是对所有生命周期的风险管理活动进行策划，划定风险管理活动范围，判定和描述医疗器械和适用于计划每个要素的生命周期阶段。

计划中应对风险管理活动人员进行职责和权限的分配，职责和权限的分配。如评审人员、专家、独立验证的专业人员、具有批准权限的人员。

对特定的医疗器械，风险管理计划应当详述如何和何时进行这些管理的评审。基于制造商决定可接受风险方针的风险可接受性准则，包括损害发生概率不能估计时的可接受风险的准则。风险可接受性准则应与最高管理者制定的可接受风险的方针相一致。

生产企业在风险管理计划中应安排对各项活动实施验证的计划，明确验证的时间、要求和职责以及资源，规定如何进行本标准要求的两个不同的验证活动，以检查规定要求是否得到满足。

计划中需要建立获得医疗器械生产和生产后信息的特定方法，以便有正式和适当的途径将生产和生产后信息反馈给风险管理过程。应当建立通用的程序，以便从不同来源收集信息如使用者、服务人员、培训人员、事故报告和顾客反馈。

风险管理计划为风险管理提供了路线图，计划加强了风险管理的目标性并帮助预防上述要素的缺失。计划对于风险管理活动的实施和最终有效性是至关重要的。

（二）风险管理文档

应对每一种医疗器械建立和保持风险管理文档。风险管理文档是风险管理过程中输出的文件和记录。风险管理文档不需要包括所有的记录和其他文件。然而，至少应包括所有要求文件的引用或提示。可以使用任何形式或类型的媒介。

风险管理文档应具有可追溯性，为风险管理提供客观证据，一方面证实风险管理过程已经应用于每个已判定的危害；另一方面证实风险管理过程的完整性，包括风险分析、风险评价、风险控制的实施和验证，任何一个和多个剩余风险的可接受性评定等。

三、风险分析

风险分析，是对医疗器械预期用途 / 预期目的和安全性有关的特征的判定，判定已知或可预见的危害，估计每种危害的风险的重要活动。包括以下 3 环节：器械制作环节、器械使用环节、器械使用后处理环节。

四、风险评价

风险评价是将估计的风险和给定的风险准则进行比较，以决定风险可接受性的过程。风险评价对每个已判定的危害处境，制造商应使用风险管理计划中规定的准则，决定是否需要降低风险。包括以下内容：器械生产制作环节、器械运输环节、器械使用环节、器械使用后处理的各个流程。

第三节 医疗机构医疗器械风险管理

一、构建医疗机构医疗器械风险管理体系

国家市场监督管理总局于 2016 年 1 月 26 日颁布《医疗器械 风险管理对医疗器械的应用》（YY/T 0316—2016），该标准的要求适用于医疗器械生命周期的所有阶段，即在医疗器械生命中，从初始概念到最终停用和处置的所有阶段。

正是基于这样的要求，医疗机构需要形成一个医疗器械风险管理体系。这包括来自医

疗机构的采购部门、医学工程师的审核维护部门、消毒供应中心以及临床科室等部门。该体系负责本医疗机构医疗器械风险管理工作，修订医疗器械应急管理流程，以控制医疗器械在医疗机构使用过程中的医疗风险降至最低。

该体系构建可基于各医疗机构的医疗设备器械管理委员会，对本医疗机构所有涉及医疗器械采购、审核、验收、计量、维保、使用、报损、报废等环节进行监督管理，保证医疗器械从进入医疗机构到最终停止使用的所有阶段在该体系中得到有效安全管控，确保医疗安全。

消毒供应中心作为体系中的一个重要单位，承担医院内各科室所有重复使用诊疗器械、器具和物品清洗消毒、灭菌以及无菌物品供应的部门，应将医疗器械风险在消毒供应中心这一环节降至最低。

随着外科手术技术的突飞猛进，医疗手术器械也伴随着手术方式同步发展。消毒供应中心处理的不再仅是简单医疗手术器械，更多的是动力手术器械、显微器械、硬式内镜、软式内镜、机器人手术器械以及其他非常复杂和精细的医疗手术器械，其中包括与气动线路、电源线路等连接的医疗手术器械，甚至与计算机芯片相连接的手术器械。现代医疗手术器械拓展了手术的难度与精度范围，将过去看似不能解决的手术方式，变为可能，将过去"开大刀"，进步为微创技术，使大切口改进为小切口，术中出血更少，对组织损伤更少，患者恢复更快，取得满意的临床效果。但同时也极大地增加对这些器械清洗、消毒、包装和灭菌的难度。如果没有经过充分处理，那么医疗器械在使用中的性能风险及感染风险加大。消毒供应中心人员必须掌握对所有接收的医疗器械进行正确的验收、库存，对使用中的医疗器械清洗、消毒、包装和灭菌，需要消毒供应中心内部同样构建医疗器械风险管理体系，包括由消毒供应中心的负责人牵头，由消毒供应中心的质控管理人员、库房管理人员等风险管理人员组成，明确工作职责，掌握相关规章制度与流程，对医疗器械风险进行早期识别分析、做好评价，采取正确的风险控制措施。

二、建立健全医疗机构医疗器械风险管理体系的规章制度

依据《医疗器械监督管理条例》（中华人民共和国国务院令 第 650 号 2014.3.7）、《医疗器械临床使用安全管理规范（试行）》（卫医管发〔2010〕4 号 2010.1.18）、《国家卫生计生委办公厅关于加强植入性医疗器械临床使用监督工作的通知》（国卫办医函〔2013〕61 号 2013.7.15）、《医院感染管理办法》（中华人民共和国卫生部令 第 48 号 2006.7.6）、《中华人民共和国传染病防治法》（中华人民共和国主席令第 17 号 2004.8.28）、《医疗卫生机构医学装备管理办法》（卫规财发〔2011〕24 号 2011.3.24）；《医疗器械说明书、标签和包装标识管理规定》（国家市场监督管理总局令 第 10 号 2004.7.8）等国家颁布的法律、法规，制定医疗机构医疗器械风险管理的各项规章制度。如①医疗机构医疗器械管理委员会工作制度；②医疗器械采购管理制度；③医疗器械采购审批制度；④医疗器械验收

制度；⑤医疗器械培训管理制度；⑥医疗器械维护管理制度；⑦医疗器械报损报废管理制度；⑧医疗器械信息档案管理制度；⑨医疗器械库房管理制度等。

三、医疗器械采购及使用过程的风险管理

（一）医疗器械采购过程的风险管理

依据《医疗器械临床使用安全管理规范（试行）》（卫医管发〔2010〕4号 2010.1.18）第二章临床准入与评价管理中的第七条医疗机构应当建立医疗器械采购论证、技术评估和采购管理制度，确保采购的医疗器械符合临床需求。第八条医疗机构应当建立医疗器械供方资质审核及评价制度，按照相关法律、法规的规定审验生产企业和经营企业的《医疗器械生产企业许可证》《医疗器械注册证》《医疗器械经营企业许可证》及产品合格证明等资质。纳入大型医用设备管理品目的大型医用设备，应当有卫生行政部门颁发的配置许可证。第九条医疗机构应当有专门部门负责医疗器械采购，医疗器械采购应当遵循国家相关管理规定执行，确保医疗器械采购规范、入口统一、渠道合法、手续齐全。医疗机构应当按照院务公开等有关规定，将医疗器械采购情况及时做好对内公开。第十条医疗器械的安装，应当由生产厂家或者其授权的具备相关服务资质的单位或者由医疗机构医疗器械保障部门实施。特种设备的安装、存储和转运应当按照相关规定执行，医疗机构应当保存相关记录。第十一条医疗机构应当建立医疗器械验收制度，验收合格后方可应用于临床。医疗器械验收应当由医疗机构医疗器械保障部门或者其委托的具备相应资质的第三方机构组织实施并与相关的临床科室共同评估临床验收试用的结果。第十二条医疗机构应当按照国家分类编码的要求，对医疗器械进行唯一性标识，并妥善保存高风险医疗器械购入时的包装标识、标签、说明书、合格证明等原始资料，以确保这些信息具有可追溯性。第十三条医疗机构应当对医疗器械采购、评价、验收等过程中形成的报告、合同、评价记录等文件进行建档和妥善保存，保存期限为医疗器械使用寿命周期结束后5年以上。第十四条医疗机构不得使用无注册证、无合格证明、过期、失效或者按照国家规定在技术上淘汰的医疗器械。医疗器械新产品的临床试验或者试用按照相关规定执行。

（二）医疗器械使用中的风险管理

1. **医疗器械使用者的培训管理**　操作者正确的使用与维护，可确保医疗器械使用中的安全，降低风险。医疗机构医疗器械风险管理体系应建立培训考核制度，培训考核内容包括，如，关注在医疗器械标记中给出的警告；限制医疗器械的使用或限制使用环境；或规定必需的维护措施和维护时间间隔及最大的产品预期服务寿命，或告之如何适当地处置医疗器械；促进个人处理毒性或有害物质时使用个人防护设备，如手套、口罩和防护目镜等；为避免风险安全性信息，给出采取措施或不采取措施的说明，以及医疗器械的使用性能、拆卸组装、清洗、消毒、测试、灭菌及维护等，并做好培训登记，为追溯管理提供依据。接受培训人员涵盖消毒供应中心人员、术者、手术室护士以及医学工程师等。教育人

员增强医疗器械风险意识，如果不了解医疗器械，使用不正确的手术器械可能会伤害患者，损坏或破坏器械以及对操作者造成安全隐患。

2. 确保所有使用中的医疗器械不存在损坏、缺陷或影响医疗器械使用的危险情况（例如电线破损、附件锋利和部件弯曲）。

3. 化学残留物风险的防范。所有经过环氧乙烷灭菌的物品必须完全解析，以确保手术期间不会有环氧乙烷残留物或副产物进入到患者体内。

4. 供应无菌医疗器械运输中的风险管理。下送无菌医疗器械应密闭运送，运送车在通过门廊、走廊、电梯和交通量大的区域时要避免车体与建筑物的磕碰，防止对车内医疗器械造成损坏，影响使用。选择适合的包装装置，特别是精密、贵重等手术器械，要求厂家配套的专用包装装置。做好保护，必要时做好标识，确保医疗器械在移动或搬运过程中，不会对部件造成损坏。

5. 将污染的医疗器械运送至消毒供应中心时，应采用封闭式包装，以防止造成医疗机构内交叉感染。

6. 在手术室使用过程中，手术室器械护士在开台前需认真检查每件器械的完整性，以及是否出现器械缺损、磕伤等现象，都将影响手术中的准确安全操作，需要及时更换，并由巡回护士做好记录。对于术中发现的器械缺损，必须报告手术操作者，对缺失部分进行查找，防止遗漏切口内造成患者安全风险。

7. 对于连接线的管理。不同的动力器械，或者腔镜对应相应的气动线路和电源线路，而这些线路多采用低温灭菌，在灭菌后建议与相对应的器械配套存放，防止混乱，造成使用中因人为误操作所致无法连接，耽误手术，特别是急诊手术的救治。

（三）出现使用中医疗器械损坏、故障或事故报告的风险管理

当医疗器械发生损坏、故障或事故时，应立即进行报告医疗器械风险管理人员。记录损坏原因，由医学工程师判断是否可以修复或是报废，一旦发生患者事故或伤害，必须进行调查，而且需要对事故进行记录。同时，对于医疗机构内任何会引起患者事故或伤害的行为或身体状况，也必须进行调查和报告，从而尽可能减少事故的发生以及防止事故的再次发生。这里包括医疗器械灭菌出现问题时的召回制度管理。

做好医疗器械不良事件监测管理。医疗器械不良事件是指获准上市的质量合格的医疗器械在正常使用情况下发生的，导致或者可能导致人体伤害的各种有害事件。医疗器械不良事件监测是指对医疗器械不良事件的发现、调查、报告、评价和控制的过程。

发生医疗器械不良事件时医疗机构医务人员需要注意以下问题，以帮助调查和避免不正确的行为。

1. **严重不良事件的应急响应** 采取紧急措施尽最大可能降低患者受伤害的程度；采取适当行动尽最大可能减少对涉事器械和环境的破坏；及时通知患者的主管医生；扣留涉事器械以及事发区域内所有邻近或相关的器械；除非考虑患者安全，否则不要拆解和测试设备及其附件，或改变其相对位置；保留并封存涉事器械及其耗材、包装等；根据所在医疗机构的规定，启动内部报告程序，报告器械不良事件监测办公室。

2. **一般不良事件的响应** 采取措施尽最大可能降低患者受伤害的程度，通知患者的主管医生；保护现场，保留涉事器械及其附件和包装，通知临床工程师到场；待临床工程师现场取证完成后，填报疑似不良事件报告；配合不良事件的后续调查。

3. **发生不良事件后的注意事项** 不要联系供应商；不要抛弃涉事器械及其附件和包装；不要把涉事器械交给供应商或院外机构；不要更改涉事设备参数；不要独自测试设备；医疗质量和风险管理人员要及时制定调查策略，协助调查进程，收集不良事件信息，并与临床医生确定设备是否导致或部分导致不良事件，控制与外部组织沟通，帮助认定责任，采取措施防止再次发生类似事件。同时还要采取措施减轻对医院声誉的影响，帮助决定是否需要第三方调查机构介入等，由医疗机构主管部门依法依规上报政府监管部门。

不良事件调查的目的有助于控制风险和减少损失；提供安全运行指导和质量改进方案。

（四）消毒供应中心医疗器械的风险管理

1. **消毒供应中心医疗器械风险管理计划** 消毒供应中心医疗器械风险管理计划是对所有器械从采购到运行使用过程中各个环节中的风险，进行制定的管理活动内容。消毒供应中心应建立医疗器械风险管控的机制，由多学科合作，包括手术室、各内镜检查室、口腔科以及临床科室，依靠医疗机构的医疗设备器械管理委员会，对采购和使用中的医疗器械进行风险管理。

2. **消毒供应中心医疗器械风险管理的实施** 在实施医疗器械风险管理过程中，都应遵循消毒供应中心的相关规定。同时要制定相应的医疗器械和设备使用过程中的规章制度、应急处置流程、人员培训要求、实操演练以及增加可视化管理等，让所有人员参与其中，控制消毒供应中心所接触到的医疗器械风险。例如，制定与使用科室的器械交接制度与交接流程，保证器械交接准确，及时发现问题予以正确处理，保证医疗器械安全使用；制定回收器械存放及运送要求，防止器械坠落或磕碰；做出醒目标识，要求处理器械人员在安全范围内清洗、检查、包装等，防止医疗器械从操作台面坠落，放置或粘贴易碎标识以及各类消毒液配比、灭菌剂等化学制剂的使用标识等；采用标准化管理，统一硬式腔镜持握的手法，防止从手中滑脱，软式内镜处理时摆放的位置，防止远端甩出造成损伤、显微器械尖端保护；对于有源医疗器械需要进行漏电检测，方可包装灭菌，防止术中因医疗器械漏电，造成对术野周围组织损伤的安全隐患；对清洗后的器械进行检测，是否清洗质量达标，防止医院感染的发生；包装前对器械的检查，特别是有附件的器械，需要检查是否完整，性能是否正常，保证术中正常使用等。在实施过程中一旦发现问题，应立即进行风险评估、分析，做好风险管控。

3. **消毒供应中心新医疗器械入库存储过程的风险管理**

（1）按照实际需求做好计划性采购，防止新购入医疗器械由于更新换代停止使用造成库存。一是浪费，二是长时间存储，影响医疗器械材质及性能的改变增加器械使用中的风险。

（2）器械验收的风险管理。所有消毒供应中心新购入的医疗器械，必须在医疗机构中的采购部门和医学工程师的再次审核后，方可按照消毒供应中心器械管理制度进行验收入库。杜绝不符合要求的医疗器械所致治疗中的安全风险。

（3）设置手术器械专用库房，进行专人管理。不同器械按照科别、名称分类方式，分别放置于器械专用架上，做好器械入库及出库时间、生产日期、批号等记录。

（4）存放环境温湿度管理。医疗器械入库后，做好库内的温度、湿度管理，确保医疗器械存放环境符合产品说明书的标准。

（5）对于生命支持设备和重要的应急抢救用的设备器械应指定应急预案，确保应急抢救使用。

（6）在入库存储管理过程中的各个阶段均需作好记录。

（7）开发信息化软件系统，做好消毒供应中心的医疗器械风险管理。完善信息系统，让每一件器械在使用的各个周期中均有信息追溯。包括回收清洗、检查组配、包装灭菌、物品发放、使用以及维修记录等。暂时由于手术方式改变，不需要投入临床使用的器械，按入库规定收入库房，并录入信息化系统统一管理。

（高海燕　顾颖）

第六章

医疗器械监督检查

学习目的

1. 掌握医疗器械飞行检查的相关定义，医疗器械不良事件相关定义，医疗器械召回的定义。

2. 熟悉飞行检查特点、原则，不良事件监测和报告基本要求，医疗器械召回的要求。

3. 了解医疗器械质量监督抽查检验组织形式，CSSD 相关的医疗器械抽查检验方案及样品遴选原则。

学习要点

1. 医疗器械飞行检查开展的几种情况。

2. 不良事件的相关定义。

3. 不良事件的监测要求。

4. 监督抽验品种遴选的基本原则。

5. 存在缺陷的医疗器械产品包括什么。

本章概述

随着医疗器械行业的快速发展，以及人民群众对自身健康和权益重视程度的日益提高，各个部门对医疗器械的关注程度也越来越高。医疗器械是一种特殊的商品，我国根据《医疗器械监督管理条例》对它进行全程监管，如何正确对医疗器械实施监督检查，对此行业的健康发展至关重要。

第一节 医疗器械飞行检查

一、飞行检查的特点及原则

医疗器械飞行检查是指医疗器械监管机构针对医疗器械研制、生产、经营、使用等环节开展的不预先告知的监督检查。医疗器械飞行检查具有突击性、独立性、高效性等特点，是保障医疗器械安全的重要监管措施。

医疗器械飞行检查应当遵循依法独立、客观公正、科学处置的原则，围绕安全风险防控开展。

二、飞行检查开展的几种情况

医疗器械监督管理机构在遇到以下情况时，可以开展药品医疗器械飞行检查：

1. 投诉举报或者其他来源的线索表明可能存在质量安全风险的。
2. 检验发现存在质量安全风险的。
3. 医疗器械不良事件监测提示可能存在质量安全风险的。
4. 对申报资料真实性有疑问的。
5. 涉嫌严重违反质量管理规范要求的。
6. 企业有严重不守信记录的。
7. 其他需要开展飞行检查的情形。

三、飞行检查的具体要求

（一）制定检查方案

开展飞行检查应当制定检查方案，明确检查事项、检查时间、人员构成和检查方式等。需要采用不公开身份的方式进行调查的，检查方案中应当予以明确。必要时，医疗器械监督管理部门可以联合公安机关等有关部门共同开展飞行检查。

（二）明确检查人员

医疗器械监督管理机构派出的检查组应当由 2 名以上检查人员组成，检查组实行组长负责制。检查人员应当是医疗器械行政执法人员、依法取得检查员资格的人员或者取得本次检查授权的其他人员，根据检查工作需要，医疗器械监督管理机构可以请相关领域专家参加检查工作。

（三）检查记录要求

检查组应当详细记录检查时间、地点、现场状况等；对发现的问题应当进行书面记录，并根据实际情况收集或者复印相关文件资料、拍摄相关设施设备及物料等实物和现场情况、采集实物以及询问有关人员等。询问记录应当包括询问对象姓名、工作岗位和询问内容等，由询问对象逐页签字或者按压指纹确认。

飞行检查过程中形成的记录及依法收集的相关资料、实物等，可以作为行政处罚中认定事实的依据。记录应当及时、准确、完整，客观真实体现现场检查情况。

（四）检查抽样要求

需要抽取成品及其他物料进行检验的，检查组可以按照抽样检验相关规定抽样或者通知被检查单位所在地医疗器械监督管理部门按规定抽样。抽取的样品应当由具备资质的技术机构进行检验或者鉴定。

（五）证据保全要求

检查组认为证据可能灭失或者以后难以再取得的，以及需要采取行政强制措施的，可以通知被检查单位所在地食品药品监督管理机构。被检查单位所在地食品药品监督管理机构应当依法采取证据保全或者行政强制措施。

（六）请示报告要求

有下列情形之一的，检查组应立即上报组织实施飞行检查的医疗器械监督管理机构并及时作出相应决定：

1. 需要增加检查力量或者延伸检查范围的。

2. 需要采取产品召回或者暂停研制、生产、销售、使用等风险控制措施的。

3. 需要立案查处的。

4. 涉嫌犯罪需要移送公安机关的。

5. 其他需要报告的事项。

需要采取风险控制措施的，被检查单位应当按照医疗器械监督管理机构的要求采取相应措施。

（七）检查时间要求

现场检查时间由检查组根据检查需要确定，以能够查清查实问题为原则。经组织实施飞行检查的医疗器械监督管理机构同意后，检查组方可结束检查。

（八）检查报告要求

检查结束时，检查组应当向被检查单位通报检查相关情况，被检查单位有异议的，可以陈述和申辩，检查组应当如实记录。检查结束后，检查组撰写检查报告。检查报告的内容包括：检查过程、发现问题、相关证据、检查结论和处理建议等。检查组一般应当在检查结束后 5 个工作日内，将检查报告、检查记录、相关证据材料等汇报给组织实施飞行检查的医疗器械监督管理机构。必要时，可以抄送被检查单位所在地医疗器械监督管理机构。

第二节 医疗器械质量监督抽查检验

一、医疗器械抽查检验的定义及组织形式

医疗器械质量监督抽查检验是指由医疗器械监督管理机构依法定程序抽取、确认样品，并指定具有资质的医疗器械检验机构进行标准符合性检验，根据抽验结果进行公告和监督管理的活动。

国家医疗器械监督管理机构负责全国监督抽验工作的管理。地方各级医疗器械监督管理机构负责组织实施行政区域内的监督抽验工作。

国家医疗器械监督管理机构负责制定国家年度监督抽验工作方案，并对抽样单位和检验机构的工作进行协调、指导、督查和质量考核。

地方各级医疗器械监督管理机构应当加强对行政区域内生产、经营、使用医疗器械产品的监督抽验，并依据国家医疗器械监督管理机构的工作部署，结合本地区制定本行政区域年度监督抽验工作方案。

二、医疗器械抽查检验方案及样品遴选原则

（一）监督抽验工作方案包括

抽验的范围、方式、数量、检验项目和判定原则、工作要求和完成时限（含复验完成时限）等。

（二）监督抽验品种遴选的基本原则

1. 对人体有潜在危险，对其安全性、有效性采取严格控制的医疗器械。

2. 使用量大、使用范围广，可能造成大面积危害的医疗器械。

3. 出现过质量问题的医疗器械。

4. 投诉举报较集中的医疗器械。

5. 通过医疗器械风险监测发现存在产品质量风险，需要开展监督抽验的医疗器械。

6. 在既往监督抽验中被判不符合标准规定的医疗器械。

7. 其他需要重点监控的医疗器械。

（三）医疗器械抽查检验

医疗器械监督管理机构开展医疗器械抽查检验时，应当由 2 名以上（含 2 名）执法人员实施。在抽样过程中，应当依法对被抽样单位开展监督检查，核查其生产、经营资质和产品来源。抽样人员在执行抽样任务时，应当主动出示行政执法证件和抽样文件。抽样应当在被抽样单位存放医疗器械的现场进行，有关单位应当配合完成样品抽样。抽取的样品应当根据产品的贮存与运输条件及时寄、送承检机构并做交接记录。抽样人员应当使用医疗器械抽样封签，签封所抽样品，填写医疗器械抽样记录及凭证，并经被抽样单位主管人

员认可后签字，加盖被抽样单位印章。

第三节　医疗器械不良事件监测

一、不良事件相关定义

1. 医疗器械不良事件指已上市的医疗器械，在正常使用情况下发生的，导致或者可能导致人体伤害的各种有害事件。

2. 严重伤害事件指有下列情况之一者：危及生命；导致机体功能的永久性伤害或者机体结构的永久性损伤；必须采取医疗措施才能避免上述永久性伤害或者损伤。

3. 群体医疗器械不良事件指同一医疗器械在使用过程中，在相对集中的时间、区域内发生，对一定数量人群的身体健康或者生命安全造成损害或者威胁的事件。

二、不良事件监测要求

医疗器械不良事件监测是指对医疗器械不良事件的收集、报告、调查、分析、评价和控制的过程。

国家医疗器械监督管理机构建立国家医疗器械不良事件监测信息系统，加强医疗器械不良事件监测信息网络和数据库建设。国家医疗器械监督管理机构指定的监测机构（以下简称国家监测机构）负责对收集到的医疗器械不良事件信息进行统一管理，并向相关监测机构、持有人、经营企业或者使用单位反馈医疗器械不良事件监测相关信息。与产品使用风险相关的监测信息应当向卫生行政部门通报。

省、自治区、直辖市医疗器械监督管理机构应当建立医疗器械不良事件监测体系，完善相关制度，配备相应监测机构和人员，开展医疗器械不良事件监测工作。

任何单位和个人发现医疗器械不良事件，有权向负责医疗器械监督管理的机构或者监测机构报告。

三、不良事件报告基本要求

（一）报告原则

报告医疗器械不良事件应当遵循可疑即报的原则，即怀疑某事件为医疗器械不良事件时，即以作为医疗器械不良事件进行报告。报告内容应当真实、完整、准确。

（二）报告方式

医疗器械经营企业、使用单位发现或者获知可疑医疗器械不良事件的，应当及时告知持有人（医疗器械注册者和备案者），并通过国家医疗器械不良事件监测信息系统报告。

暂不具备在线报告条件的，应当通过纸质报表提交所在地县级以上监测机构报告，由监测机构代为在线报告。

（三）个案医疗器械不良事件报告的时限要求

持有人、经营企业、使用单位发现或者获知导致死亡的可疑医疗器械不良事件的，应当在 7 日内报告；导致严重伤害、可能导致严重伤害或者死亡的应当在 20 日内报告。进口医疗器械的境外持有人和在境外销售国产医疗器械的持有人发现或者获知在境外发生的导致或者可能导致严重伤害或者死亡的可疑医疗器械不良事件的，应当在 30 日内报告。

（四）群体医疗器械不良事件报告的时限要求

持有人、经营企业、使用单位发现或者获知群体医疗器械不良事件后，应当在 12 小时内通过电话或者传真等方式报告不良事件发生地所在的省级负责药品监督管理机构和卫生行政部门，必要时可以越级报告，同时通过国家医疗器械不良事件监测信息系统报告群体医疗器械不良事件基本信息，对每一事件还应当在 24 小时内个案事件报告。在发现或者获知群体医疗器械不良事件后，持有人应当立即暂停生产、销售，通知使用单位停止使用相关医疗器械，同时开展调查及生产质量管理体系自查，于 7 日内向所在地级不良事件发生地省级负责药品监管机构和监测机构报告。经营企业、使用单位应当在 12 小时内告知持有人，同时迅速开展自查，并配合持有人开展调查。

四、不良事件的风险控制措施

持有人通过监测发现产品存在可能危及人体健康和生命安全的不合理风险时，应当根据情况立即采取停止生产、销售相关产品；通知医疗器械经营企业、使用单位暂停销售和使用；实施产品召回；发布风险信息；对生产质量管理体系进行自查，并对相关问题进行整改；修改产品说明书、标签、操作手册等；改进生产工艺、设计、产品技术要求等；开展医疗器械再评价；按规定进行变更注册或者备案等风险控制措施，及时向社会公布与使用该产品医疗器械安全相关风险及处置情况。

五、不良事件监测记录保存要求

持有人、经营企业、使用单位应当建立并保存医疗器械不良事件监测记录。记录应当保存至医疗器械有效期后 2 年；无有效期的，保存期限不得少于 5 年；植入性医疗器械的监测记录应当永久保存，医疗机构应当按照病历相关规定保存。

第四节 医疗器械召回

一、医疗器械召回的定义

医疗器械召回是指医疗器械生产企业按照规定的程序对其已上市销售的某一类别、型号或者批次的存在缺陷的医疗器械产品，采取警示、检查、修理、重新标签、修改并完善说明书、软件更新、替换、收回、销毁等方式进行处理的行为。

存在缺陷的医疗器械产品包括：

1. 正常使用情况下存在可能危及人体健康和生命安全的不合理风险的产品。

2. 不符合强制性标准、经注册或者备案的产品技术要求的产品。

3. 不符合医疗器械生产、经营质量管理有关规定导致可能存在不合理风险的产品。

4. 其他需要召回的产品。

二、医疗器械召回的要求

1. 医疗器械生产企业应当按照《医疗器械召回管理办法》的规定建立健全医疗器械召回管理制度，收集医疗器械安全相关信息，对可能的缺陷产品进行调查、评估，及时召回缺陷产品。进口医疗器械的境外制造厂商在中国境内指定的代理人应当将仅在境外实施医疗器械召回的有关信息及时报告；凡涉及在境内实施召回的，中国境内指定的代理人应当按照《医疗器械召回管理办法》的规定组织实施。医疗器械经营企业、使用单位应当积极协助医疗器械生产企业对缺陷产品进行调查、评估，主动配合生产企业履行召回义务，按照召回计划及时传达、反馈医疗器械召回信息，控制和收回缺陷产品。

2. 医疗器械经营企业、使用单位发现其经营、使用的医疗器械可能为缺陷产品时，应立即暂停销售或使用该医疗器械。及时通告医疗器械生产企业或供货商，并向其所在地省、自治区、直辖市医疗器械监督管理机构报告；使用单位为医疗机构的，还应当同时向所在地省、自治区、直辖市卫生行政部门报告。医疗器械经营企业、使用单位所在地省、自治区、直辖市医疗器械监督管理机构接收报告后，应及时通报医疗器械生产企业所在地省、自治区、直辖市医疗器械监督管理机构。

3. 召回医疗器械的生产企业所在地省、自治区、直辖市医疗器械监督管理机构负责医疗器械召回的监督管理，其他省、自治区、直辖市医疗器械监督管理机构应当配合做好本行政区域内医疗器械召回的有关工作。国家医疗器械监督管理总局监督全国医疗器械召回的管理工作。

4. 国家医疗器械监督管理总局和省、自治区、直辖市医疗器械监督管理机构应当按照医疗器械召回信息通报和信息公开有关制度，采取有效途径向社会公布缺陷产品信息和召回信息，必要时向同级卫生行政部门通报相关信息。

（刘婷 岑颖）

第七章

医疗器械的
使用管理

学习目的

1. 了解医疗器械使用的相关法律法规和质量监督要求。

2. 掌握全新购入器械的维修管理制度。

3. 掌握使用周转中器械的维修管理制度。

学习要点

1. 医疗器械的使用要符合国家相关法律法规的要求和质量监督的要求。

2. 新购入器械的管理要求。

3. 维修器械的管理要求。

4. 手术器械损坏的常见原因及维护。

第一节　医疗器械使用单位的采购管理

1. 医疗器械的采购必须严格贯彻执行《医疗器械监督管理条例》《中华人民共和国经济合同法》《中华人民共和国产品质量法》等有关法律法规和政策，合法经营。

2. 医疗器械使用单位应当对医疗器械采购实行统一管理，由其指定的部门或者人员统一采购医疗器械，其他部门或者人员不得自行采购。

3. 医疗器械使用单位应当从具有资质的医疗器械生产经营企业购进医疗器械，索取、查验供货者资质、医疗器械注册证或者备案凭证等证明文件。对购进的医疗器械应当验明产品合格证明文件，并按规定进行验收。对有特殊储运要求的医疗器械还应当核实储运条件是否符合产品说明书和标签标示的要求。

4. 签订医疗器械购销合同应明确以下质量条款

（1）医疗器械的质量符合规定的质量标准和有关质量要求。

（2）附产品合格证。

（3）包装符合有关规定和货物运输要求。

（4）购入进口产品时，供应方应提供符合规定的证书和文件。

（5）购置的医疗器械应根据说明书相关管理规定提供产品说明书。

（6）购进医疗器械要有合法票据，购进医疗器械必须建立完整的医疗器械购进记录。购进记录必须记载：购货日期、供货单位、购进数量、单价、品名、规格（型号）、生产厂商、质量情况、经办人等。医疗器械购进记录必须保存至超过有效期或保质期满后2年。

（7）每年年底对供货单位的质量进行评估，并保留评估记录。

第二节　医疗器械的使用管理

1. 医疗器械使用单位应当配备与其规模相适应的医疗器械质量管理部门或者质量管理人员，建立覆盖质量管理全过程的医疗器械使用质量管理制度，承担本单位使用医疗器械的质量管理责任。鼓励采用信息化技术手段进行医疗器械质量管理。

2. 医疗器械使用单位应建立完善的不良事件上报处理流程。发现所使用的医疗器械发生不良事件或者可疑不良事件的，应当按照医疗器械不良事件监测的有关规定报告并处理。

3. 医疗器械使用单位应当真实、完整、准确地记录进货查验情况。进货查验记录应当保存至医疗器械规定使用期限届满后2年或者使用终止后2年。大型医疗器械进货查验记录应当保存至医疗器械规定使用期限届满后5年或者使用终止后5年；植入性医疗器械进货查验记录应当永久保存。

4. 医疗器械使用单位应当妥善保存购入第三类医疗器械的原始资料，确保信息具有可追溯性。

5. 医疗器械使用单位贮存医疗器械的场所、设施及条件应当与医疗器械品种、数量相适应，符合产品说明书、标签标示的要求及使用安全、有效的需要；对温度、湿度等环境条件有特殊要求的，还应当监测和记录贮存区域的温度、湿度等数据。

医疗器械使用单位应当按照贮存条件、医疗器械有效期限等要求对贮存的医疗器械进行定期检查并记录。

6. 医疗器械使用单位不得购进和使用未依法注册或者备案、无合格证明文件以及过期、失效、淘汰的医疗器械。

7. 医疗器械使用单位应当建立医疗器械使用前质量检查制度。在使用医疗器械前，应当按照产品说明书的有关要求进行检查。

8. 使用无菌医疗器械前，应当检查直接接触医疗器械的包装及其有效期限。包装破损、标示不清、超过有效期限或者可能影响使用安全、有效的，不得使用。

9. 医疗器械使用单位对植入和介入类医疗器械应当建立使用记录，植入性医疗器械使用记录永久保存，相关资料应当纳入信息化管理系统，确保信息可追溯。

第三节 医疗器械的维修与保养管理

1. 医疗器械使用单位应当建立医疗器械维护维修管理制度。对需要定期检查、检验、校准、保养、维护的医疗器械，应当按照产品说明书的要求进行检查、检验、校准、保养、维护并记录，及时进行分析、评估，确保医疗器械处于良好状态。

对使用期限长的大型医疗器械，应当逐台建立使用档案，记录其使用、维护等情况。记录保存期限不得少于医疗器械规定使用期限届满后 5 年或者使用终止后 5 年。

2. 医疗器械使用单位应当按照产品说明书等要求使用医疗器械。一次性使用的医疗器械不得重复使用，对使用过的应当按照国家有关规定销毁并记录。

3. 医疗器械使用单位可以按照合同的约定要求医疗器械生产经营企业提供医疗器械维护维修服务，也可以委托有条件和能力的维修服务机构进行医疗器械维护维修，或者自行对在用医疗器械进行维护维修。

医疗器械使用单位委托维修服务机构或者自行对在用医疗器械进行维护维修的，医疗器械生产经营企业应当按照合同的约定提供维护手册、维修手册、软件备份、故障代码表、备件清单、零部件、维修密码等维护维修必需的材料和信息。

由医疗器械生产经营企业或者维修服务机构对医疗器械进行维护维修的，应当在合同中约定明确的质量要求、维修要求等相关事项，医疗器械使用单位应当在每次维护维修后索取并保存相关记录；医疗器械使用单位自行对医疗器械进行维护维修的，应当加强对从事医疗器械维护维修的技术人员的培训考核，并建立培训档案。

4. 医疗器械使用单位发现使用的医疗器械存在安全隐患的，应当立即停止使用，通知检修；经检修仍不能达到使用安全标准的，不得继续使用，并按照有关规定处置。

5. 医疗器械使用单位之间转让在用医疗器械，转让方应当确保所转让的医疗器械安全、有效，并提供产品合法证明文件。

转让双方应当签订协议，移交产品说明书、使用和维修记录档案复印件等资料，并经有资质的检验机构检验合格后方可转让。受让方应当参照本办法第八条关于进货查验的规定进行查验，符合要求后方可使用。

不得转让未依法注册或者备案、无合格证明文件或者检验不合格，以及过期、失效、淘汰的医疗器械。

6. 医疗器械使用单位接受医疗器械生产经营企业或者其他机构、个人捐赠医疗器械的，捐赠方应当提供医疗器械的相关合法证明文件，受赠方应当参照本办法第八条关于进货查验的规定进行查验，符合要求后方可使用。

不得捐赠未依法注册或者备案、无合格证明文件或者检验不合格，以及过期、失效、淘汰的医疗器械。

第四节 医疗器械使用质量监督要求

1. 食品药品监督管理部门按照风险管理原则，对使用环节的医疗器械质量实施监督管理。

设区的市级食品药品监督管理部门编制并实施本行政区域的医疗器械使用单位年度监督检查计划，确定监督检查的重点、频次和覆盖率。对存在较高风险的医疗器械、有特殊储运要求的医疗器械以及有不良信用记录的医疗器械使用单位等，应当实施重点监管。

2. 食品药品监督管理部门对医疗器械使用单位建立、执行医疗器械使用质量管理制度的情况进行监督检查，记录监督检查结果，并纳入监督管理档案。

食品药品监督管理部门对医疗器械使用单位进行监督检查时，可以对相关的医疗器械生产经营企业、维修服务机构等进行延伸检查。

医疗器械使用单位、生产经营企业和维修服务机构等应当配合食品药品监督管理部门的监督检查，如实提供有关情况和资料，不得拒绝和隐瞒。

3. 医疗器械使用单位应当建立的医疗器械使用质量管理制度，每年对医疗器械质量管理工作进行全面自查，并形成自查报告。食品药品监督管理部门在监督检查中对医疗器械使用单位的自查报告进行抽查。

4. 食品药品监督管理部门应当加强对使用环节医疗器械的抽查检验。省级以上食品药品监督管理部门应当根据抽查检验结论，及时发布医疗器械质量公告。

第五节 医院消毒供应中心器械使用管理

消毒供应中心应建立健全新购入器械和使用周转中器械的维修管理制度。针对医疗器械的安全性和有效性无法保证时，应及时报废更换。

一、新购入的器械管理

1. 全新器械送至医院消毒供应中心，工作人员应与器械供应商或手术室人员共同清点、核对器械的规格型号、数量，并检查功能完好性，对于首次接触的新器械要认真阅读使用说明书，根据说明书中的再处理要求选择适宜的清洗、消毒和灭菌的方法并进行清洗、消毒和灭菌处理，必要时应由器械供应商对员工进行操作培训。

2. 全新器械在首次使用前应与使用过的复用器械一样，先进行一遍规范的清洗消毒灭菌处理过程，以去除新器械表面残留的工业润滑剂等化学保护涂层。

3. 全新的精密易损等特殊器械，应避免精密、显微外科手术器械损坏，进入使用循环前从运输包装中取出，同时应取下保护盖和保护膜。在清洗消毒处理时就应将器械放置在专用支架或固定装置上，按照说明书中的要求选择灭菌方法，以确保精密、贵重器械再处理过程中的质量安全。

4. 全新的柔性器械在存放时应放于原包装中，置于阴凉、避光和干燥的地方保存。需要注意由橡胶和乳胶制成的柔性器械在不使用的情况下同样也会产生老化现象，应注意存放有效期。呼吸装置功能部件通常包含阀门或隔膜，长时间存放可能会老化黏在一起。这些阀门或隔膜在初次使用之前，务必要先检查功能。

二、维修器械的管理

维修器械应先进行清洗消毒处理后，方可再送维修。与维修人员交接时，应核查器械的规格型号、数量，确认损坏器械的部位等具体情况，针对精密易损器械，为了防止其运输过程中被损坏，应将显微外科手术器械放入专用的包装容器内进行转运，避免滑落和磕碰。

维修器械维修后送至消毒供应中心，应与器械维修人员或手术室人员共同清点、核查器械的规格型号、数量，特别是零部件及功能完好性，经过目测和带光源的放大镜检查其完整性，确认器械功能良好无毁损。

维修器械在使用之前，需重新进行一遍完整的清洗消毒和灭菌处理过程，彻底去除器械在返修过程中残余的油污和杂质，结果符合 WS.310 相关要求。

维修器械应存放于室温条件下的干燥房间中。否则温度波动时，塑料包装内将会产生冷凝水，而导致器械腐蚀损坏。器械不可与化学制剂放在一起，因为其溶解物可能会散发出腐蚀性的气体（如活性氯）从而对器械造成腐蚀。

（李保华　高玉华）

第六节　手术器械损坏的常见原因及维护

一、手术器械的表面变化

手术器械在使用一段时间之后，其表层由于化学、物理等因素影响而发生变化。这些表面变化可能源自于器械的使用过程，也可能是在清洗消毒和灭菌处理过程所导致的。手术器械常见的表面变化有：有机残留物、化学残留、水渍沉积、硅酸盐变色、不锈钢氧化变色、钛合金氧化变色、镀铬层脱落等。

（一）有机残留物

手术器械表面的有机残留物通常来自于临床手术后的残留物，如血液和体液干涸后的残留物、人体组织蛋白质残留物和生物药品残留物等。

通常在有机残留物中容易隐藏细菌、病毒和细菌芽孢等微生物以及易导致器械腐蚀的卤化物，如果器械没有得到彻底的清洗和灭菌，则容易引起卫生学风险和器械的腐蚀（图7-1～图7-4）。

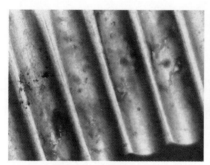

图 7-1　有机物残留

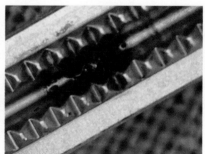

图 7-2　有机物残留

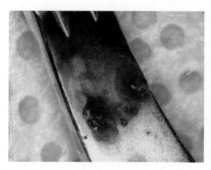

图 7-3　有机物残留＆表面腐蚀

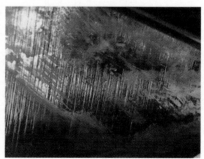

图 7-4　有机物残留＆摩擦

（二）化学残留

手术器械在清洗消毒过程中，因为所使用的化学试剂（清洗剂润滑油）漂洗不彻底或剂量超范围使用，而造成器械表面出现各种斑点状或片状的积层 / 变色层。这些残留在通过灭菌后可能会更加明显。

化学残留不仅影响器械的外观，还可能在器械表面存有导致腐蚀的碱性残留物或活化剂，从而在手术过程中因生物相容性的问题给患者带来风险（图 7-5、图 7-6）。

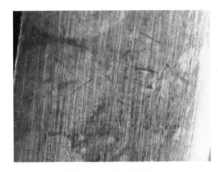 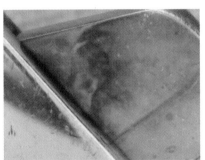

图 7-5 化学残留 　　　　　图 7-6 化学残留

（三）水渍沉积

手术室或供应室在清洗消毒手术器械过程中，所使用的水中钙、镁离子含量过高时，会在器械表面形成乳白色到浅灰色的斑点状、片状或龟鳞状的沉积物。

手术器械表面的水渍沉积物虽然会影响器械的外观，但通常不会影响到器械本身的性能和使用，也不会造成手术器械的腐蚀。可以使用一块不掉毛的纱布擦拭清除水渍沉积物。为避免水渍的产生，建议在手术器械清洗过程中使用软水或纯水（图 7-7、图 7-8）。

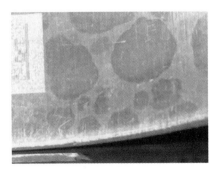 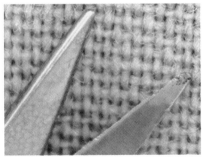

图 7-7 水渍沉积 　　　　　图 7-8 水渍沉积＆磨损

（四）硅酸盐变色

手术器械表面出现黄色到黄褐色，形状为斑点状、片状或水滴状的变色层通常是典型的硅酸盐变色。硅酸盐变色一般是由于清洗、消毒水中的硅酸盐含量过高，或水处理设备（离子交换器）发生了硅酸盐泄漏，或使用了含硅酸盐的消洗剂且漂洗不彻底，导致器械表面最后留有硅酸盐残留所造成的。

硅酸盐变色会影响器械的外观，并加大器械目视检查时的难度（难以与污染的器械鉴别区分），但通常不会影响到器械本身的性能和使用，也不会造成手术器械的腐蚀。硅酸盐所引起的变色一旦发生就很难用擦拭或普通清洗剂去除。因此，平时应以预防为主，并确保在手术器械清洗过程中使用无酸盐的软水或纯水（图 7-9、图 7-10）。

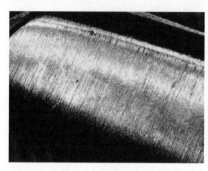 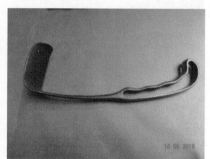

图 7-9　硅酸盐变色　　　　　　　　图 7-10　硅酸盐变色

（五）不锈钢氧化变色

手术器械的材料中如果含有高碳的铬钢（不锈钢的一种）成分，则该器械会因清洗消毒过程中使用的中和剂 / 除锈剂漂洗不彻底或剂量超范围使用，而造成器械表面形成闪亮的灰黑色到黑色的氧化铬变色层。实践证明，如果铬钢材料中碳的含量越高，则颜色变为灰黑色的速度就越快。

不锈钢氧化变色会影响器械的外观，并加大器械目视检查时的难度（难以与污染的器械鉴别区分），但通常不会影响到器械本身的性能和使用，反而会增强手术器械的抗腐蚀性。不锈钢氧化变色一旦发生就很难用擦拭或普通清洗剂去除（图 7-11、图 7-12）。

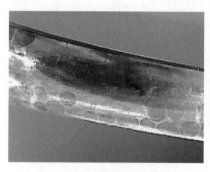 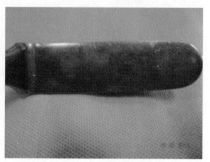

图 7-11　不锈钢氧化变色　　　　　　图 7-12　不锈钢氧化变色

（六）钛合金氧化变色

钛合金的手术器械会因为湿热或清洗剂的残留而形成颜色各异，斑点状或片状的氧化变色层。实践证明，钛合金手术器械的氧化变色几乎无法避免，因为这种材料在清洗消毒过程中会受到温度、清洗消毒剂、湿度等周围环境条件的影响，表层或多或少总会发生一些反应。

钛合金氧化变色会影响器械的外观，且难以与污染的器械鉴别区分，加大器械目视检查时的难度，但不会影响到器械本身的性能和使用，通常不需要进行任何处理（图7-13、图7-14）。

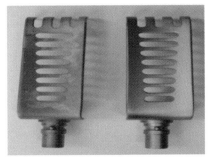
图 7-13　钛合金氧化变色

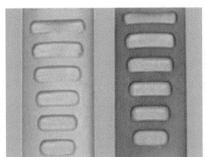
图 7-14　钛合金氧化变色

（七）镀铬层脱落

使用镀铬工艺生产的手术器械，在长时间使用后，镀铬层会因受到清洗消毒剂、高温蒸汽、超声清洗等周围环境条件影响而脱落，在器械表面形成棕色到黑色的氧化层。

镀铬层的脱落不仅会影响器械外观，使其难以与污染的器械鉴别区分，加大了器械目视检查时的难度，而且会逐步形成腐蚀，在影响手术器械的性能和寿命的同时还容易引起卫生学风险。如果镀铬层脱落发生在术中，则可能对患者造成潜在的生物相容性风险。手术器械一旦发生镀铬层脱落建议立即进行更换（图7-15、图7-16）。

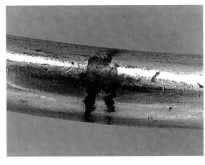
图 7-15　镀铬层脱落

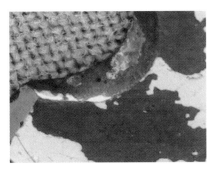
图 7-16　镀铬层脱落

二、腐蚀

金属（通常是铁）由于长期暴露在空气中所发生的氧化反应，或者是被水中的氧元素侵蚀而生成棕红色氧化物的过程，称作为腐蚀。

手术器械的原材料通常为不锈钢，不锈钢之所以"不锈"是因为其表面形成的一层极薄而坚固细密且稳定的氧化铬钝化层，防止氧原子的继续渗入、继续氧化，从而获得了抗腐蚀的能力。一旦有某种原因（通常是卤素），这种薄膜遭到不断地破坏，空气或液体中氧原子就会不断渗入与金属中铁原子结合并不断地析离出来，形成疏松的氧化铁，金属表面也就受到不断地腐蚀。

腐蚀严重的手术器械应立即停止使用，以保证手术患者和医护人员的安全。为了避免腐蚀传染，影响其他器械的正常使用，造成腐蚀的根源必须找到并清除。

手术器械的腐蚀通常有：表面腐蚀、外来腐蚀、摩擦腐蚀、点状腐蚀和应力裂纹腐蚀。

（一）表面腐蚀

1. 概念及主要原因 由于与湿气、冷凝水、血液残留物或酸性/碱性液体长时间接触，而造成手术器械表层开始出现红色到红棕色，斑点状或片状锈蚀的现象通常称为表面腐蚀。

2. 危害 表面腐蚀如不做合适的处理则会进一步发展成为点状腐蚀和应力裂纹腐蚀。

3. 处理原则 一般表面腐蚀的锈斑对材料的侵蚀不深，可以用特定的清洁剂和保养油给不锈钢除锈，或交由器械制造厂商及专业维修机构处理。一次性使用的手术器械如出现任何的表面腐蚀应立即停止使用并进行替换（图7-17、图7-18）。

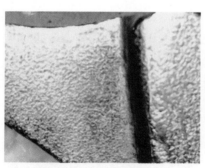 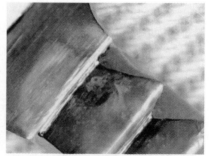

图 7-17　表面腐蚀　　　　　图 7-18　表面腐蚀

（二）外来腐蚀

1. 概念及主要原因 当生锈的器械或设备上的锈（疏松的氧化铁），通过各种途径接触到另一个没有生锈的器械表面时，凹凸不平、易吸收水分的氧化铁颗粒会在器械表面营造出一个潮湿的环境。不锈钢表面的氧化铬钝化层会因此受到破坏，从而使器械表面及内部开始形成新的腐蚀，这就是我们所说的"锈"的"传染"。

手术器械因"传染"到外来锈蚀而造成腐蚀的现象称为外来腐蚀。来源通常是含锈的水或含锈的蒸汽通过管道进入。也就是，如果手术包中有一把器械有锈蚀，那么整个手术包中的器械都可能产生外来腐蚀。或者如果蒸汽管道系统中有锈蚀，同样也会导致器械出现大批量外来腐蚀。

2. 危害外来腐蚀如不做合适的处理则会进一步发展成为点状腐蚀和应力裂纹腐蚀。如果手术包中有腐蚀严重的器械，那么整个手术包中的器械都可能产生外来腐蚀。如果蒸汽管道系统中有锈蚀，同样也会导致器械出现大批量的外来腐蚀。

3. 处理原则如果外来腐蚀尚不严重，可以用特定的清洁剂和保养油给不锈钢除锈，或交由器械制造厂商及专业维修机构处理。腐蚀严重的器械要及时从手术包中替换，蒸汽管道需定期检查和清洗（图 7-19、图 7-20）。

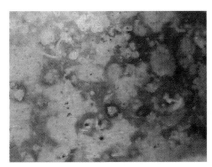 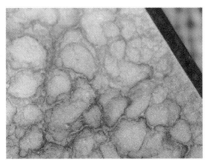

图 7-19 外来腐蚀　　　　　　　图 7-20 外来腐蚀

（三）摩擦腐蚀

1. 概念及主要原因手术器械的关节、匣式关节及滑动接触面的部位由于润滑不足或夹带杂物，导致其在使用活动时金属面与金属面直接相互摩擦，从而造成金属面的严重磨损并损坏表面钝化层。在这些脆弱易损的摩擦区域又非常容易积聚湿气或各类残留物（如血渍），从而逐渐形成红褐色的摩擦腐蚀。

手术器械的摩擦腐蚀通常是由于润滑不足所引起的，所以器械摩擦面经常性的润滑保养可以大幅降低摩擦腐蚀的发生概率。

2. 危害摩擦腐蚀如不做合适的处理则会进一步发展成为点状腐蚀和应力裂纹腐蚀，并严重影响器械的正常使用（如手术剪无法正常剪切）。

3. 处理原则初期的摩擦腐蚀可以通过定期的润滑保养得到控制，并不影响手术器械的使用。但严重的摩擦腐蚀需要进行专业的研磨或抛光处理才能继续使用（图 7-21、图 7-22）。

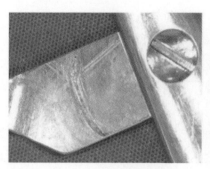
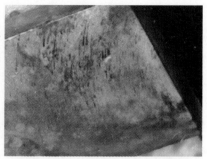

图 7-21 摩擦腐蚀　　　　　　　　图 7-22 表面腐蚀&摩擦腐蚀

（四）点状腐蚀

1. **概念及主要原因** 手术器械表面出现针孔状的黑色小洞，并且周围被红棕色的腐蚀物所包围，如图 7-23、图 7-24 所示。这些呈点状的腐蚀孔被称为点状腐蚀。

点状腐蚀通常是由于手术器械长期与生理盐水、自来水或血渍等含有氯化物的溶液接触而产生的。溶液中的氯离子能优先的、有选择地吸附在器械表面的钝化膜（氧化铬等）上，并把氧原子排挤掉，然后与钝化膜中的阳离子结合生成可溶性氯化物。最终导致不锈钢中的铁不断氧化，形成针孔状的点状腐蚀。

2. **危害** 点状腐蚀形成的空腔中易积聚血液、组织液的残留物，并易藏有细菌和细菌芽孢，因此存在卫生学的风险。点状腐蚀所形成的空腔会降低器械的金属机械强度，是手术器械发生应力裂纹和断裂的起点。

3. **处理原则** 存在点状腐蚀的器械无法完全修复和复原，因此考虑到卫生学的风险和安全性，点状腐蚀较严重的器械应该及时进行更换。产生点状腐蚀的原因也必须进行排查，以利于器械的资产保值。

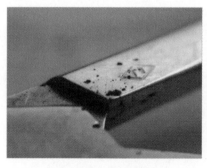
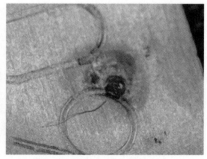

图 7-23 点状腐蚀　　　　　　　　图 7-24 点状腐蚀

（五）应力裂纹腐蚀

1. **概念及主要原因** 存在有腐蚀情况（通常为点状腐蚀）的手术器械因为施加应力的原因，在原有的腐蚀点处出现裂纹或断裂的情况，称为应力裂纹腐蚀。

应力裂纹腐蚀常见于器械的工作端、关节、匣式关节、螺纹和弹簧连接处。通常是因为器械的腐蚀（如点状腐蚀），造成金属材料强度的减弱，从而在应力的诱导下引发裂纹或断裂。

2. **危害** 应力裂纹腐蚀可能导致手术器械功能的完全丧失，并有可能造成术中器械残片的脱落，带来极大的手术风险。

3. **处理原则** 手术器械一旦出现应力裂纹腐蚀，则无法修复，必须立即更换，以避免在术中产生意外风险（图 7-25、图 7-26）。

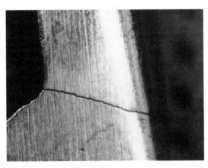
图 7-25 应力裂纹腐蚀

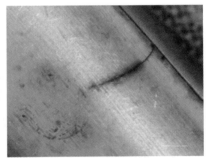
图 7-26 应力裂纹腐蚀

三、磨损和变形

（一）磨损

1. **概念及主要原因** 手术器械因为长期频繁地使用而造成工作端的正常损耗，或者是因为非正常使用（如组织剪长时间用于剪切敷料），造成器械工作端非正常损耗的情况称为手术器械的磨损。

2. **危害** 工作端磨损的手术器械会降低其在手术过程中的表现，增加患者的风险，因此建议及时进行维修或更换。手术器械长期非正常磨损将不利于器械的资产保值，建议及时排查根源。

3. **处理原则** 磨损的器械需要专业的厂商进行修复，更换不能修复的器械或没有价值的器械。器械的磨损通常是不可逆的，但选用优质材料的器械有利于延长器械正常使用的寿命（图 7-27、图 7-28）。

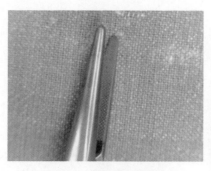 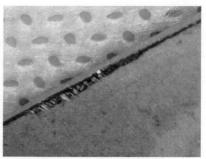

图 7-27 手术器械的磨损　　　　图 7-28 手术器械的磨损

（二）变形

1. **概念及主要原因**　手术器械在过度磨损或长期非正常使用的情况下，其功能端发生较严重的变形，从而使器械无法满足或达到临床设计需求。

2. **危害**　变形的器械已无法满足临床手术的需求，极大影响临床的手术表现。

3. **处理原则**　手术器械产生变形时，应立即进行保养和维修，如无法恢复正常功能应立即进行更换。手术包中变形且无法使用的器械应及时进行清理和更换，以避免不必要的工作和资源损耗（图 7-29、图 7-30）。

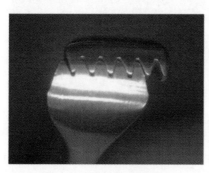 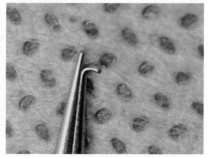

图 7-29 变形的手术器械　　　　图 7-30 变形的手术器械

四、临床使用中的操作不当

手术器械在临床使用和处理过程中，如果没有参照生产厂商的使用说明或国内外权威标准的指导正常、合理的操作，会导致器械工作端或其他关键部位非正常的磨损或损坏，并加速器械的老化过程，最后严重影响器械的使用寿命。因此，在临床上合理的使用和处理每一把手术器械，是保持和延长手术器械寿命和价值的另一关键所在。临床上常见的问题有：

（一）组织剪剪缝线、敷料和钢丝

组织剪刀设计用于剪切组织和血管，因此剪刀刃通常薄而利，如用于剪切缝线、敷料和钢丝则易造成剪刀刃口的磨损或变形。剪切缝线和敷料可用敷料剪或线剪，剪切钢丝可用钢丝剪（图 7-31）。

（二）无损伤镊拔缝针

无损伤镊通常是设计用于夹持人体组织和血管的，如用于夹持缝针会造成工作端的磨损和变形（图 7-32）。

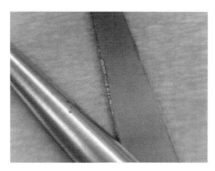 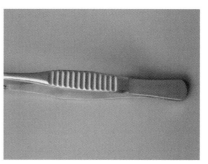

图 7-31 组织剪的非正常使用　　　　图 7-32 无损伤镊的非正常使用

（三）咬骨钳剪钢丝，拔钢钉

通常咬骨钳适用于骨科手术时咬剪和修正骨骼用，如用于剪钢丝，拔钢钉会造成工作端的磨损和变形（图 7-33）。

（四）器械未完全冷却的情况下直接使用

手术器械如果在高于常温（室温）的情况下直接使用，因为金属热胀冷缩的原因，会导致器械（尤其是带关节的）的接触面摩擦加剧，加速摩擦腐蚀的产生（图 7-34）。

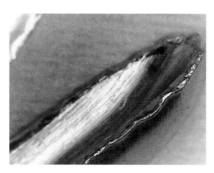 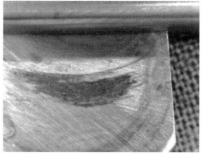

图 7-33 咬骨钳的非正常使用　　　　图 7-34 摩擦腐蚀加剧

（五）使用错误型号的持针器夹持缝针

持针器必须按照工作面齿纹的形状与相应的缝针配合使用，错误的匹配使用会造成持针器工作面的磨损甚至变形，断裂（图 7-35）。

（六）缠绕、粘贴胶带

手术器械临床使用过程中，为了实现快速区分等目的，偶尔会在器械手柄或指环处缠绕、粘贴胶带。当器械经过多次消毒灭菌后，残留的胶带会加速老化甚至固化。胶带内部则可能留有血液和组织液的残留物，因此存在器械腐蚀的风险和卫生学风险（图 7-36）。

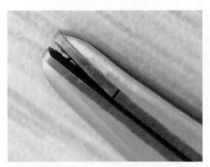 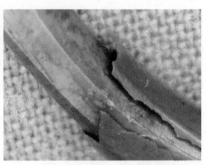

图 7-35　持针器的错误使用　　　　图 7-36　胶带对手术器械的危害

（七）将器械浸泡在生理盐水中

生理盐水含有高浓度的氯化钠，氯化物是造成不锈钢手术器械腐蚀最主要的因素之一，也是引起器械点状腐蚀的根源。因此临床使用过程中，应尽量避免手术器械与氯化钠溶液的长期接触（图 7-37）。

（八）用含氯制剂浸泡消毒手术器械

含氯消毒剂虽然可以杀灭各种微生物，但是同样会加速不锈钢手术器械的腐蚀。因此建议临床使用湿热消毒法代替含氯制剂浸泡消毒（图 7-38）。

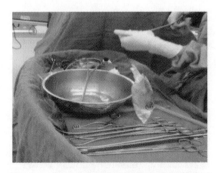

图 7-37　生理盐水浸泡和擦拭手术器械　图 7-38　不建议用于手术器械消毒的溶液

（九）使用不合格的材料进行维修

手术器械在维修过程中，如果不能使用生产厂商或专业维修机构指定的配件，可能会加速手术器械的腐蚀、磨损和变形（图 7-39）。

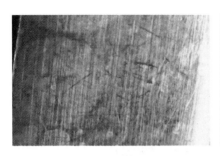
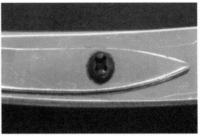

图 7-39　非专业的维修配件造成器械腐蚀

错误地使用金属刷或带研磨功能的清洁剂刷洗器械会破坏手术器械表面的钝化层，使手术器械极易形成腐蚀。因此，清洗手术器械时建议使用软毛刷刷洗（图 7-40）。

（十）不正确的除锈

不正确的使用除锈剂（频繁使用或浓度超范围），虽然可以短暂的去除手术器械表面的腐蚀，但对器械表面的钝化层也会造成严重的破坏，从而加速器械的腐蚀。也就是我们通常所见的"越除越锈"现象（图 7-41）。

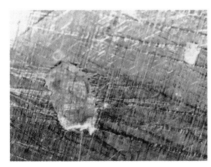
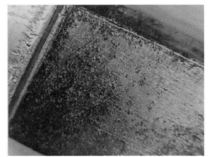

图 7-40　显微镜下手术器械
钝化层的破坏

图 7-41　频繁使用高浓度除锈剂后
产生的锈蚀

（十一）棘齿完全闭合的状态下进行灭菌

带棘齿的手术器械如持针器、血管钳等，在棘齿完全闭合的情况下，其关节部位（匣式关节）是应力（夹闭力）的集中点。在高温高压灭菌阶段，如果棘齿仍然完全闭合，则会因为金属"热胀冷缩"原理，关节部位承受的应力会成倍增加，并可能导致关节部位出现裂纹。因此，建议带齿扣的器械应在咬合一个齿扣的状态下进行灭菌（图 7-42）。

（十二）不正确的堆叠手术器械包

使用软性包装材料的器械包堆叠后，容易使下层器械（尤其是精细器械）因为受到重力和挤压的原因而造成不可逆的变形或包装破损。因此，使用软性包装材料的器械包在存储时建议单独平放，或者改用灭菌盒进行堆放（图 7-43）。

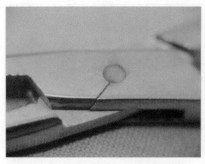 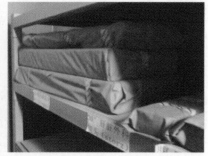

图 7-42　应力高度集中形成裂纹　　图 7-43　器械包堆叠容易造成器械变形

五、手术器械的日常检测及维护保养

（一）外科手术刀、刀柄

1. 日常重点检查部位（图 7-44）

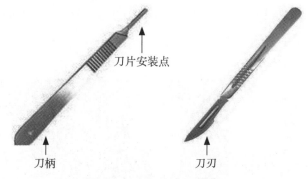

图 7-44　日常重点检查部位

2. 检查评估要点（表 7-1）

表 7-1　检查评估要点

重点检查部位	可能存在的问题	建议处理方式
刀片安装点	表面腐蚀、点状腐蚀	维修或更换
	磨损	维修或更换
	变形	维修或更换
刀刃	磨损	更换
	变形	更换
刀柄	点状腐蚀	更换

3. 功能测试方法

切割测试——手术刀

（1）测试

展开测试膜并施加轻微压力使手术刀划过测试膜。

器械应该可以很轻易地切开测试膜而不发生撕裂。

（2）结果

刀刃无需用力即可穿透测试膜。

测试切割面必须整齐。

在切割时测试膜不能粘在刀刃上。

4. **测试评估结论** 性能良好的手术刀其刀刃应无缺口、卷刃、裂纹等现象。刀刃应锋利，且具有良好弹性。刀柄外形的轮廓应清晰，不应有腐蚀、锋棱和毛刺等现象。

5. **日常保养方法** 手术刀、刀柄结构较为简单，无关节、螺钉等连接部位，因此如无腐蚀、变形等现象，除上述的功能检查外，日常不需刻意单独保养。

（二）外科手术剪刀

1. 日常重点检查部位（图 7-45）

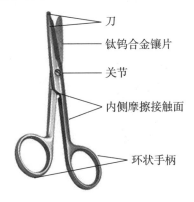

图 7-45 日常重点检查部位

2. **检查评估要点**（表 7-2）

表 7-2 检查评估要点

重点检查部位	可能存在的问题	建议处理方式
刀刃	应力裂纹腐蚀	更换
	磨损	维修或更换
	变形	更换
钛钨合金镶片	外来腐蚀	保养和维修
	磨损	维修或更换
关节	应力裂纹腐蚀	更换
	螺钉松动	维修

续表

重点检查部位	可能存在的问题	建议处理方式
内侧摩擦接触面	摩擦腐蚀	保养、维修或更换
环状手柄	外来腐蚀	保养和维修
	点状腐蚀	更换

3. 功能测试方法

（1）切割测试——手术剪

1）测试：使用手术剪剪切测试材料，剪刀应垂直于测试材料，在环状手柄上不施加任何侧向压力（图7-46）。

2）结果：剪刀必须完整切到材料末端，测试切割面必须平整，剪刀闭合后不能有材料的拖拽（图7-47）。

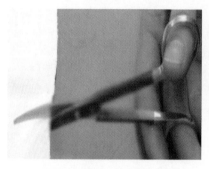 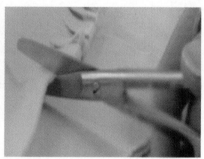

图 7-46   图 7-47

（2）闭合下落测试——手术剪

1）测试：打开剪刀，呈90°交叉，然后松手，自然下落（图7-48）。

2）结果：剪刀刀片应接触并在刀片长度三分之一处停止，大约三分之二仍处于打开状态（图7-49）。

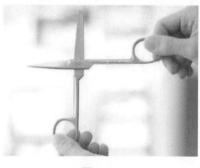 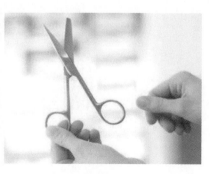

图 7-48   图 7-49

4. **测试评估结论** 手术剪的螺钉应牢固的固定，当闭合或打开时螺钉不应松动。剪刀刃口不应有明显变形、裂纹现象，在闭合或打开时不应有咬口或卡住。剪刀开闭应灵活，刀口接触点在不小于距头端三分之二刃口的长度处。剪刀剪切应顺畅，测试材料切边应整齐，不应有撕裂、拖拽现象。

5. **日常保养方法** 用保养油润滑手术剪的关节部位（图7-50）。

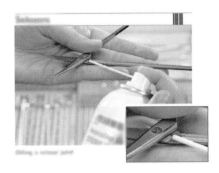

图 7-50 手术剪的保养

（三）外科显微剪刀

1. 日常重点检查部位（图7-51）

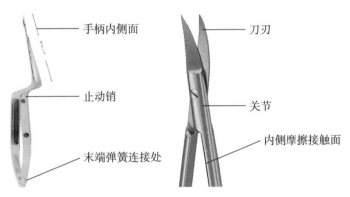

手柄内侧面

止动销

末端弹簧连接处

刀刃

关节

内侧摩擦接触面

图 7-51 日常重点检查部位

2. 检查评估要点（表7-3）

表 7-3 检查评估要点

重点检查部位	可能存在的问题	建议处理方式
刀刃	应力裂纹腐蚀	更换
	磨损	维修或更换
	变形	更换
关节	应力裂纹腐蚀	更换
	螺钉松动	维修
内侧摩擦接触面	摩擦腐蚀	保养、维修或更换
止动销	松动、缺失、变形	更换
末端弹簧连接处	应力裂纹腐蚀	更换

3. 功能测试方法

切割测试——显微剪刀

（1）测试：展开测试材料，用显微剪刀剪切时不施加侧向压力，也不拉扯材料。

（2）结果：测试材料被切断部分必须到剪刀头端，剪刀闭合后不能有材料的拖拽。

4. 测试评估结论 显微剪刀螺钉的固定应牢固，当闭合或打开时螺钉不应松动。剪刀刃口不应有明显变形、裂纹，在闭合或打开时不应有咬口或卡住现象。剪刀开闭应灵活，末端弹簧处不应有变形或裂纹。剪刀剪切应顺畅，测试材料切边应整齐，不应有拖拽现象。

5. 日常保养方法 用保养油润滑显微剪刀的关键部位。

建议使用"器械固定系统"对显微器械进行固定，并使用坚固的灭菌盒进行打包装载，以确保器械在处理、运输过程中不因意外的碰撞、挤压而变形。

（四）医用镊

1. 日常重点检查部位（图7-52）

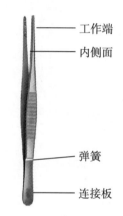

图 7-52 日常重点检查部位

2. 检查评估要点（表7-4）

表 7-4 检查评估要点

重点检查部位	可能存在的问题	建议处理方式
工作端	表面腐蚀	保养和维修
	磨损	维修或更换
	变形	更换
	应力裂纹腐蚀	更换
内侧面	表面腐蚀	维修
弹簧	点状腐蚀、变形	更换
连接板	点状腐蚀、应力裂纹腐蚀	更换

3. 功能测试方法

夹闭测试——医用镊

（1）带锯齿组织镊：工作端夹闭时应弹性良好，从顶端到锯齿侧边至少三分之二的部分关闭。对于带有纵向或横向锯齿的组织镊，两边锯齿应互相咬合，无锯齿。

（2）有齿镊：工作端夹闭时应弹性良好，从顶端到锯齿侧边至少三分之二的部分关闭。头端鼠齿不能起钩或缺失，且必须尖锐，齿形一致。两边锯齿应互相咬合，无错齿。

（3）钛钨合金镶片镊：工作端夹闭时应弹性良好，从顶端到整个夹闭长度范围无缝隙，两边的钛钨合金镶片必须相互咬合工整不能存在开放部位，以防止夹持缝针时发生滚针现象。

（4）无损伤镊：工作端夹闭时应弹性良好，从顶端到整个咬合面应完全闭合。通过目视和触摸检查确定无损伤齿面无毛刺和缺损。当工作端闭合时，不能存在开放部位或移动。

4. 测试评估结论

医用镊整体应对称，外表面光滑，无毛刺、裂纹等缺陷。镊子的头端如有齿，则齿形应清晰完整，不应有缺齿和毛刺。镊子应有良好的弹性，两片金属连接牢固，无裂纹。镊子如有定位销应固定牢固，无松动现象。

5. 日常保养方法

医用镊结构较为简单，无关节、螺钉等连接部位，因此如无腐蚀、变形等现象，除上述的功能检测外，日常不需刻意单独保养。

（五）血管钳、阻断钳和布巾钳

1. 日常重点检查部位（图 7-53）

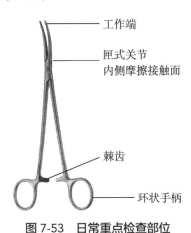

工作端

匣式关节
内侧摩擦接触面

棘齿

环状手柄

图 7-53　日常重点检查部位

2. 检查评估要点（表7-5）

表 7-5　检查评估要点

重点检查部位	可能存在的问题	建议处理方式
工作端	有机物残留	清洗,超声清洗
	表面腐蚀	维修
	磨损	维修或更换
	变形	更换
匣式关节	应力裂纹腐蚀	更换
内侧摩擦接触面	摩擦腐蚀	维修或更换
棘齿	磨损	更换
环状手柄	点状腐蚀	更换

3. 功能检测方法

（1）夹闭性能检测

1）测试：对于工作端带有锯齿的血管钳，完全夹闭时，整个咬合面应完全闭合，无错齿。止血钳手柄应有良好的弹性，棘齿咬合完整牢固。

2）结果：晃动及闭合。

（2）下落测试——血管钳（图7-54）

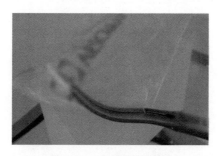

图 7-54　血管钳的测试

1）测试（图7-55）

打开血管钳，呈45°分叉，同时握住血管钳的两个手柄，并上下晃动。

打开血管钳，呈45°分叉，然后松手，自然下落。

2）结果（图7-56）

血管钳晃动测试时，血管钳匣式不能有上下摇摆的现象。

血管钳的手柄应该在任何位置并在外力作用下平滑的移动。

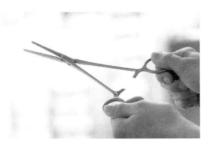
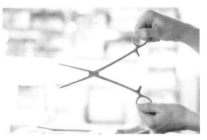

图 7-55 血管钳的晃动测试　　　　图 7-56 血管钳的闭合下落测试

（3）夹闭性能测试——无损伤阻断钳

1）测试：使用无损伤阻断钳完整夹闭测试纸，并维持 3 秒钟以上的时间（图 7-57）。

2）结果：打开阻断钳，在测试纸上可以看见清晰的齿印。对光检查测试纸。测试纸上不能出现任何的孔洞（图 7-58）。

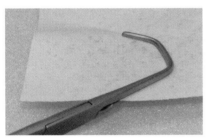
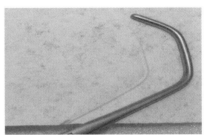

图 7-57 夹闭性能测试　　　　图 7-58 测试纸上的齿印

4. **测试评估结论**　钳子表面无毛刺、腐蚀和裂纹。工作端要和完整，无缺齿、错齿现象。匣式关节部位无应力裂纹和摩擦腐蚀。手柄端棘齿咬合完整牢固。

5. **日常保养方法**　用保养油润滑钳子的匣式关节部位（图 7-59）。

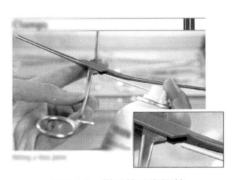

图 7-59 钳子的日常保养

（六）持针器

1. 日常重点检查部位（图 7-60）

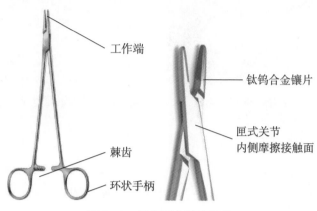

图 7-60　日常重点检查部位

2. 检查评估要点（表 7-6）

表 7-6　检查评估要点

重点检查部位	可能存在的问题	建议处理方式
工作端	磨损	维修或更换
	变形	更换
钛钨合金镶片	磨损	更换
	应力裂纹腐蚀	更换
匣式关节	应力裂纹腐蚀	更换
内侧摩擦接触面	摩擦腐蚀	保养、维修或更换
棘齿	磨损	更换
环状手柄	点状腐蚀	更换

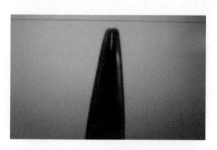

图 7-61　持针器的夹闭性能测试

3. 功能测试方法

（1）夹闭性能测试——持针器

1）测试：缓慢夹闭持针器，从棘齿接触直至咬合到最后一个齿扣。

2）结果：持针器工作端开始接触时，棘齿也开始接触。齿扣完全咬合时，头端至少 2/3 闭合（图 7-61）。

（2）晃动及闭合下落测试

1）测试

打开持针器，呈45°交叉，同时握住持针器的两个手柄，并上下晃动。

打开持针器，呈45°交叉，然后松手，自然下落。

2）结果

持针器晃动测试时，持针器匣式关节部位不能有上下摇摆的现象。

持针器的手柄应该在任何位置都可以停留，并在外力作用下平滑的移动（图7-62）。

4. **测试评估结论**　持针器表面无毛刺、腐蚀和裂纹。工作端咬合完整，无错齿、应力裂纹现象。匣式关节部位无应力裂纹和摩擦腐蚀。手柄端棘齿咬合完整牢固。

5. **日常保养方法**　用保养油润滑持针器的匣式关节部位（图7-63）。

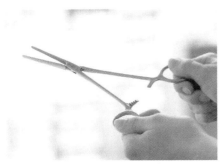

图 7-62　持针器的晃动及闭合下落试验

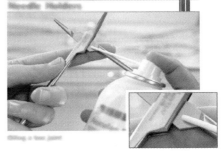

图 7-63　持针器的日常保养

（七）显微持针器

1. 日常重点检查部位（图7-64）

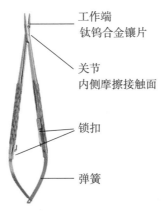

图 7-64　日常重点检查部位

工作端
钛钨合金镶片

关节
内侧摩擦接触面

锁扣

弹簧

2. **检查评估要点**（表 7-7）

表 7-7　检查评估要点

重点检查部位	可能存在的问题	建议处理方式
工作端	磨损	维修或更换
	变形	更换
钛钨合金镶片	磨损	更换
	应力裂纹腐蚀	更换
关节	应力裂纹腐蚀	更换
内侧摩擦接触面	摩擦腐蚀	保养、维修或更换
锁扣	外来腐蚀	保养或更换
弹簧	应力裂纹腐蚀	更换

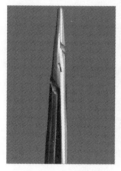
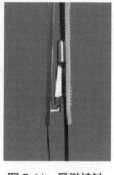

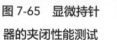

图 7-65　显微持针器的夹闭性能测试　　图 7-66　显微持针器的夹闭性能测试

3. **功能测试方法**

夹闭性能测试——显微持针器

（1）测试：缓慢夹闭持针器，直至工作端完全闭合（图 7-65）。

（2）结果：持针器工作端应完全闭合无任何缝隙，锁扣完全咬合，无松动和滑齿现象（图 7-66）。

4. **测试评估结论**　显微持针器表面无毛刺、腐蚀和裂纹。工作端咬合完整，无错齿、应力裂纹现象。关节部位无应力裂纹和摩擦腐蚀。锁扣部位无腐蚀，扣合牢固无松脱。末端弹簧处不应有变形或裂纹。

5. **日常保养方法**　用保养油润滑显微持针器关节部位（图 7-67）。

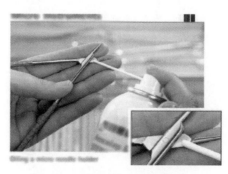

图 7-67　显微持针器的日常保养

（八）拉钩

1. 日常重点检查部位（图7-68）

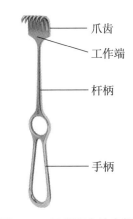

图 7-68 日常重点检查部位

2. 检查评估要点（表7-8）

表 7-8 检查评估要点

重点检查部位	可能存在的问题	建议处理方式
爪齿	磨损	维修或更换
	变形	更换
工作端	有机物残留	清洗
	表面腐蚀	维修
杆柄	点状腐蚀	更换
	变形	更换
手柄	点状腐蚀	更换

3. 功能测试方法

目视检测——拉钩

（1）测试：目视检测拉钩的工作端和爪齿。

（2）结果：锋利的爪齿仍然保持锋利。每个爪齿都无腐蚀、变形和磨损。

4. 测试评估结论 拉钩表面无毛刺、腐蚀。工作端爪齿无腐蚀、磨损和变形。杆柄和手柄处无明显的点状腐蚀。

5. 日常保养方法 拉钩结构较为简单，无关节、螺钉等连接部位，因此如无腐蚀、变形等现象，除上述的功能检测外，日常无需刻意单独保养。

（九）自动牵开器

1. 日常重点检查部位（图 7-69）

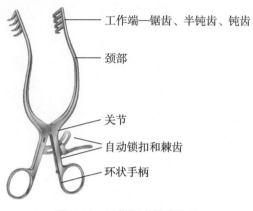

工作端—锯齿、半钝齿、钝齿

颈部

关节

自动锁扣和棘齿

环状手柄

图 7-69 日常重点检查部位

2. 检查评估要点（表 7-9）

表 7-9 检查评估要点

重点检查部位	可能存在的问题	建议处理方式
工作端	有机物残留	清洗或超声清洗
	表面腐蚀	维修
	磨损	维修或更换
	变形	更换
颈部	点状腐蚀	更换
关节	应力裂纹腐蚀	更换
自动锁扣和棘齿	磨损	维修或更换
	变形	更换
环状手柄	点状腐蚀	更换

3. 功能测试方法

（1）手工测试——自动牵开器

1）测试：通过功能测试检查小齿轮、螺纹杆和平头螺（图 7-70）。

2）结果：每个位置都必须能平滑的移动和牢固的定位。

（2）工作端关节的测试

1）测试：通过功能测试检查工作端的关节（图 7-71）。

2）结果：既能平滑的移动，又能保持在任何位置不松动。

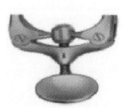

**图 7-70 自动牵开器
的手工测试**

（3）关节连接部位的测试

1）测试：通过功能测试检查关节连接部位（图7-72）。

2）结果：既能保持较紧状态，但又不是被完全的锁死，并能保证平滑的运动。

（4）螺钉与螺帽的连接测试

1）测试：通过功能测试检查螺钉与螺帽的连接（图7-73）。

2）结果：能平滑的转动，没有晃动的现象。

（5）锁眼固定装置的测试

1）测试：通过功能测试检查锁眼固定装置（图7-74）。

2）结果：既可牢固的锁定拉钩片，又可在必要时轻松拧开。

4. **测试评估结论** 自动牵开器外形应光滑、对称，叶片长度一致，表面无裂纹、毛刺和变形现象。牵开器的调节螺钉和关节部位可平滑的运动，并提供牢固的定位。

5. **日常保养方法** 用保养油润滑自动牵开器的关节部位。

（十）骨剪 & 咬骨钳

1. 日常重点检查部位（图7-75）

图7-71 工作端关节的测试

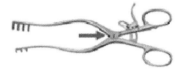

图7-72 关节连接部位的测试

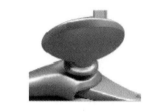

图7-73 螺钉与螺帽的连接测试

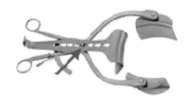

图7-74 锁眼固定装置的测试

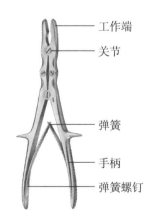

工作端

关节

弹簧

手柄

弹簧螺钉

图7-75 日常重点检查部位

2. 检查评估要点（表 7-10）

表 7-10 检查评估要点

重点检查部位	可能存在的问题	建议处理方式
工作端	有机物残留	清洗或超声清洗
	表面腐蚀	维修
	磨损	维修或更换
	变形	更换
关节	螺钉松动	维修
	摩擦腐蚀	保养、维修或更换
	应力裂纹腐蚀	更换
弹簧	变形	更换
手柄	点状腐蚀	更换
弹簧螺钉	螺钉松动	维修
	表面腐蚀	维修
	应力裂纹腐蚀	更换

3. 功能测试方法

（1）剪切测试——咬骨钳（图 7-76）

1）测试：咬骨钳连续剪切测试硬纸板三次。

2）结果：每次都能将硬纸板完整的剪切下来硬纸板切面必须平整光滑。

（2）剪切测试——骨剪（图 7-77）

1）测试：骨剪连续剪切测试硬纸板三次。

2）结果：每次都能将硬纸板完整的剪开硬纸板切面必须平滑工整。

（3）咬合性能测试——咬骨钳（图 7-78）

1）测试：将咬骨钳完全咬合。

2）结果：咬骨钳工作端上下刃口必须完全咬合且无错位。

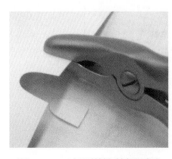

图 7-76 咬骨钳的剪切测试

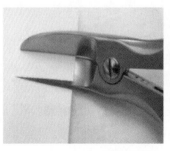

图 7-77 骨剪的剪切测试

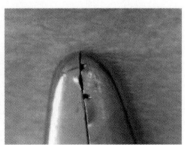

图 7-78 咬骨钳的咬合性能测试

（4）晃动测试——多关节咬骨钳 & 骨剪（图 7-79）

1）测试：握紧器械的手柄和工作端，随后上下晃动器械的工作端。

2）结果：器械的工作端和关节处不应出现晃动现象。

4. 测试评估结论 咬骨钳和骨剪外形应光滑，刃口应锋利，无变形、卷刃等现象。工作端咬合时应相互吻合，无错位现象。关节处的螺钉无松动或应力裂纹现象。

5. 日常保养方法 用保养油润滑咬骨钳和骨剪各处的关节（图 7-80）。

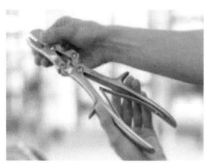

图 7-79 晃动试验　　　图 7-80 骨钳和骨剪的日常保养

（十一）椎板咬骨钳 & 髓核钳

1. 日常重点检查部位（图 7-81）

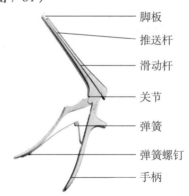

脚板
推送杆
滑动杆
关节
弹簧
弹簧螺钉
手柄

图 7-81 日常重点检查部位

2. **检查评估要点**（表 7-11）

表 7-11 检查评估要点

重点检查部位	可能存在的问题	建议处理方式
脚板	磨损	维修或更换
	变形	更换
推送杆	有机物残留	清洗或超声清洗

续表

重点检查部位	可能存在的问题	建议处理方式
滑动杆	有机物残留	清洗或超声清洗
关节连接处—螺钉	螺钉松动	维修
	摩擦腐蚀	保养、维修或更换
	应力裂纹腐蚀	更换
弹簧	变形	更换
弹簧螺钉	螺钉松动	维修
	表面腐蚀	维修
	应力裂纹腐蚀	更换
手柄	点状腐蚀	更换

3. 功能测试方法

（1）剪切测试——椎板咬骨钳

1）测试：将椎板咬骨钳连续咬合剪切测试板三次（图 7-82）。

2）结果：每次都能将硬纸板完整的咬合剪切下来硬纸板切面必须平滑工整（图 7-83）。

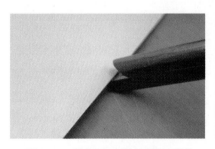 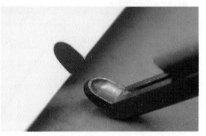

图 7-82　椎板咬骨钳的剪切测试　　　　图 7-83　椎板咬骨钳的剪切测试

（2）咬合剪切测试——髓核钳

1）测试：将髓核钳完整咬合住测试塑胶软管，然后轻轻拉动塑胶软管（图 7-84）。

2）结果：塑胶软管必须被完全的切断（图 7-85）。

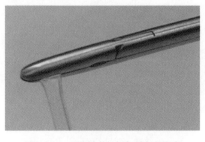 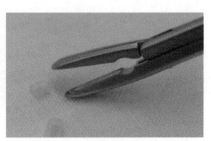

图 7-84　髓核钳咬合剪切测试　　　　图 7-85　髓核钳咬合剪切测试

4. **测试评估结论** 椎板咬骨钳和髓核钳外形应光滑，工作端咬合时应相互咬合，无错位、变形等现象。椎板咬骨钳滑动杆运动时应平滑，清晰。关节处的螺钉无松动或应力裂纹，弹簧无变形或腐蚀。

5. **日常保养方法** 用保养油润滑椎板咬骨钳的（可拆卸）关节（图 7-86）。用保养油润滑椎板咬骨钳的滑动杆接触面（图 7-87）。

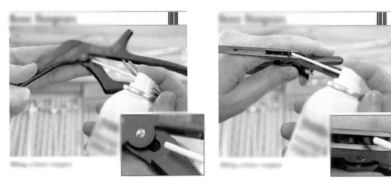

图 7-86 椎板咬骨钳关节的日常保养　图 7-87 椎板咬骨钳滑动杆的日常保养

（十二）骨刀，骨凿，骨刮

1. **日常重点检查部位**（图 7-88）

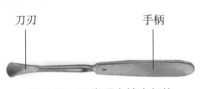

图 7-88 日常重点检查部位

2. **检查评估要点**（表 7-12）

表 7-12 检查评估要点

重点检查部位	可能存在的问题	建议处理方式
刀刃	磨损	维修或更换
	变形	更换
手柄	表面腐蚀	维修
移动	点状腐蚀	更换

3. **功能测试方式**

切割测试——骨凿、骨刀

（1）测试：以大约 45° 的夹角将骨凿与亚克力材质的测试棒接触，随后施加轻微的推

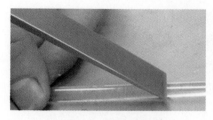

图 7-89　骨凿切割测试

力，使骨凿在测试棒表面移动（图 7-89 ）。

（2）结果：反复的移动过程中，骨凿不应完全在测试棒表面打滑（应有少量碎屑刮出）。

4. **测试评估结论**　骨凿、骨刀或骨刮表面无毛刺、腐蚀，工作端刃口无磨损和变形。杆柄和手柄处无明显的点状腐蚀。

5. **日常保养方法**　骨凿、骨刀或骨刮结构较为简单，无关节、螺钉等连接部位，因此如无腐蚀、变形等现象，除上述的功能检测外，日常无需刻意单独保养。

（十三）手术锤

1. **日常重点检查部位**（图 7-90 ）

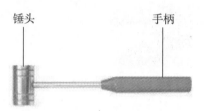

锤头　　　　　　　　手柄

图 7-90　日常重点检查部位

2. **检查评估要点**（表 7-13 ）

表 7-13　检查评估要点

重点检查部位	可能存在的问题	建议处理方式
锤头	磨损	维修或更换
	变形	更换
	点状腐蚀	更换
手柄	点状腐蚀	更换

3. **功能测试方法**

手术锤的测试

（1）测试：摇动手术锤；目视检查手术锤锤头接触面是否出现毛刺。

（2）结果：在摇动测试时不应该听到有松散部位的声音。锤头接触面不应出现毛刺。

4. **测试评估结论**　手术锤表面无毛刺、腐蚀，锤头无磨损和变形。手柄处无明显的点状腐蚀。

5. **日常保养方法**　手术锤结构较为简单，无关节、螺钉等连接部位，因此如无腐蚀、变形等现象，除上述的功能检测外，日常无需刻意单独保养。

（席英华）

第八章

医院 CSSD 相关医疗器械

学习目的

1. 掌握各类消毒灭菌器械的种类及特点。
2. 熟悉各类无源及有源专科手术器械的名称、分类、功能及使用注意事项。
3. 熟悉手术器械制造常用材质。
4. 了解手术器械制造工艺简介及表面处理工艺。

学习要点

1. 各类消毒灭菌器械的种类及特点。
2. 无源及有源专科手术器械的名称、分类、功能及使用注意事项。
3. 手术器械制造常用材质。
4. 常见的诊察及监护器械。

本章概述

本章节重点探讨与医院消毒供应中心相关的医疗器械，即为可重复使用的诊疗器械、器具及物品等；一次性的手术器械、器具、物品归类为一次性医疗器械，按照国家相关规定规范一次性使用和管理。

本章节规范描述了可重复使用的手术器械、器具及物品的名称、分类、功能及相关注意事项，指导手术室护士和消毒供应中心护士使用、维护保养中应关注的内容，减少诊疗操作过程中因器械带来的风险，并尽可能延长诊疗器械使用寿命。

第一节　手术器械制造工艺简介

一、手术器械制造常用材质

（一）材料种类

医疗器械常用的材质包括：PPSU、ABS 树脂、PP（聚丙烯）、不锈钢以及碳钢、钛合金等。

（二）不同材料的优势

1. 聚亚苯基砜树脂（polyphenylenesulfoneresins，PPSU）是一种无定形的热性塑料具有高度、透明性、高水解稳定性。制品可以经受重复的蒸汽消毒。

该种材料刚性和韧性好，耐温、耐热氧化，抗蠕变性能优良，耐无机酸、碱、盐溶液的腐蚀，耐离子辐射，无毒，绝缘性和自熄性好，容易成型加工，适于制作耐热件、绝缘件、减磨耐磨件、仪器仪表零件及医疗器械零件，聚芳砜适于制作低温工作零件。我国的聚砜树脂主要应用于医疗器械、食品加工机械、电子仪表和纺织。

2. ABS（acrylonitrile butadiene styrene）树脂是指丙烯腈 - 丁二烯 - 苯乙烯共聚物，是一种强度高、韧性好、易于加工成型的热塑型高分子材料。用于制备仪表、电气、电器、机械等各种零件。

该种材料是五大合成树脂之一，树脂是一种强度高、韧性好、易于加工成型的热塑型高分子材料，是丙烯腈 - 苯乙烯 - 丁二烯共聚物。因为其强度高、耐腐蚀、耐高温，所以常被用于制造仪器的塑料外壳。

3. 聚丙烯（polypropylene，PP）无毒、无味，密度小，强度、刚度、硬度耐热性均优于低压聚乙烯，可在 100℃左右使用。具有良好的介电性能和高频绝缘性且不受湿度影响，但低温时变脆、不耐磨、易老化。本材料具有许多优良特性：

（1）相对密度小，仅为 0.89 ~ 0.91，是塑料中最轻的品种之一。

（2）良好的力学性能，除耐冲击性外，其他力学性能均比聚乙烯好，成型加工性能好。

（3）具有较高的耐热性，连续使用温度可达 110 ~ 120℃。

（4）化学性能好，几乎不吸水，与绝大多数化学药品不反应。

（5）质地纯净，无毒性。

（6）电绝缘性好。

（7）聚丙烯制品的透明性比高密度聚乙烯制品的透明性好。

4. **不锈钢**　不锈钢通俗地说，不锈钢就是不容易生锈的钢，实际上一部分不锈钢，既有不锈性，又有耐酸性（耐蚀性）。不锈钢的不锈性和耐蚀性是由于其表面上富铬氧化膜（钝化膜）的形成。这种不锈性和耐蚀性是相对的。试验表明，钢在大气、水等弱介质中和硝酸等氧化性介质中，其耐蚀性随钢中铬含量的增加而提高，当铬含量达到一定的百分比时，钢的耐蚀性发生突变，即从易生锈到不易生锈，从不耐蚀到耐腐蚀。其分类为：

按室温下的组织结构分类，有马氏体型、奥氏体型、铁素体和双相不锈钢。

按主要化学成分分类，基本上可分为铬不锈钢和铬镍不锈钢两大系统。

按用途分则有耐硝酸不锈钢、耐硫酸不锈钢、耐海水不锈钢等。

按耐蚀类型可分为耐点蚀不锈钢、耐应力腐蚀不锈钢、耐晶间腐蚀不锈钢等。

按功能特点分类又可分为无磁不锈钢、易切削不锈钢、低温不锈钢、高强度不锈钢等。

5. **碳钢** 碳钢，也叫碳素钢，是钢材的一种。主要指碳的质量分数小于 2.11% 而不含有特意加入的合金元素的钢。碳钢除含碳外一般还含有少量的硅、锰、硫、磷。

6. **钛合金** 钛是 20 世纪 50 年代发展起来的一种重要的结构金属，钛合金因具有强度高、耐蚀性好、耐热性高等特点而被广泛用于各个领域。世界上已研制出的钛合金有数百种，最著名的合金有 20～30 种，如 Ti-6Al-4V、Ti-5Al-2.5Sn、Ti-2Al-2.5Zr、Ti-32Mo、Ti-Mo-Ni、Ti-Pd、SP-700、Ti-6242、Ti-10-5-3、Ti-1023、BT9、BT20、IMI829、IMI834 等。

钛合金主要用于制作飞机发动机压气机部件，其次为火箭、导弹和高速飞机的结构件。

钛是一种新型金属，钛的性能与所含碳、氮、氢、氧等杂质含量有关，最纯的碘化钛杂质含量不超过 0.1%，但其强度低、塑性高。钛无毒、质轻、强度高且具有优良的生物相容性，是非常理想的医用金属材料，可用作植入人体的植入物等。

二、手术器械表面处理工艺

（一）表面钝化工艺

手术器械表面钝化是使金属表面转化为不易被氧化的状态，而延缓金属的腐蚀速度的方法。另外，一种活性金属或合金，其中化学活性大大降低，而成为贵金属状态的现象，也叫钝化。

钝化原理是钝化是由于金属与氧化性物质作用，作用时在金属表面生成一种非常薄的、致密的、覆盖性能良好的、牢固地吸附在金属表面上的钝化膜。这层膜成独立相存在，通常是氧化金属的化合物。它起着把金属与腐蚀介质完全隔开的作用，防止金属与腐蚀介质接触，从而使金属基本停止溶解形成钝态达到防腐蚀的作用。

钝化优点一方面与传统的物理封闭法相比，钝化处理后具绝对不增加工件厚度和改变颜色的特点、提高了产品的精密度和附加值，使操作更方便；另一方面由于钝化的过程属于无反应状态进行，钝化剂可反复添加使用，因此寿命更长、成本更经济；再一方面钝化促使金属表面形成的氧分子结构钝化膜、膜层致密、性能稳定，并且在空气中同时具有自行修复作用，因此与传统的涂防锈油的方法相比，钝化形成的钝化膜更稳定、更具耐蚀性。

（二）表面电镀（镀铬）

表面电镀（electroplating）就是利用电解原理在某些金属表面上镀上一薄层其他金属或合金的过程，是利用电解作用使金属或其他材料制件的表面附着一层金属膜的工艺从而起到防止金属氧化（如锈蚀），提高耐磨性、导电性、反光性、抗腐蚀性（硫酸铜等）及增进美观等作用。不少硬币的外层亦为电镀。

手术器械表面镀铬节省成本、高镀速、高耐磨、高抗腐蚀性能。不但可提高电流效率，更可增强耐磨和抗腐蚀性能。适用于任何镀硬铬处理，包括；微裂纹铬，乳白铬，也可用于光亮铬等。质量好、工艺稳定、生产效率高、节约能源、经济效益显著。

（三）无镀层表面喷砂处理

表面喷砂处理，又名喷丸、打砂，指的是对机械工件的表面进行清理、除锈的工序。喷砂还能用于清除毛刺，处理铸件，以及产生装饰性表面。它的原理是利用高速砂流的冲击来清理，粗化工件表面，从而使材料表面的机械性能得到改善，提高了工件的抗疲劳性，并且增强工件表面涂料的附着性。

精密喷砂工艺使得产品表面均匀细腻有光泽，表面粗糙度在 0.8μm 以下，外观呈现暗光的状态，在无影灯下不反光，不会给医生产生视觉疲劳。

（席英华）

第二节　无源专科手术器械

根据无源医疗器械的定义及分类，本节重点描述在无源医疗器械中，与医院消毒供应中心相关的无源手术器械，包括：可重复使用手术器械、植入器械、避孕和计划生育器械等。

无源手术器械根据使用特点及功能分为：基础手术器械和专科手术器械。

基础手术器械是应用于各个临床科别通用、常规的医疗器械。

专科手术器械是应用于某个临床科别的手术器械。主要有神经外科手术器械、显微外科手术器械、矫形外科（骨科）手术器械、胸腔心血管外科手术器械、腹部肝胆外科手术器械、泌尿外科手术器械、肛肠外科手术器械、妇产科（计划生育）手术器械、眼科手术器械、耳鼻咽喉科手术器械、口腔科手术器械、腔镜手术器械、机器人手术器械等。

一、基础外科手术器械

（一）基础外科手术器械适用范围及功能介绍

1. **适用范围**　基础器械适用于各类手术，也为各类手术所必需。

2. **功能**　可从手术过程来理解基础器械功能：外科手术就是通过对人体组织进行"破

坏和重建"来达到治疗疾病的目的,所以手术器械自然就包括了夹持人体组织的器械如组织钳、组织镊;进行破坏的器械如手术刀、手术剪等;为了防止在破坏过程中发生出血而使用的器械如止血钳、结扎线等;进行重建的手术器械如各类缝针、缝线;还有一类手术器械是为了提供宽敞、干净的手术视野,确保手术顺利进行如各种拉钩、牵开器、吸引器等。

(二)常见基础外科手术器械

基础外科手术器械根据用途可分为:手术刀类、医用剪刀类、钳类、镊类、拉钩类、吸引器头类等;根据其形状、性质、大小、细致差别,在用途分类下,又衍生出各种器械进一步分类,一般通过器械名称进行区别和确认。各类常见的基础外科手术器械介绍如下。

1. **手术刀类器械** 手术刀类用于手术时切割皮肤、肌肉、肌腱、组织、器官等。临床常见可重复使用手术刀及一次性使用手术刀。可重复使用手术刀分为刀片和刀柄两部分。刀片为一次性使用,手术中按照锐利器械规范管理,应采用无触式传递,使用后按照医疗损伤性废物进行处置,避免职业暴露;刀柄可重复使用。一把好的手术刀,在熟练的医生使用时,只用一定的手指压力,就能切入恰好需要的深度或厚度。如果刀的质量差,就会增加患者不必要的痛苦。因此,我们必须很好地掌握各种类型外科手术刀的特征,以及鉴定它们质量好坏。

(1)一次性手术刀片:安装在手术刀柄上,用于切割软组织。根据手术刀片用途进行形状、大小的区分,形成不同的型号,并将型号以号码的形式刻在刀片末端。根据两侧的阔度,刀片前端的形状和面积的大小取决于施行手术实际需要,如持柄的角度、施行切割的深浅与病体组织的特征等情况。刀片的刃口应全部锋利,无缺口、白口、卷口、裂纹等现象。刀片刃口的尖端应无白点。切削刃两侧阔度应相仿,表面应无焦斑。

1)型号:可分为:10 号、11 号、12 号、13 号、14 号、15 号、18 号、19 号、20 号、21 号、22 号、23 号、24 号、25 号、36 号、40 号手术刀片等。

2)用途:一般情况下,中圆、大圆刀片(如 21 号、22 号等)用于切开皮肤、皮下、肌肉和骨膜等组织;小圆刀片(如 10 号、15 号等)用于眼科、手外科、深部手术等精细组织切割;圆刀片使用时,用其刀腹而不用其刀尖。切开时,应大体与手术面平行持刀操作,而不是垂直把持。

尖刀片(如 11 号等)用于切开胃肠道、血管、神经及心脏组织;镰状刀片(如 12 号等)主要用于腭咽部手术等;9~17 号属于小刀片,适用于眼科及耳鼻咽喉科等;20~24 号属于大刀片,适用于大创口切割。使用尖刃时,则应先用刀尖再用刀腹进行切开,故持刀近于垂直。

3)安装与拆卸:宜用止血钳(或持针钳)等手术器械夹持手术刀片前端,小角度对准卡槽,后拉进行安装;夹持手术刀片末端,小角度抬起前推,撤离卡槽拆卸。避免徒手进行安装与拆卸，以免割伤手指，造成职业暴露。刀片与手术刀柄配合时，装卸应轻松，不得有卡住、过松和断裂现象。

4）常见手术刀片图示（图 8-1）

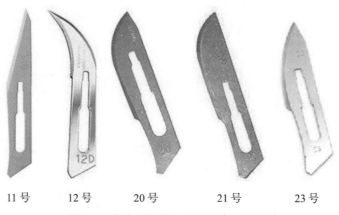

11 号　　　12 号　　　20 号　　　21 号　　　23 号

图 8-1　各类型号的手术刀片（一次性）

（2）可重复使用手术刀柄：根据手术刀柄的用途进行形状、长短的区分，形成不同的型号，并将型号以号码的形式刻在刀柄末端。

1）型号：3 号、4 号、7 号、9 号等。

刀柄规格	3#	3L#	7#	4#	4L#	9#
总长 L	125	200	160	140	220	125

2）用途：用于安装手术刀片。与手术刀片共同组成手术刀。通常一把刀柄可以安装几种不同型号的刀片。配套建议如下：

#3 手术刀柄：与 10、11、12、15 号手术刀片配合使用，用于浅小部割切。

#3L 手术刀柄：与 10、11、12、15 号手术刀片配合使用，用于深部割切。

#4 手术刀柄：与 20、21、22、23、24、25 号手术刀片配合使用，用于浅部割切。

#4L 手术刀柄：与 20、21、22、23、24、25 号手术刀片配合使用，用于深部割切。

#7 手术刀柄：与 10、11、12、15 号手术刀片配合使用，用于深部割切。

#9 手术刀柄：与 10、11、12、15 号手术刀片配合使用。

3）安装与拆卸：同手术刀片配套使用。

4）常用手术刀柄图示（图 8-2～图 8-5）

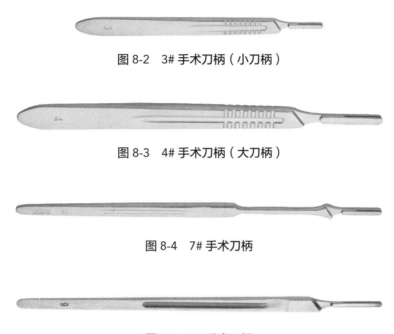

图 8-2　3# 手术刀柄（小刀柄）

图 8-3　4# 手术刀柄（大刀柄）

图 8-4　7# 手术刀柄

图 8-5　9# 手术刀柄

2. 医用剪刀类器械是手术中最常用的器械之一。用于手术中剪切皮肤、组织、血管、脏器、缝线、敷料等。手术剪为锐利手术器械，手术中正确传递及管理，避免造成职业暴露；传递给手术医生时，建议同步语言提示，避免与血管钳混淆，术中误伤组织、血管。

正确持剪刀法为拇指和第四指分别插入剪刀柄的两环，中指放在第四指环的剪刀柄上，食指压在轴节处起稳定和向导作用，有利于操作。

剪刀分为很多种类，根据其结构特点分为尖、钝、直、弯、长、短各型；根据其用途分为敷料剪、绷带剪、线剪、组织剪、显微剪、钢丝剪和肋骨剪等。浅部手术操作常使用直剪，深部手术操作常使用弯剪。

（1）敷料剪：是门诊、病房和手术室常规用的剪刀。

1）分类：根据手柄材质不同可分为不锈钢手柄敷料剪和高分子材料手柄敷料剪。

2）用途：用于剪切敷料，吸引管等医疗用品。

3）常用敷料剪图示（图 8-6）

（2）绷带剪：刀刃通常呈膝状弯曲，长侧刀刃通常有探针设计，当插到绷带下方时可以防止意外损伤发生，刀刃锯齿状设计可以有效防止绷带滑脱。

1）分类：根据手柄材质不同可分为不锈钢手柄敷料剪和高分子材料手柄敷料剪。

2）用途：用于裁剪绷带等医用敷料，尤其是拆卸绷带时具有优势。

3）常用绷带剪图示（图 8-7）

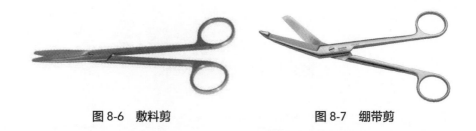

图 8-6　敷料剪　　　　　　　　　图 8-7　绷带剪

（3）线剪：线剪刃部比组织剪厚而略长，线剪与组织剪的区别在于组织剪的刃锐薄，线剪的刃较钝厚。所以，在临床操作中绝对禁止以组织剪代替线剪使用，以致损坏刀刃，造成浪费。

1）分类：分为普通线剪和镶片线剪。线剪多为直剪，又分为剪线剪及拆线剪：

根据剪刀头端的形状、性质不同，普通线剪细化分类如下：

普通线剪（双尖头）：用于洗手护士在手术台上自行使用，剪掉使用过的缝线。

普通线剪（双圆头）：用于手术台上一助或二助协助主刀剪线使用。

普通线剪（尖圆头）：又称为拆线剪，一头钝凹，一头直尖的直剪，用于拆除缝线，钝头可避免损伤患者伤处。

镶片线剪刀刃含镶片及精细的锯齿型，防止缝线剪切打滑。碳钨合金镶片线剪：刀刃都含镶片及精细的锯齿型，防止缝线剪切打滑。手柄特殊设计，一个手柄是金色，另外一个手柄是银色，圈状手柄不能完全闭合，便于手术台上快速识别，倒角处理，缝线不会被卡线。

2）用途：用于剪断缝线、敷料（多用直剪），但实际上往往也用于一些软组织分离、剪切（多用弯剪）；前者用来剪断缝线、敷料、引流管等，后者用于拆除缝线。

3）常用线剪图示（图 8-8）

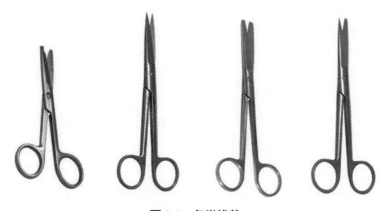

图 8-8　各类线剪

（4）组织剪：又称为梅氏剪或解剖剪。组织剪刀刃薄、锐利。

1）分类：根据头端形状不同，有直、弯两种类型，大小长短不一；根据材质不同，细化分类如下：超锋利组织剪、铝钛镍合金涂层组织剪、碳钨合金镶片组织剪、标准组织剪等。

2）用途：用于剪切组织和血管，钝性分离组织、血管。浅部操作用直组织剪，深部手术操作一般使用中号或长号弯组织剪，弯组织剪用于剪开伤口内的深部组织，便于直视观察和操作。

3）常用组织剪图示（图 8-9）。

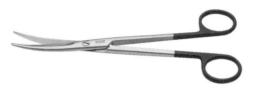

图 8-9　组织剪

（5）精细剪：又称做精细综合组织剪。其特点是剪刀整体比普通综合组织剪精细，剪刀头部厚度较薄，是单边开齿，剪切时防止打滑、拉伸组织。

1）分类：根据材质不同可分为亚光、超硬膜、镀金圈等不同类型的精细剪。

2）用途：用于神经外科、显微外科、心脏外科等精细手术。供剪切血管、黏膜或游离组织用。

3）常用精细剪图示（图 8-10）。

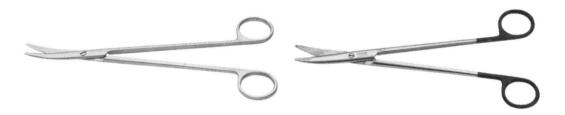

图 8-10　各类精细剪

3. **钳类器械**　钳类器械是手术操作中必备的器械之一，是手术基础类器械，具有分离和夹持作用。钳类器械需要卡扣严密才能保证夹持有效，使用前后需要检查其功能性，确保夹持性能良好，保障手术安全。

钳类器械使用方法同手术剪基本一样。放开时用拇指和食指持住血管钳一个环口，中指和无名指挡住另一环口，将拇指和无名指轻轻用力对顶即可打开。

根据手术使用目的和部位不同，钳类可分为：血管钳、组织钳、卵圆钳、布巾钳、持针钳等。

（1）血管钳：又称为止血钳。

1）分类：血管钳根据工作端构造可分为有钩血管钳和无钩血管钳。它的齿槽床有利于组织器官的夹持，在结构上由于手术操作的需要，有不同的齿槽床，可分为横齿、半横齿、斜纹、竖齿、网纹等。大部分唇头齿为横齿（半齿或全齿），极少部分为竖齿或其他形式；根据前端形状又可分为直形血管钳和弯形血管钳；根据长短规格临床上可分为蚊式血管钳、小号血管钳、中号血管钳、大号血管钳等。

2）用途：用于夹持人体组织内的血管或出血点，起到止血作用。在实际手术中，止血钳不仅仅是为了止血，有时是为了作牵拉或固定。

3）常用血管钳图示

蚊式血管钳：头部较细小、精巧，适于分离小血管及神经周围结缔组织；主要用于脏器、面部及整形等手术止血，不宜钳夹大块组织；临床有时也用于缝线的牵引（图 8-11）。

无钩血管钳：直形血管钳用于手术部位浅部止血和组织分离，以及协助针线缝合等用，但临床应用没有弯形血管钳广泛。弯形血管钳用以夹持深部组织或内脏血管出血，不得夹持皮肤、肠管等，会引起组织坏死，止血时只需扣合 1～2 个齿即可（图 8-12）。

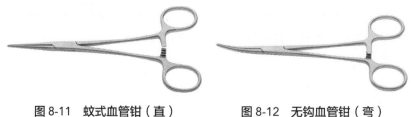

图 8-11　蚊式血管钳（直）　　　　图 8-12　无钩血管钳（弯）

有钩血管钳：又称为考克钳、可可钳或克丝钳。主要用于强韧较厚组织及易滑脱组织血管止血，如肠系膜、大网膜等，也可提拉切口处部分，不宜夹持血管、神经等组织。头部顶端的钩齿可防止滑脱，但不能用于皮下止血。除以上用途外，可用于夹持钢丝尾端，用于钢丝打结、克氏针夹持等（图 8-13、图 8-14）。

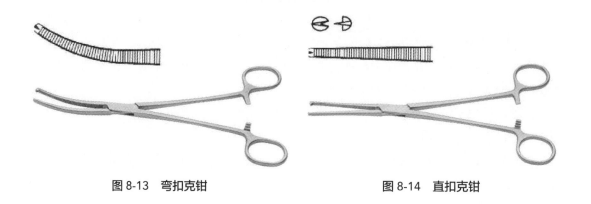

图 8-13　弯扣克钳　　　　　　　　图 8-14　直扣克钳

（2）组织钳：又称为皮钳、鼠齿钳或爱丽丝钳。

1）分类：根据头端齿纹性质，可分为有损伤组织钳和无损伤组织钳。

2）用途：一般用于夹持皮肤、筋膜、肌肉、腹膜或肿瘤被膜等作牵拉或固定。与血管钳相比，组织钳夹持面较大，故不易滑脱；如夹持牵引被切除病变部位，以利于手术进行，钳夹纱布垫与切口边缘皮下组织，保护切口，避免切口内组织被污染。但头部的"鼠齿"对组织的损伤较大，钳夹后有创痕，故组织钳不宜用于夹持或牵拉比较脆弱的组织器官或神经、血管等。也可用于在割除肿瘤和甲状腺等手术时牵引肿瘤和甲状腺等组织。

3）常用组织钳图示（图 8-15）

（3）卵圆钳：又称海绵钳、持物钳。

1）分类：根据头端齿横纹性质可分为有齿卵圆钳和无齿卵圆钳；根据形状可分为直形卵圆钳和弯形卵圆钳。

2）用途：用于手术前夹持海绵或脱脂棉球对手术视野皮肤进行消毒，也可用于手术过程中夹持纱布或者棉球，吸取创口血液或者脓液，卵圆钳夹持面大，适于夹持大块组织，有时可用其轻轻夹持脏器。

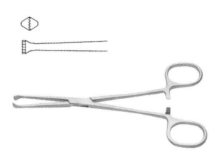

图 8-15 组织钳

有齿卵圆钳内面有横齿纹，夹持牢靠，用于钳夹蘸有消毒液的纱布，消毒手术区域的皮肤；或钳夹消毒棉于手术深处拭血；以及夹持、传递已消毒器械、敷料等；无齿卵圆钳内面光滑，夹持损伤较小，用作夹持内脏协助暴露等。

3）常用卵圆钳图示（图 8-16）。

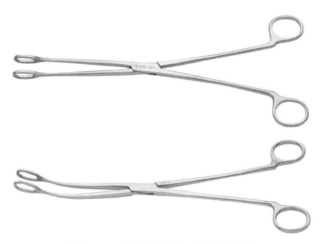

图 8-16 直形卵圆钳、弯形卵圆钳

（4）布巾钳：又称为帕巾钳。使用前后需要确认工作端的完整性，避免器械尖端碎片遗留体内，并保证布巾钳的性能良好。

1）分类：根据工作端尖锐程度可分为锋利和钝头两种。

2）用途：用于手术中固定手术铺巾。使用时避免夹住皮肤，防止皮肤损伤；锋利布巾钳：可穿透布料，适用于手术敷料的固定；钝头布巾钳：对布料和无纺布无穿透性，适用于手术敷料的固定，且不破坏无菌屏障；随着腹腔镜手术大量开展，布巾钳在穿刺器腹腔打孔时配合提起皮肤使用。

3）常用布巾钳图示（图 8-17）。

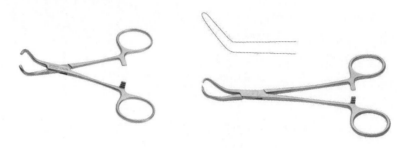

图 8-17　各类布巾钳

（5）持针钳：也称为持针器或针持。

1）分类：持针器可分为普通型、镶片型、带剪刀型和双关节型及显微型。普通持针器按照齿纹通常可分为光面、细纹、粗纹和粗纹有槽等系列。

2）用途：主要用于夹持缝针，缝合各种组织，有时也用于器械缝线打结。工作端内有交叉齿纹使夹持缝针稳定，不易滑脱。多数情况下夹持的针尖应向左，特殊情况可向右。持针器必须与相应的缝线配合使用，不出现吸针及卡线现象。

3）常用持针钳图示（图 8-18）。

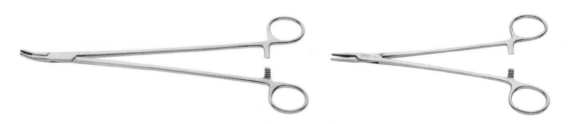

图 8-18　各类持针钳

（6）分离钳：又称为分离结扎钳、小直角钳、欧文钳或密氏钳等。分离钳头部圆润，没有任何锋利突出，顶部也没有齿状设计，防止损伤组织。

1）分类：与只有直、弯两种的普通血管钳相比，分离钳的头部呈各种各样弯曲角度与弧度，以贴近各种部位、各种手术情况的分离操作。而且分离钳头部更为细巧、顶端圆润，使剥离更为方便灵活、安全可靠。

2）用途：主要用于组织器官剥离与血管神经游离；亦可用于组织器官或血管神经结扎。用于钝性分离，闭合时可以用于分离组织、血管、器官或者肌肉，也可用于套扎缝线，用缝线将血管的两头结扎住，然后此血管即可被离断，不会造成人体出血。

直角钳特指工作端角度为 90°，有钝性或锐性头端两种。钝性可用于分离周围血管较丰富，较好分离的组织；锐性可用于分离组织较致密，韧性强的组织；两种头端直角钳都可用于夹持后缝扎或结扎血管用。

3）常用分离钳图示（图 8-19 ~ 图 8-20）。

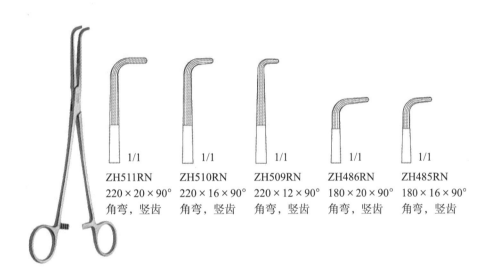

图 8-19　直角钳

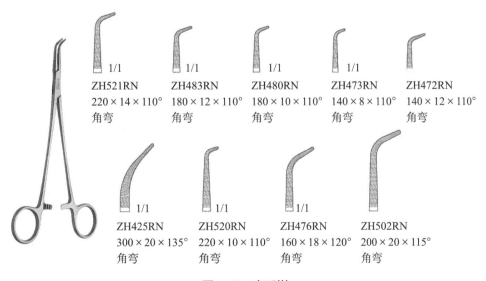

图 8-20　密氏钳

123

（7）肠钳：肠钳头端一般较长且齿槽薄，弹性好，对组织损伤小，使用时可外套乳胶管，以减少对肠壁的损伤。

1）分类：可分为直形肠钳和弯形肠钳；齿形分为纵形齿和斜纹齿；头端可根据手术需要分为不同的长度。

2）用途：用于肠切断或吻合时夹持闭合肠组织以防止肠内容物流出。直形肠钳用于夹持表层或浅部的肠组织，弯形肠钳用于夹持不同角度和深部的肠组织。

3）常用肠钳图示（图 8-21～图 8-22）。

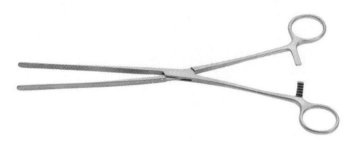

图 8-21　直形肠钳

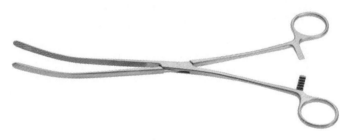

图 8-22　弯形肠钳

（8）器械钳：又称为三爪器械钳或持物钳。

1）用途：供夹持消毒后的器械、敷料或消毒器皿用。可协助打包铺无菌器械台。

2）常用器械钳图示（图 8-23）。

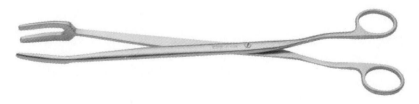

图 8-23　器械钳

4. **镊类器械** 手术镊应用原理类似手术钳，既可以用于夹持或提起组织，便于剪切、分离及缝合等，也可以直接用于剥离等操作，还可以夹持缝针及敷料。

手术镊与手术钳的差异在于镊类的夹持强度不如钳类，且没有钳类的锁止牙可以自动固定。但镊类对力量的敏感度和控制度要优于钳类，镊类操作灵巧性也好于钳类，所以镊类多应用于精密、显微手术或环节，如：眼科、神经外科、显微外科等。一把好的镊子，除需要有适当的弹力外，镊臂还需要有适当的硬度，如弹力过大，操作时手指费力不便，弹力过小则影响操作。

（1）组织镊：称为有齿镊，镊的顶端有钩齿但无唇头齿。

1）分类：根据头端齿形的不同，分为有齿组织镊和无齿组织镊；根据形状不同，分为直形、弯形、整形镊（又称 Adson 镊）。

2）用途：用于夹持脆弱组织、脏器，腹膜或消化道黏膜等，损伤性较小，也可以用于更换敷料或者清洁手术伤口。整形镊分为无钩、有钩两种，无钩用于夹持一般细软组织，有钩适用着力牵引表皮组织、黏膜、血管、神经等组织进行整形修饰手术。整形镊用于整形外科、眼科、显微外科等精细手术。

3）常用组织镊图示（图 8-24 ~ 图 8-25）。

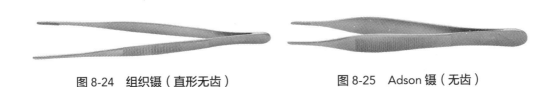

图 8-24　组织镊（直形无齿）　　　　　　图 8-25　Adson 镊（无齿）

（2）有齿镊：顶端无钩但有唇头齿，夹持牢固，但对组织有一定损伤。

1）分类：分为单齿镊、双齿镊、多齿镊。

2）用途：一般用于夹持皮肤、筋膜、肌肉、肌腱、瘢痕等。夹持较牢固。可造成组织穿透、形成的压力比组织镊小。手术中可以夹持更大的组织，而且不会发生滑脱；浅部操作时用短镊，深部操作时用长镊。

3）常用有齿镊图示（图 8-26 ~ 图 8-27）。

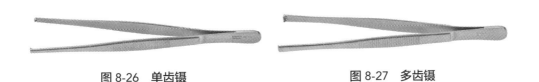

图 8-26　单齿镊　　　　　　　　　　图 8-27　多齿镊

125

（3）无损伤镊：又称为血管镊。其唇头齿是为夹持血管而特殊研制的凹凸齿，亦称为"德贝克齿"（Debakey），这种齿形特别圆润且精细，血管与脆弱组织被夹持而受挤压时的损伤很小，所以能够保证手术安全与质量。不能用于夹持缝针等操作。

1）分类：常见为"德贝克齿"（Debakey）无损伤镊。

2）用途：用于显微手术血管的吻合，肠、肝脏、肾脏等精细脆弱的组织的抓持。

3）常用无损伤镊图示（图 8-28）。

（4）枪状镊：适用于比较特殊的手术操作角度下的夹持，此状况下使用枪状镊能够保证手术视野（图 8-29）。

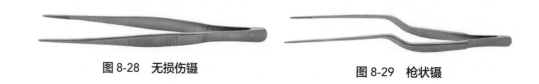

图 8-28　无损伤镊　　　　　　　　　　图 8-29　枪状镊

5. **拉钩类器械**　拉钩种类繁多，大小、形状不一，通过对组织等牵拉以显露手术视野、建立手术通道的必要器械，可以根据手术部位深浅进行选择。适用拉钩注意避免持续长时间的拉、压，需要保持适度的力度，避免受压部位的损伤。

（1）皮肤拉钩：为耙状牵开器，皮肤拉钩的手柄设计以条状为佳，可以防止手部产生疲劳感。

1）分类：按照工作端皮肤拉钩可分成：钝型、锋利型、半锋利型，与最多有 8 个齿的锋利型的皮肤拉钩相比，钝型皮肤拉钩属于相对无创型。

2）用途：用于浅部手术皮肤、皮下组织拉开，从而显露手术视野。

3）常用皮肤拉钩图示（图 8-30）。

（2）组织拉钩：也称直角拉钩、甲状腺拉钩。为平钩状。

1）分类：分为单头和双头。

2）用途：常用于甲状腺部位牵拉暴露；也可用于牵开不同层次和深度的组织和器官，以显露手术视野，腹壁切开时也用于皮肤、肌肉牵拉。

3）常用组织拉钩图示（图 8-31）。

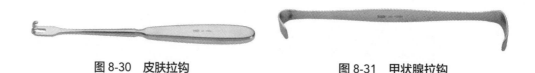

图 8-30　皮肤拉钩　　　　　　　　　　图 8-31　甲状腺拉钩

（3）腹部拉钩：

1）分类：分为单头和双头。

2）用途：用于牵拉腹壁，显露腹腔及盆腔脏器用，有不同的长度和宽度。较宽大的平滑钩状，用于腹腔较大的手术。腹部拉钩在手术传递前，注意保持湿润度，使用拉钩注意避免组织损伤。

3）常用腹部拉钩图示（图 8-32、图 8-33）。

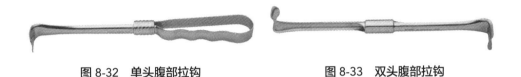

图 8-32　单头腹部拉钩　　　　　　　　图 8-33　双头腹部拉钩

（4）S 拉钩：

1）分类：根据手术的需要，分为不同大小弯度的 S 拉钩。

2）用途：用于腹部深部软组织牵拉显露手术部位或脏器，使用拉钩时，一般用纱垫将拉钩与组织隔开，以免造成组织损伤。

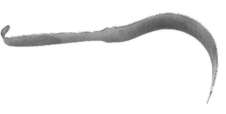

图 8-34　S 拉钩

3）常用 S 拉钩图示（图 8-34）。

（5）自动牵开器：根据手术部位的不同，有不同形状功能的自动牵开器。

1）分类：常用的可分为：乳突牵开器、腹壁牵开器、腹部框架牵开器、甲状腺框架牵开器等。乳突牵开器又分为：单关节乳突牵开器和双关节乳突牵开器。其中双关节乳突牵开器更方便手术操作。

2）用途：用于浅表手术自行固定牵开用。

腹壁牵开器：用于腹腔，盆腔手术自行固定牵开，中心叶片可以拆卸，中心拉钩片侧面有弧度，保护腹壁不受损伤。用深度和宽度来衡量拉钩，较宽大的平滑钩状，用于腹腔较大的手术。

腹部框架牵开器：用于移植等腹部大切口手术，有利于手术野的暴露。可以床边固定，使用稳定 . 其中闭合式框架拉钩可根据手术需要选择不同深度和宽度的拉钩片，适用于胃肠手术；开放式框架拉钩适用于肝移植的复杂手术。

甲状腺框架牵开器：用于复杂甲状腺手术。

3）常用自动牵开器图示（图 8-35）。

6. 吸引器头类器械　有不同长度，弯度及口径。一般有内芯和外套管，可根据手术需要选择使用带外套管或单独用内芯，但使用前后需要确认吸引器头的完整性及通畅性。

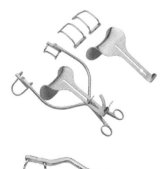
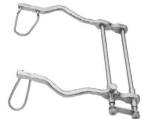

图 8-35　常用自动牵开器

1）分类：根据形状可分为直形吸引器头和穹形吸引器头，便于不同部位的手术使用；根据使用频率可分为一次性吸引头和可重复使用吸引头。可重复使用吸引头，有的配有通条，便于清洗。

2）用途：用于吸出术野血液及冲洗液，保持术野清晰。

3）常用吸引器头图示（图 8-36、图 8-37）。

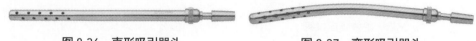

图 8-36　直形吸引器头　　　　　　　图 8-37　弯形吸引器头

（王朝阳）

二、神经外科手术器械

神经外科俗称脑外科，是外科学中的一个分支，研究人体神经系统，如脑、脊髓、周围神经系统，以及与之相关的附属结构，如颅骨、头皮、脑血管、脑膜等结构的损伤、肿瘤、畸形等。神经外科手术难度系数高，不仅因为脑部解剖结构复杂，还在于中枢神经系统复杂的信号传导体系，是"精细"类手术中的典范。

神经外科手术的发展实际上是显微手术的发展，因此手术操作所需的显微器械种类繁多、精密度高，价格昂贵，护士应熟练掌握显微器械的特点、使用方法及保养。神经外科手术器械通常有开颅器械类、神经外科显微器械类、脑瘤器械类、其他神经外科器械类以及双极电凝器械类等。

（一）神经外科手术器械适用范围及功能介绍

1. **适用范围**　脑神经外科器械主要包括用于头颅、脊椎部位的骨科器械以及用于脑血管、脑膜、脑神经，脑室、脑垂体和有关脑组织部位的手术器械。

2. **功能**　适用于神经外科的临床检查与手术。

（二）常见神经外科手术器械

1. **开颅类器械**

（1）头皮夹钳：与头皮夹配套使用，用于头皮止血。头皮夹为一次性使用，使用后丢弃，需要在使用前清点数目，避免发生头皮下遗留（图 8-38）。

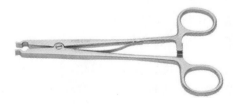

图 8-38　头皮夹钳

（2）头皮拉钩：用于牵拉、固定头皮（图 8-39）。

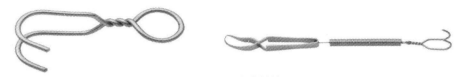

图 8-39 头皮拉钩

（3）手摇颅骨钻：用于颅骨钻孔。配套使用，包括手摇杆、各类钻头。钻头根据手术头端的形状分为：扁钻头和圆钻头；根据材质分为一次性使用钻头和可重复使用钻头。钻身可分为持柄、弓型摇柄、钻头接头、钻头四个部分。当按住持柄，以右手握持弓型摇柄作平面旋转时，摇柄下端连接的钻头即跟着旋转，即能在颅骨或骨骼上进行钻孔（图 8-40）。

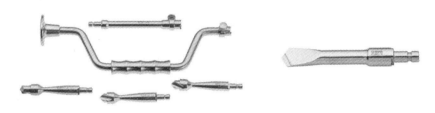

图 8-40 手摇式颅骨钻及钻头

（4）线锯条：用于穿过颅骨截锯颅骨或特殊部位截骨术。线锯条柔软可弯成圈状，均匀无疙瘩、崩裂及砂眼（图 8-41）。

（5）线锯柄：套入线锯两端圆孔内作拉锯用（图 8-42）。

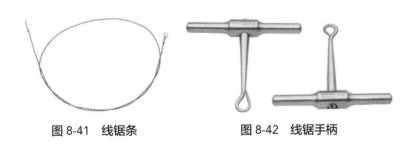

图 8-41 线锯条   **图 8-42 线锯手柄**

（6）线锯导引器：导线锯条穿过颅骨用，与线锯条、线锯手柄配套使用，用于脑外科手术时截锯颅骨。钢性柔软而韧，边缘须光滑，无锐口与毛刺现象（图 8-43）。

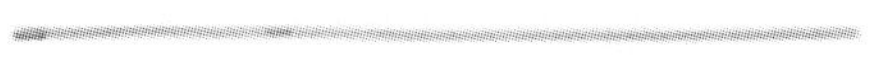

图 8-43 线锯导引器

（7）咬骨钳：用于神经外科手术中咬切、修整颅骨等骨组织。常用类型有双关节咬骨钳、侧角头咬骨钳、颅骨咬骨钳、后颅凹咬骨钳、棘突咬骨钳等。咬骨钳外形和表面应光滑、平整，不得有锋棱，毛刺，裂纹等缺陷，咬骨钳开闭时，鳃部应轻松灵活，不应有卡塞现象，支撑弹簧应有足够撑开咬骨钳的弹性，不得有过重现象（图 8-44、图 8-45）。

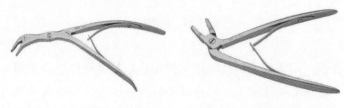

图 8-44　双关节咬骨钳　　　　图 8-45　侧角头咬骨钳

（8）脑刮匙：供脑外科手术时刮除组织用。根据头端大小分为不同的型号，按照手术病情需要选用。匙头光滑，手柄接焊处无砂眼及裂缝现象，锐匙的匙边应不崩缺、不卷口（图 8-46）。

（9）脑膜剪：供剪切脑膜组织及硬脊膜用（图 8-47）。

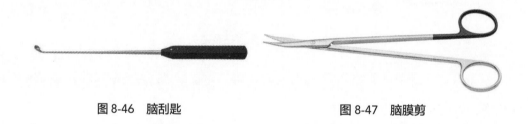

图 8-46　脑刮匙　　　　　　　图 8-47　脑膜剪

（10）银夹：颅脑手术，夹闭小血管止血用。银夹不允许有毛刺、裂纹和锋边等缺陷。银夹的内侧面应有横纹，横纹应清晰、完整，但不应有溢角或锋棱存在。银夹合拢后应平齐，两片长短之差不得超过允差总和的二分之一（图 8-48）。

（11）银夹台：放置银夹用。银夹台放在平台上应平稳，表面不应有锋棱、毛刺及裂纹存在。银夹放置在三脚架槽内后，三角罩在三脚架上来回移动不得有卡塞现象，而银夹在原处应无移动；竖直银夹台，三角罩不能因自重而下落；翻转银夹台，银夹的脱落数不得超过总数的 1/5（图 8-49）。

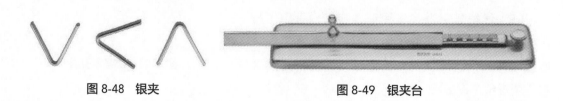

图 8-48　银夹　　　　　　　　图 8-49　银夹台

（12）银夹钳：与银夹、银夹台配套使用，夹持银夹用于术中止血。钳子头部槽孔应居中，闭合时槽应对正，不得有偏斜和错开现象。钳子外形应平整，对称，不得有锋棱等缺陷。钳子应有良好弹性、牢固性和夹持性。锁止牙应完整、无锋棱。钳子开闭应轻松灵活，不得有卡塞现象（图 8-50）。

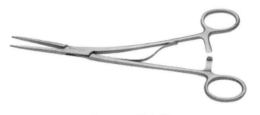

图 8-50　银夹钳

2. **显微类器械**　神经外科显微手术时间比较长，大部分器械均采用弹簧式把柄，减轻手部疲劳，弹簧放松时，手即可保持休息。所以弹簧松紧要适宜，过紧手部易疲劳，过松易脱落，必须保持一定弹性。

（1）簧式组织剪：适用于各种颅脑脊髓显微手术时剪切组织等精细操作。有直、弯两种，轴节部位螺丝微小，注意检查完整性；使用和清洗、转运过程中注意保护器械，避免碰撞。

（2）簧式显微剪刀：用于神经显微手术中修剪较深部位显微组织。有直、弯两种（图 8-51、图 8-52）。

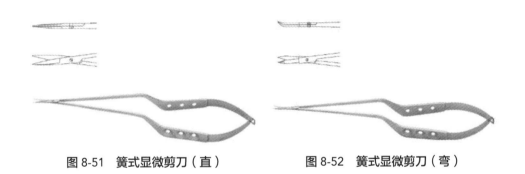

图 8-51　簧式显微剪刀（直）　　　　图 8-52　簧式显微剪刀（弯）

（3）簧式持针钳：用于神经显微手术中夹持缝合针缝合较深部位显微组织。有直弯两种（图 8-53）。

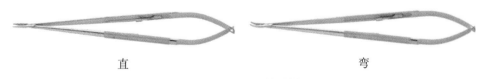

直　　　　　　　　　　　弯

图 8-53　簧式持针钳

（4）显微刮匙：用于刮除颅内肿瘤提取标本用。根据前端形状不同，可分为多种型号（图 8-54）。

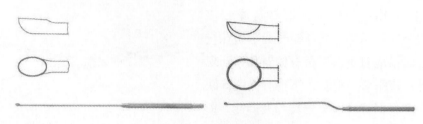

图 8-54　各类显微刮匙

（5）神经剥离子：又称剥离钩。供牵拉神经及神经根等细软组织用。有扁头，球头、直型、弯型等各种型号。为了使手指转动就能完成各种动作，器械的柄部常做成圆形，使手术器械能沿其纵轴转动。柄上有粗细不同的滚花，增加摩擦力，使握持时更牢固（图8-55、图8-56）。

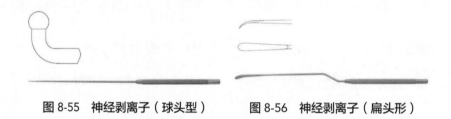

图 8-55　神经剥离子（球头型）　　　图 8-56　神经剥离子（扁头形）

（6）脑用镊：供夹取颅内组织、血块、异物用。根据外形可分为直型镊、枪状镊；根据前端是否有齿分为有齿镊和无齿镊（图8-57）。

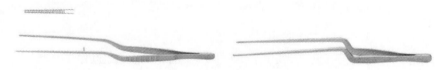

图 8-57　各类脑用枪状镊

3. 脑瘤类器械

（1）精细取瘤钳（镊）：用于钳夹取出脑部肿瘤组织，临床上又称为肿瘤摘除钳（镊）。分为精细取瘤钳、精细取瘤镊；取瘤钳根据头端形状不同分为：直形、左弯、右弯三种（图8-58、图8-59）。

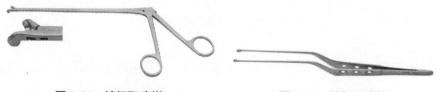

图 8-58　精细取瘤钳　　　　　图 8-59　精细取瘤镊

（2）动脉瘤持夹钳：与动脉瘤夹配套使用，钳闭微小血管或动脉瘤血管（图 8-60）。

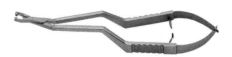

图 8-60　动脉瘤持夹钳

4. **吸引头类器械**　吸除手术野的血液，保持清洁的手术野。吸引管的操作过程中，吸引力的调节是至关重要的环节，吸引力的调节可通过墙壁吸引器的调节或通过吸引管侧壁开孔的多少来调节（图 8-61）。

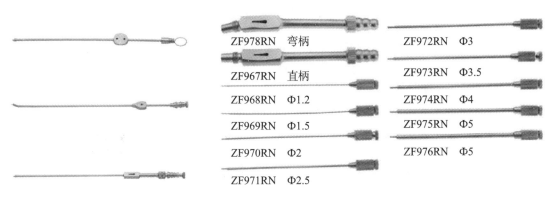

ZF978RN	弯柄	ZF972RN	Φ3
ZF967RN	直柄	ZF973RN	Φ3.5
ZF968RN	Φ1.2	ZF974RN	Φ4
ZF969RN	Φ1.5	ZF975RN	Φ5
ZF970RN	Φ2	ZF976RN	Φ5
ZF971RN	Φ2.5		

图 8-61　各类神经外科吸引器头

5. **拉钩类器械**

（1）脑压板：牵拉脑组织，显露手术野。在清除脑内血肿和探查颅底时常需要用脑压板协助显露手术野，脑压板的形状应尽可能与接触面的脑组织形态相吻合，切忌将用力点集中在脑压板的尖端，则极易造成受压脑组织的挫伤，甚至于插入脑组织内。用手扶持脑压板时用力要均匀，时松时紧很容易造成受压区域的脑挫伤和脑出血（图 8-62）。

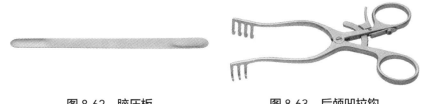

图 8-62　脑压板　　　　　　图 8-63　后颅凹拉钩

（2）后颅凹拉钩：供脑外科后颅凹手术时牵拉软组织用。钳端成翼状，两侧各具 4 个锐（或钝）的爪钩，两边指圈上端有长条的锁扣，当锁扣扣至最后一齿时，两翼分开至最大张开度。鳃轴螺钉应牢固地定在牵开器的一别上，当牵开器闭合和打开时，螺钉不得松动，牵开器应有足够的刚性和强度，各部位不应产生塑性变形和断裂等情况。自锁牙片牙形应完整，无缺损现象。弹簧片应有足够的弹力，使自锁牙片能顺利弹起，并将牵开器牢固锁住。牵开器钩齿应整齐均匀，当自锁牙片全部脱开使左右二爪钩合拢时，钩齿应对应地嵌入钩槽内（图 8-63）。

（3）软轴牵开器：用于开颅手术中固定脑压板，牵拉脑组织，显露手术部位，一般配合颅脑手术头架使用（图 8-64）。

（4）垂体窥镜：用于经鼻蝶垂体瘤手术中撑开鼻腔，暴露手术空间（图 8-65）。

（5）颅脑手术头架：用于开颅手术中固定颅骨。与专用手术床配套使用（图 8-66）。

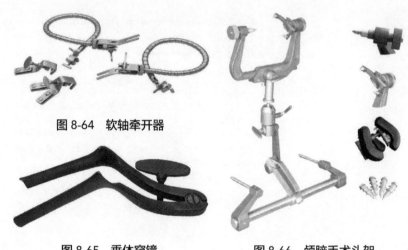

图 8-64　软轴牵开器

图 8-65　垂体窥镜　　　　　图 8-66　颅脑手术头架

6. 其他神经外科器械类

（1）脑穿针：采集脑脊液或凿穿眶顶后吸引采集脑脊液用。脑穿针头端应圆滑，引流孔表面无毛刺；针管上刻度线应清晰（图 8-67）。

（2）脑室腹腔分流通条：用于脑室分流术中，头颈部至腹部打皮下隧道（图 8-68）。

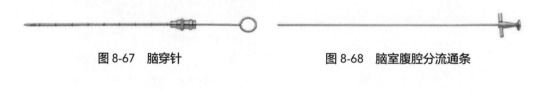

图 8-67　脑穿针　　　　　　图 8-68　脑室腹腔分流通条

（舒玲　于静）

三、眼科手术器械

（一）眼科手术器械适用范围、分类及功能

1. **适用范围**　适用于各类眼科手术，常规器械产品分类主要有：

（1）镊类：系线镊、缝线结扎镊、显微眼用镊、晶体植入镊、撕囊镊、碎核镊、睑板腺囊肿镊等；

（2）剪类：结膜剪、角膜剪、小梁剪、虹膜剪、眼用剪、膜状内障剪（囊膜剪）、显微眼用剪（维纳斯剪）等；

（3）钩类：虹膜钩、晶体调位钩、斜视钩、视网膜钩、拉钩、碎核钩等；

（4）针类：注吸针、冲洗针等；

（5）其他：眼用刮匙、眼球固定器、开睑器、眼用测量规、泪囊牵开器、眼窝测量球、白内障匙、巩膜剥离子、泪点扩张器、烧灼器、刀片夹持器、小梁切开器等。

2. **功能** 适用于眼科患者的临床检查与手术。

（二）常用眼科手术器械

1. 眼科显微手术器械类

（1）系线镊：又称平台镊，主要用于在手术中系手术线或作用夹持辅助耗材使用（图8-69）。

（2）晶体植入镊和晶体折叠镊：晶体植入镊又分硬性晶体植入镊和软性晶体植入镊，用于人工晶体植入时夹持，折叠人工晶体用。硬性晶体价格便宜，品质屈光效果不好，软性的较好（图8-70）。

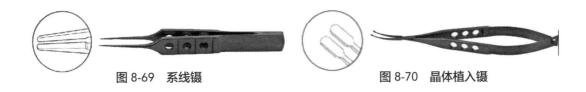

图 8-69　系线镊　　　　　　　　　　　图 8-70　晶体植入镊

（3）撕囊镊：主要用于手术中撕去晶体上的一层薄囊，只有撕去薄囊后，才可以进行碎核，所以在眼科的白内障手术中撕囊镊的作用比较大，还有一种撕囊针头也可以取代其作用，只是操作复杂，同时还需要别的辅助小设备才可以完成，使用推广的并不是很好，在镊子中撕囊镊的加工难度是比较高的（图8-71）。

（4）带结线平台的有齿镊：有齿镊可有效地夹持角巩膜创缘，平台可作线镊使用，使用中可减少更换器械，提高工作效率（图8-72）。

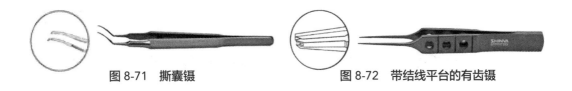

图 8-71　撕囊镊　　　　　　　　　　图 8-72　带结线平台的有齿镊

（5）虹膜镊：用于夹持眼部软组织等操作（图 8-73）。

（6）斜视钩：用来拉动肌腱组织和神经，有助于剪刀进行剪切（图 8-74）。

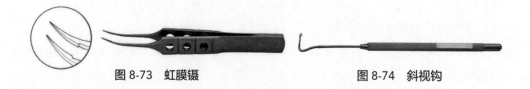

图 8-73　虹膜镊　　　　　　　　　　　　图 8-74　斜视钩

（7）开睑器：眼用开睑器按结构可分为丝状整体式和可调节式。常用丝状整体多一些，如手术时间较长一般用可调节式。开睑器的头部形状根据手术的类型可分为遮睫式和露睫式（图 8-75 ~ 图 8-77）。

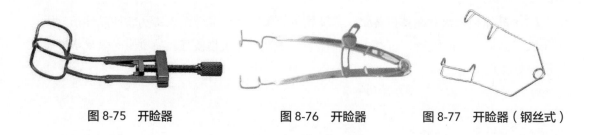

图 8-75　开睑器　　　　　图 8-76　开睑器　　　　　图 8-77　开睑器（钢丝式）

（8）显微持针器：分直头和弯头，带或不带锁紧装置，总体长度应不超过 120mm，可夹紧 10-0 尼龙线，其边缘应圆钝光滑，以防割线（图 8-78、图 8-79）。

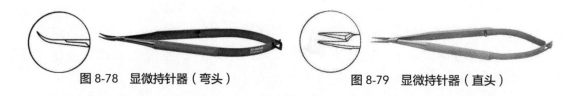

图 8-78　显微持针器（弯头）　　　　　图 8-79　显微持针器（直头）

（9）囊膜剪：最常用的是 Vannas 囊膜剪，刃部锋利纤细，适于在前房内操作（图 8-80）。

（10）小梁剪：用来剪除小梁组织，小梁组织比较硬，坚韧而有弹性，对眼球有保护作用，并能维持眼球形状，所以小梁剪一般头部比较结实，咬切刀口较好（图 8-81）。

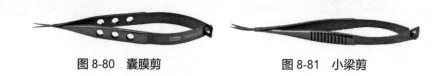

图 8-80　囊膜剪　　　　　　　　　图 8-81　小梁剪

（11）角巩膜剪：左右方向各一，头钝以防虹膜
损伤。刃部具有一定弧度，以适应角巩膜缘解剖特点
（图 8-82）。

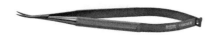

图 8-82　角巩膜剪

（12）虹膜钩：用于双手技术植入人工晶状体时，钩住上方虹膜将晶状体上襻送入虹
膜后面（图 8-83）。

（13）晶状体调位钩：旋转并调整人工晶状体位置。有为人工晶状体孔径 0.3mm 及
0.2mm 调位钩以及冲洗调位针（图 8-84）。

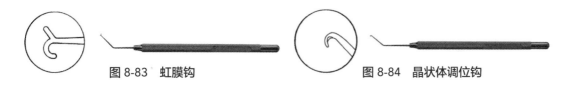

图 8-83　虹膜钩　　　　　　　　　　　图 8-84　晶状体调位钩

（14）各种冲洗套管：如截囊针冲洗套管及调位针冲洗套管和其他类型套管（图 8-85）。

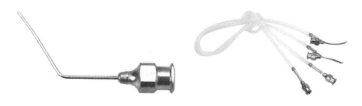

图 8-85　各种型号注吸、冲洗套管

2. 眼科普通手术器械类

（1）眼用剪：根据前头不同，分为直尖眼用剪、弯尖眼用剪（图 8-86、图 8-87）。

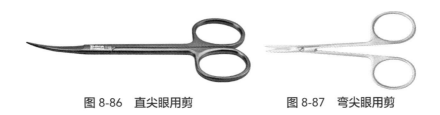

图 8-86　直尖眼用剪　　　　　　　图 8-87　弯尖眼用剪

（2）眼用镊：根据形状不同，分为直、弯型；根据前端特点，分为：无钩无齿 / 有钩
有齿等（图 8-88、图 8-89）。

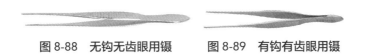

图 8-88　无钩无齿眼用镊　　　　图 8-89　有钩有齿眼用镊

（3）眼睑板：撑开眼睑，显露眼内手术部位（图 8-90）。

（4）白内障匙：白内障匙用于白内障手术时娩出晶体核（图 8-91）。

（5）角膜刀：角膜刀用于角膜屈光手术中切削角膜（图 8-92）。

（6）白内障刀：白内障手术中做手术切口（图 8-93）。

（7）眼深部拉钩：用于眼球深部组织牵开，显露手术野（图 8-94）。

（8）眼睑拉钩：牵拉眼睑，显露手术野（图 8-95）。

（9）泪囊牵开器：泪囊摘除或相关泪囊手术中用于撑开泪囊周围组织，便于分离泪囊（图 8-96）。

（10）睫毛镊：用于拔除倒睫（图 8-97）。

（11）泪道探针：泪道手术中探查泪道（图 8-98）。

（12）咬切器：青光眼手术切除小梁（图 8-99）。

（13）圆规：用于术前精确测量（图 8-100）。

（14）眼内膜镊子：用于分离黄斑前膜（图 8-101）。

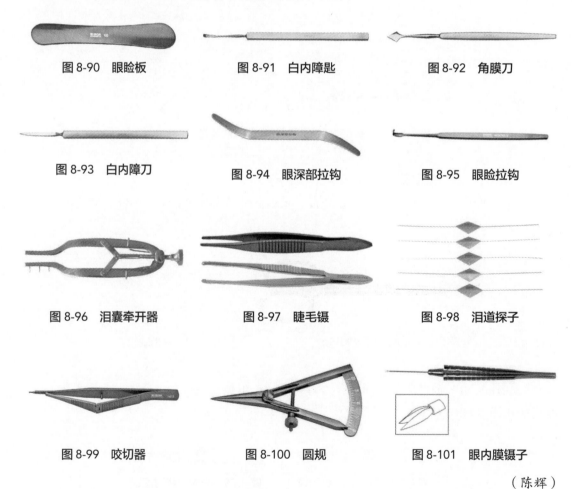

图 8-90　眼睑板　　　　　图 8-91　白内障匙　　　　　图 8-92　角膜刀

图 8-93　白内障刀　　　　　图 8-94　眼深部拉钩　　　　　图 8-95　眼睑拉钩

图 8-96　泪囊牵开器　　　　　图 8-97　睫毛镊　　　　　图 8-98　泪道探子

图 8-99　咬切器　　　　　图 8-100　圆规　　　　　图 8-101　眼内膜镊子

（陈辉）

四、耳鼻喉科手术器械

从解剖结构上来说，耳鼻咽喉结构复杂，都是深在的细小腔洞，不易直接清晰看到，手术难度大。对手术器械要求高，必须精细。耳、鼻、咽喉，不同手术部位，所要求的手术器械也不一样，各有特点。根据不同手术部位，可分为耳科手术器械、鼻科手术器械、咽喉科手术器械。

耳鼻喉手术器械主要是指用于头部的耳、鼻、咽、喉管的手术器械，在手术操作时既接触到皮肤、肌腱、神经、血管，也涉及骨质腔髓，因此，所需要的器械形状结构比一般要小，但品种规格复杂，有许多器械粗看形状类似，而细看头端形状各殊，并且用途各不相同。器械材质特殊、造价高、使用周转频繁、用后清洗困难、消毒灭菌难度大。因此，要特别重视清洗、消毒和保养，会对手术器械起到保护作用，并且能延长其使用寿命，为科室、医院节省成本。

耳鼻喉手术器械常见有：耳鼻喉科用刀、凿；耳鼻喉科用剪；耳鼻喉科用镊、夹；耳鼻喉科用钩、针等，主要用于耳鼻喉科手术。

（一）耳鼻喉科手术器械适用范围及功能介绍

1. **适用范围**　适用于耳鼻喉科的各类手术，包括内镜下手术。

2. **功能**　供耳鼻喉科患者疾病检查和手术治疗用。

（二）常用耳鼻喉科手术器械

1. **耳科类器械**　适用于外耳、中耳和内耳手术。分为耳刀、耳剪、耳钳、耳骨凿、乳突吸引管、乳突牵开器、耳刮匙、耳针、耳镜等。

（1）耳鼓膜刀：供耳科鼓膜穿刺或切开使用（图 8-102）。

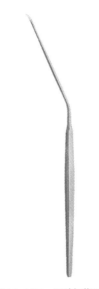

图 8-102　耳鼓膜刀

（2）耳道皮瓣刀：供耳内显微手术中切断肌腱、切开黏膜或鼓膜用（图8-103）。

（3）小镰状刀：供耳内显微手术中切断肌腱、切开黏膜或鼓膜用（图8-104）。

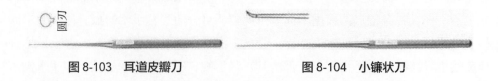

图 8-103　耳道皮瓣刀　　　　　　　　　图 8-104　小镰状刀

（4）显微耳剪：供剪切耳道内的肉芽、乳头瘤用（图8-105）。

（5）镫骨足弓剪：供耳内显微手术中剪断镫骨足弓颈用（图8-106）。

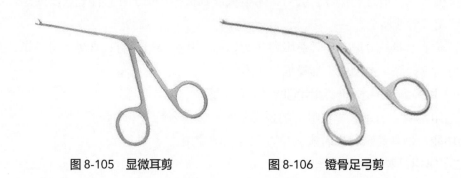

图 8-105　显微耳剪　　　　　　　　　图 8-106　镫骨足弓剪

（6）中耳息肉钳：供钳取或咬除中耳息肉或肉芽用。钳头有多种形状，多种角度，如麦粒型、碗口直型、碗口翘型等。钳子外形不应有锋棱，毛刺和裂纹等缺陷。碗口形钳子的刀口应锋利，不应有卷口、缺口现象，刃口应对齐，不得错口、缩口（凹口）。麦粒型钳的唇头齿闭合时应相互吻合，头部不得张口和偏移。钳子开闭时应轻松灵活，不得有卡塞现象（图8-107）。

（7）耳异物钳：供耳鼻喉科钳取外耳道异物用（图8-108）。

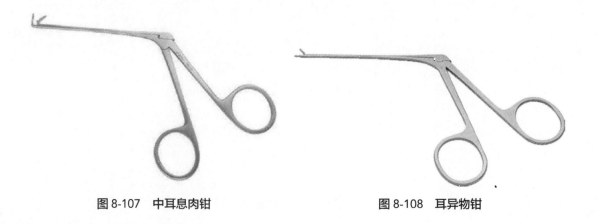

图 8-107　中耳息肉钳　　　　　　　　　图 8-108　耳异物钳

（8）乳突咬骨钳：供乳突手术时咬断乳突骨用（图 8-109）。

（9）乳突骨凿：供乳突手术时凿切乳突骨用（图 8-110）。

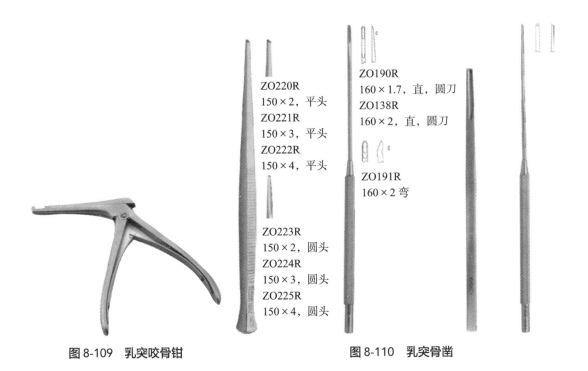

图 8-109 乳突咬骨钳	图 8-110 乳突骨凿

（10）乳突吸引管：供乳突手术时吸引脓血液用。管身焊接处须无砂眼及裂缝、光滑，头端应呈钝口、无崩缺（图 8-111）。

（11）耳用吸引管：供耳科手术时吸液及冲洗用（图 8-112）。

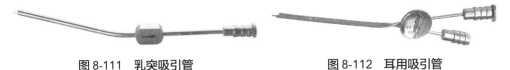

图 8-111 乳突吸引管	图 8-112 耳用吸引管

（12）乳突牵开器：供耳鼻喉科手术时作牵开耳后乳突或迷路、进路部软组织切口用。牵开器应有足够的强度，螺丝及锁扣灵活，爪钩边沿须光滑无毛刺，锐的爪尖须锋利、无崩缺现象。牵开受力后，爪钩各部位不得有变形、断裂及锁齿脱开现象。指圈锁扣不论扣在何级，不应自动弹开（图 8-113）。

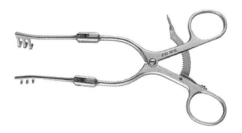

图 8-113 乳突牵开器

（13）耳用骨膜剥离子：剥离乳突骨膜用。头部平滑无毛刺，刃部无崩口及卷口现象，头柄焊接处无砂眼及裂缝，注意刃部钢质的硬度，不求过于锐利，但要坚硬结实（图8-114）。

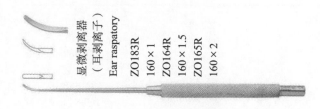

图 8-114 耳用骨膜剥离子

（14）耳刮匙：供刮除外耳道骨质用（图8-115）。

（15）耳刮：供耳科手术时刮取腔道内异物用（图8-116）。

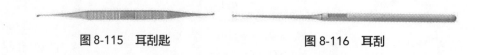

图 8-115 耳刮匙　　　　　　　　　　**图 8-116 耳刮**

（16）乳突刮匙：供耳鼻咽喉科乳突手术时，刮除乳突瘤或病理组织用（图8-117）。

（17）耳针：供分离听骨周围或鼓室的粘连，镫骨足板开窗用（图8-118）。

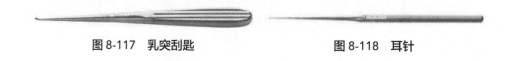

图 8-117 乳突刮匙　　　　　　　　　　**图 8-118 耳针**

（18）耳探针：供内耳道做病状检查用。管身焊接须无砂眼及裂缝。全支应光滑，头端应呈钝口、无崩缺，以免插入耳道内割破组织（图8-119）。

（19）耵聍钩：取耳部耵聍用（图8-120）。

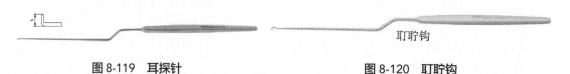

图 8-119 耳探针　　　　　　　　　　**图 8-120 耵聍钩**

（20）额镜：供耳鼻喉科医师检查耳道、鼻腔及咽喉时作反光照明用。系采用无光黑色的铝皮及优质玻璃组成，镜面光滑，反光清晰，转动轻便灵活。球窝装置由螺钉控制，镜片可在使用范围任意转动、并可在需要位置上固定（图8-121）。

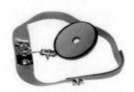

图 8-121 额镜

（21）耳镜：供耳鼻喉科手术或检查时撑开和暴露患者耳道用。嘴端应呈钝口、无毛刺（图 8-122）。

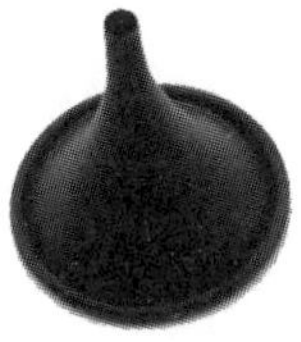

（22）膝状镊：供夹持敷料塞入耳、鼻腔内，或钳取耳、鼻腔内异物用（图 8-123）。

图 8-122　耳镜

（23）内耳张开器：用于牵开耳道内软组织，显露手术视野。手扳螺丝要灵活，能控制左右两边撑杆之张开或合拢。钩瓣装卸方便（图 8-124）。

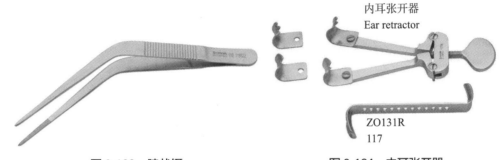

图 8-123　膝状镊　　　　　　　　图 8-124　内耳张开器

2. **鼻科类器械**　适用于鼻腔、鼻道和鼻咽部及鼻窦手术。供鼻科疾病检查和手术治疗用。可分为：鼻刀、鼻剪、鼻咬骨钳、鼻组织钳、鼻刮匙、鼻腔吸引管、鼻镜等。

（1）鼻黏膜刀：供剥离、切开鼻黏膜组织用（图 8-125）。

（2）鼻手术刀钩突刀：鼻手术刀钩突刀左弯种类最多，供手术时切割鼻内组织用（图 8-126）。

（3）鼻中隔旋转刀：供鼻中隔弯曲矫正手术时切除鼻中隔软骨用（图 8-127）。

（4）鼻剪：供剪切鼻腔组织用（图 8-128）。

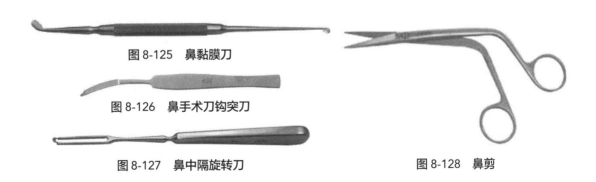

图 8-125　鼻黏膜刀

图 8-126　鼻手术刀钩突刀

图 8-127　鼻中隔旋转刀　　　　　　图 8-128　鼻剪

（5）鼻中隔骨剪：供耳鼻喉科剪切鼻中隔软骨用。骨剪开闭时，鳃部与关节应轻松灵活，不得有摆动和卡住现象（图 8-129）。

（6）鼻组织剪：供剪切鼻腔组织用。有直型、左弯、右弯等（图 8-130）。

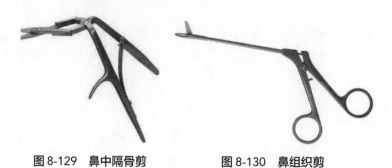

图 8-129　鼻中隔骨剪　　　　　图 8-130　鼻组织剪

（7）鼻咬骨（切）钳：供咬切鼻内软骨及脆弱之骨质用（图 8-131）。

（8）鼻组织钳：供咬除鼻软组织用。钳子刃口应锋利，不应有缺口、卷口现象（图 8-132）。

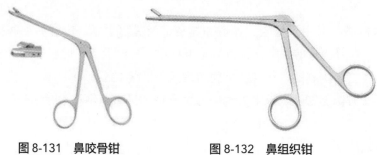

图 8-131　鼻咬骨钳　　　　　　图 8-132　鼻组织钳

（9）鼻取样钳：供咬切鼻咽组织微量增生物用。取样钳头部刃口应锐利，不得有卷刃及崩刃现象（图 8-133）。

（10）鼻息肉钳：供咬切鼻腔内软骨及脆弱骨质用。根据手术需要有圆头，麦粒头（图 8-134）。

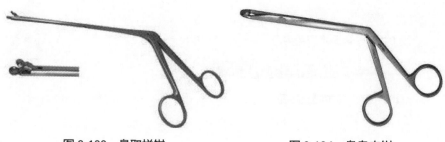

图 8-133　鼻取样钳　　　　　　图 8-134　鼻息肉钳

（11）鼻咽活体组织取样钳：供钳取鼻咽部活体组织用，有多角度，钳头有多种形状，便于在咽喉腔钳取不同部位不同角度的活体组织（图 8-135）。

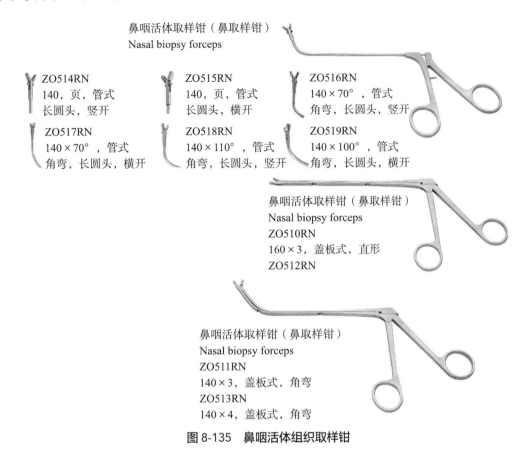

鼻咽活体取样钳（鼻取样钳）
Nasal biopsy forceps

ZO514RN
140，页，管式
长圆头，竖开

ZO515RN
140，页，管式
长圆头，横开

ZO516RN
140×70°，管式
角弯，长圆头，竖开

ZO517RN
140×70°，管式
角弯，长圆头，横开

ZO518RN
140×110°，管式
角弯，长圆头，竖开

ZO519RN
140×100°，管式
角弯，长圆头，横开

鼻咽活体取样钳（鼻取样钳）
Nasal biopsy forceps
ZO510RN
160×3，盖板式，直形
ZO512RN

鼻咽活体取样钳（鼻取样钳）
Nasal biopsy forceps
ZO511RN
140×3，盖板式，角弯
ZO513RN
140×4，盖板式，角弯

图 8-135　鼻咽活体组织取样钳

（12）鼻筛窦开放钳：供开放鼻筛窦，咬切鼻筛窦部位软骨及脆弱之骨质用。钳闭合时，上、下二片刃口应对齐，不得有偏移或张口现象（图 8-136）。

（13）上颌窦咬骨钳：供咬切上颌窦部位的软骨及脆弱之骨质用。钳端有上切和下切之分，有不同的度数（图 8-137）。

（14）鼻窦抓钳：供耳鼻喉科临床抓取鼻窦部位息肉及组织用（图 8-138）。

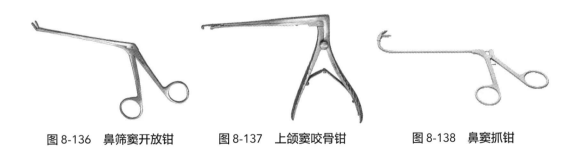

图 8-136　鼻筛窦开放钳　　　　图 8-137　上颌窦咬骨钳　　　　图 8-138　鼻窦抓钳

（15）鼻刮匙：供耳鼻喉刮除鼻部病理组织用。根据手术需要，有弯头、直头，形状有匙形，有碗形（图 8-139）。

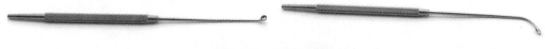

图 8-139　各类鼻刮匙

（16）鼻剥离器：供剥离黏膜骨膜瓣和颜面整形手术时分离鼻骨膜用（图 8-140）。

（17）鼻腔吸引管：供吸引鼻腔脓血、分泌物等用。根据其结构和适用范围有不同粗细多种型号，有直有弯，适用于各种手术的操作（图 8-141）。

（18）鼻中隔凿（鱼尾凿）：供耳鼻喉科手术时凿除部分骨骼用（图 8-142）。

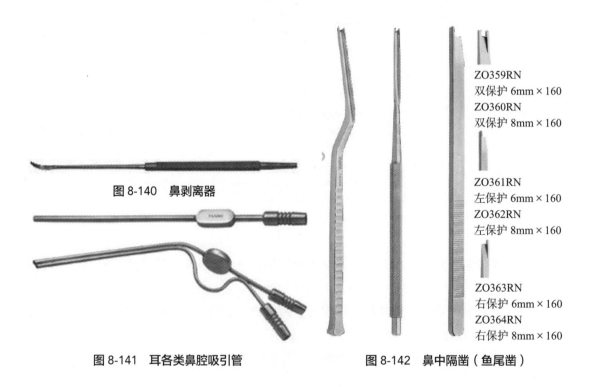

图 8-140　鼻剥离器

图 8-141　耳各类鼻腔吸引管

ZO359RN
双保护 6mm×160
ZO360RN
双保护 8mm×160

ZO361RN
左保护 6mm×160
ZO362RN
左保护 8mm×160

ZO363RN
右保护 6mm×160
ZO364RN
右保护 8mm×160

图 8-142　鼻中隔凿（鱼尾凿）

（19）鼻用镊（枪状）：供鼻科夹持敷料和软组织用（图 8-143）。

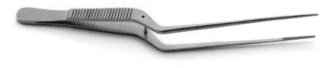

图 8-143　鼻用镊（枪状）

（20）鼻镜：供鼻腔及鼻甲做检查及手术用。鼻镜的外形应平整、对称，不得有锋棱，毛刺和裂纹等缺陷。鼻镜开闭时应轻松灵活，弹簧应有足够撑开柄部和关闭头部的弹性（图 8-144）。

（21）鼻腔撑开器：也称鼻中隔镜。供鼻中隔检查和手术用。钳端两侧有扁平形长翼，其他部分与鼻镜相同（图 8-145）。

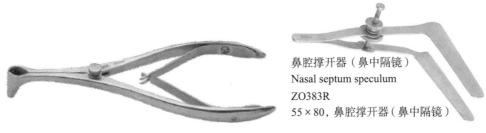

鼻腔撑开器（鼻中隔镜）
Nasal septum speculum
ZO383R
55×80，鼻腔撑开器（鼻中隔镜）

图 8-144　鼻镜　　　　　　　　　　　　图 8-145　鼻腔撑开器

（22）鼻增殖体刮匙：供刮除鼻咽内鼻增殖体用。刮匙的匙口应微锐，匙口四周应平整，不得有卷口、缺口、裂纹（图 8-146）。

（23）鼻增殖体切除器：供手术时切除鼻腔中增殖组织用。切除器开闭时应轻松灵活，无卡塞现象。刀片须无卷口、崩裂和毛刺现象（图 8-147）。

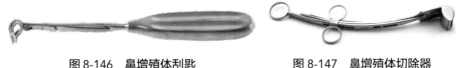

图 8-146　鼻增殖体刮匙　　　　　　　图 8-147　鼻增殖体切除器

3. **咽喉科类器械**　适用于咽喉部疾病检查和手术治疗用。可分为：喉钳、喉镜、支撑喉镜器械、扁桃体器械、喉癌器械等。

（1）喉钳：供喉部咬切软组织或钳取组织用。喉钳开闭时应轻松灵活，无卡塞现象（图 8-148）。

（2）喉异物钳：供钳取喉部异物组织用。钳子的外形应光滑、圆整，不得有锋棱毛刺、裂纹等缺陷。钳子开闭应轻松灵活，不得有卡塞现象。当钳头闭合时，上下二片不得有错口及摆头现象。钳子的刃口应锋利，不得有卷刃、崩刃等缺陷（图 8-149）。

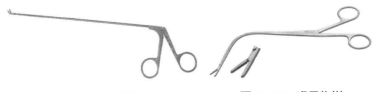

图 8-148　喉钳　　　　　　　图 8-149　喉异物钳

（3）食管异物钳：钳取食管内异物用。钳子的外形应光滑、圆整，杆部应平直，不得有锋棱毛刺、裂纹等缺陷（图 8-150）。

（4）气管异物钳：供钳取气管异物用。根据钳头不同，有二爪式，三爪式，三爪取笔套式，花生米头等（图 8-151）。

（5）咽喉镜：供耳鼻喉科检查咽喉部位用（图 8-152）。

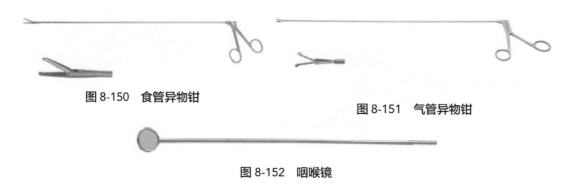

图 8-150　食管异物钳

图 8-151　气管异物钳

图 8-152　咽喉镜

（6）扁桃体剪：供剪切扁桃体组织用。剪刀螺钉应牢固地固定在左片上，当打开或闭合时，螺钉不得松动（图 8-153）。

（7）扁桃体吸引管：供扁桃体手术时吸引烟雾及残渣用，吸引管内腔应畅通（图 8-154）。

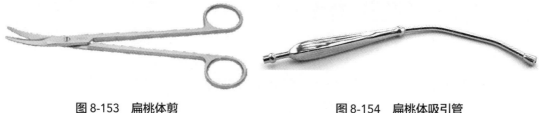

图 8-153　扁桃体剪

图 8-154　扁桃体吸引管

（8）扁桃体刀：供切开扁桃体包膜用（图 8-155）。

（9）扁桃体拉钩及剥离子：供剥离扁桃体及牵拉咽前柱用（图 8-156）。

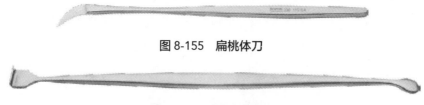

图 8-155　扁桃体刀

图 8-156　扁桃体剥离子

（10）扁桃体止血钳：供夹持扁桃体止血用。止血钳外表无锋棱、毛刺、裂纹。鳃角的锐边应倒钝，唇头齿和锁止牙应清晰、完整，无缺齿现象（图 8-157）。

（11）扁桃体圈断器：摘除扁桃体组织用。鳃轴螺钉应牢固固定，当圈套器开闭时，螺钉不得松动。圈套器应有良好的截除性能。开闭时，活动部位应轻松灵活，不得卡塞。紧固部位应牢固，不得松动。圈套器外形和表面应光滑、平整、轮廓清晰，不应有锋利、毛刺、裂纹等缺陷。圈套器的焊接及铆合部位应平整、光滑牢固，焊接部位不得有明显的堆积物等缺陷（图 8-158）。

（12）扁桃体夹持钳：供扁桃体手术时夹持扁桃体用（图 8-159）。

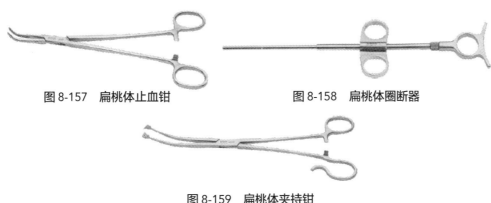

图 8-157　扁桃体止血钳　　　　图 8-158　扁桃体圈断器

图 8-159　扁桃体夹持钳

（舒玲）

五、口腔科手术器械

（一）口腔科手术器械适用范围及功能介绍

1. **适用范围**　主要用于口腔及颌面部的矫正、修复等手术，根据使用部位不同可用于牙体牙髓、牙周等部位，通常用于疾病诊断。

2. **功能**　从手术的过程及手术种类来理解口腔科手术器械的功能：口腔科手术通过对牙周、牙体、牙髓等组织进行"诊断、破坏、矫正、修复与重建"来达到治疗疾病或帮助口腔及颌面部矫正及修复的目的，所以手术器械自然就包括了诊断类器械如口镜、探针等；破坏口腔牙周、牙体及牙髓等的器械如牙科剪等；夹持和分离口腔组织的器械如刮匙、牙科钳等；为了提供宽敞、干净的手术视野，确保手术顺利进行如各种拉钩、牵开器等。

（二）常见口腔科手术器械

口腔科手术器械根据使用用途及所用部位不同可分为：口腔诊断类、牙及牙周诊断类、牙周疾病治疗类、口腔颌面外科类、正畸类、修复类等器械；常见的牙及牙周诊疗器械又分为：牙体疾病治疗器械、牙周疾病诊疗器械。根据其形状、性质、大小、细致差别，在用途分类下，又衍生出各种器械的进一步分类，一般通过器械名称进行区别和确认。各类常见的口腔科手术器械介绍如下：

1. **口腔诊断类器械**　主要用于口腔诊断。口腔诊断器械种类繁多，常用检查器械有口镜、探针和镊子。口镜，用于口腔检查；牙探针，用于探查牙面、牙龈等部位的病灶；牙用镊，用于口腔科检查和治疗时夹持。各类常见口腔诊断器械介绍如下。

（1）口镜

1）分类：口镜头为圆形，一面镶有镜面，镜面有平面和凹面两种，平面镜反映真实影像，凹面镜可使局部影像放大；口镜柄上有纹路，便于操作者握持且不易滑脱；口镜颈将口镜头和口镜柄呈 135° 连接起来。

2）用途：利用口镜反射影像作用观察直视不到的部位，如牙齿远中面；通过口镜聚集光线增强视野照明；口内操作时牵引颊部及推压舌体；口镜柄末端还可以叩诊牙齿。

3）常用口镜器械图示（图 8-160）。

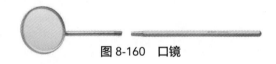

图 8-160　口镜

（2）探针

1）分类：临床常用的探针，有两个尖锐的工作端，一端为弧端为三弯形，便于检查牙的各个面。根据器械尺寸及工作端的弯曲度分为 1# - 23#，DG16#。根据头端结构分为单头、双头。根据手柄的结构特点分为八角柄，实心圆柄。

2）用途：用于检查牙冠各面的沟裂、点隙、鳞洞、牙体的感觉，探测敏感部位，还可用于检查皮肤及黏膜的感觉功能。

3）常用探针器械图示（图 8-161 ~ 图 8-164）。

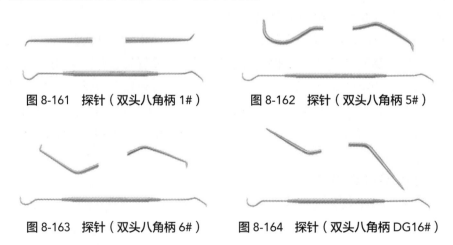

图 8-161　探针（双头八角柄 1#）　　图 8-162　探针（双头八角柄 5#）

图 8-163　探针（双头八角柄 6#）　　图 8-164　探针（双头八角柄 DG16#）

（3）牙科镊

1）分类：口腔科专用镊子工作头呈反角形，分为工作头和柄两部分，其尖端闭合严密。根据器械尺寸及工作端的弯曲度分为 160 单弯，160 双弯，根据头端结构分为有齿，无齿。

2）用途：主要用来夹持敷料、器械工作头、异物等，另外，还常用于检测牙齿松动度。

3）常用镊子器械图示（图 8-165 ~ 图 8-168）。

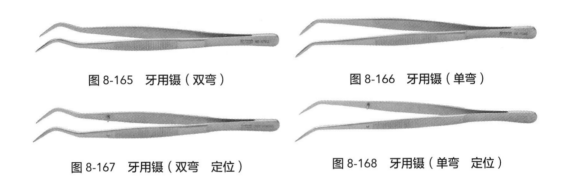

图 8-165　牙用镊（双弯）　　　　　图 8-166　牙用镊（单弯）

图 8-167　牙用镊（双弯　定位）　　　图 8-168　牙用镊（单弯　定位）

2. 牙体疾病治疗器械　常见牙体疾病诊疗器械有：钻针、挖匙、橡皮障系统、调拌刀、成型片、成型片夹、银汞合金输送器、银汞合金充填器、粘固粉充填器、研光器（磨光器）、拔髓针、光滑髓针、螺旋充填器、根管充填器等。各类常见牙体疾病诊疗器械介绍如下：

（1）钻针

1）分类：按外形分为长钻针和短钻针。常用钻针有裂钻、倒锥钻、球钻、梨形钻等。

2）用途：长钻针用于直手机，短钻针用于弯手机。短钻针通过针柄末端的小凹槽和半截面嵌在机头内。其中裂钻呈柱状或锥状，刃口可相互平行，并与钻针方向一致或微倾斜，裂钻的工作头长 4 ~ 5mm，用于开阔龋洞，形成和修整洞壁。倒锥钻钻头呈倒锥形，工作头较短，0.5 ~ 1.5mm，用于扩展洞形，制备倒凹，修整洞底。球钻钻头呈球形，刃口相互平行、倾斜或呈锯齿状，用于去除软化牙本质，开阔洞口，制作弧形倒凹。梨形钻钻头呈梨形，用于扩大洞口或修整洞角。

（2）挖匙

1）分类：工作端周边刃缘锐利，调换工作端的方向可以从不同方向挖剔，有大、中、小三种型号。

2）用途：用于刮除龋坏牙本质、炎症组织以及暂时性充填物，切断牙髓，切除牙髓息肉等。

3）常用挖匙器械图示（图 8-169）。

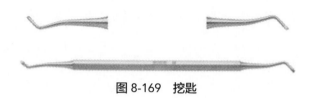

图 8-169　挖匙

（3）橡皮障系统

1）分类：由橡皮障、支架、打孔器、橡皮障夹、橡皮障钳组成。其中橡皮障有不同型号、颜色、香型；打孔器头部转动盘有大小不同的圆孔；橡皮障夹有各种型号适用不同的牙齿。

2）用途：窝洞预备完毕之后，须将治疗牙与周围口腔环境隔离开来，以防止冷却水、唾液和其他组织液进入窝洞，污染洞壁，影响充填材料的性能及其与洞壁的密合程度。

3）常用橡皮障系统器械图示（图 8-170）。

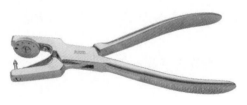

图 8-170　打孔器

（4）调拌刀

1）分类：按材质可分为不锈钢调拌刀和塑料调拌刀，按其形状可分为单头调拌刀和双头调拌刀。工作端光滑、扁平、上窄下宽，便于操作。调拌刀刀柄较长，便于握持。颈把工作头与柄连接在一起。

2）用途：用于调拌各种粘固粉材料。

3）常用黏固粉调拌刀器械图示（图 8-171）。

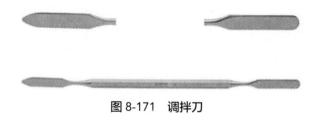

图 8-171　调拌刀

（5）成型片、成型片夹

1）分类：为不锈钢弹性薄片，中间为向外突起的半圆形功能面，有大、小两型分别用于磨牙和前磨牙。两侧连接柄上各有 2 ～ 3 个等大的小孔，便于固定在成形片夹上。成型片及夹根据功能不同分为钳式和杆式两种。

2）用途：成型片及成型片夹主要用于复面洞充填时，保持充填体与洞壁密合有利于充填体的成型，恢复与邻牙接触。

3）常用成型片，成型片夹器械图示（图 8-172 ～ 图 8-175）。

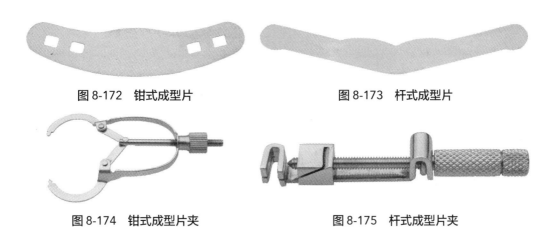

图 8-172　钳式成型片　　　　　　　　　图 8-173　杆式成型片

图 8-174　钳式成型片夹　　　　　　　　图 8-175　杆式成型片夹

（6）黏固粉充填器（水门汀充填器）

1）分类：双头，根据头端尺寸分为 1#，2#，3#，4#。根据手柄结构而分为实心圆柄和八角柄。

2）用途：光滑面填压端用于充填糊膏状材料，扁平状钝刀型工作头，用于采取糊剂状充填材料，可用于后牙邻面洞的充填。

3）常用黏固粉充填器（水门汀充填器）器械图示（图 8-176、图 8-177）

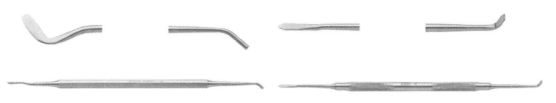

图 8-176　八角柄黏固粉充填器　　　　　图 8-177　实心圆柄黏固粉充填器

（7）银汞合金输送器

1）分类：由推压手柄、一定角度弯曲的输送套筒和弹簧栓头组成。

2）用途：传递调和完成的适量银汞合金材料于窝洞内，以便充填。

3）常用汞合金输送器器械图示（图 8-178）。

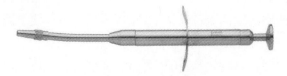

图 8-178　银汞合金输送器

（8）银汞合金充填器

1）分类：工作端为不同粗细的圆柱形工作头，适宜于不同大小窝洞的充填。按其外观形状分为单头压器和双头压器。工作面有许多凹槽或条纹网格，便于充填时挤出余汞。

2）用途：用于充填银汞合金。

3）常用银汞合金充填器器械图示（图 8-179、图 8-180）。

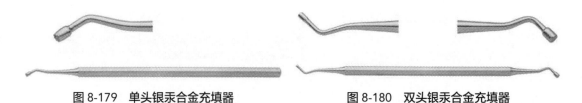

图 8-179　单头银汞合金充填器　　　　　　　图 8-180　双头银汞合金充填器

（9）研光器（磨光器）

1）分类：根据外观形状分为单头和双头，根据头端尺寸分为单头 1～6# 和双头 1#/3#，2#/4#。

2）用途：汞合金充填后打磨抛光，使表面光滑，边缘与洞壁密合。

3）常用研光器（磨光器）器械图示（图 8-181、图 8-182）。

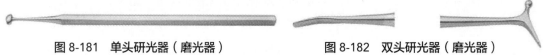

图 8-181　单头研光器（磨光器）　　　　　　图 8-182　双头研光器（磨光器）

（10）光滑髓针

1）分类：由工作端、杆部两部分组成，工作端断面可为圆形或三角形。标准光滑髓针全长 52mm，其型号按工作端直径由细到粗分为 000、00、0、1、2、3 六种。

2）用途：用于探查根管，确定工作长度，制作棉捻擦拭根管和根管封药，及导入根管封闭剂。

（11）拔髓针

1）分类：工作端头部尖锐，有利于探测根管口，表面有许多细小倒刺，便于将牙髓拔出。其长度和型号同光滑髓针。

2）用途：插入根管内旋转倒退，拔出根髓，还可去除根管内的棉捻或纸尖。

（12）髓针柄

1）分类：有螺丝帽和与手柄相连接的三瓣簧组成。

2）用途：拧紧螺丝帽可以固定插入其中的髓针杆，使用随针柄便于临床操作。以上两种髓针均可以单独或置于髓针柄上使用。

3）常用拔髓针器械图示（图 8-183）。

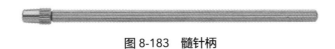

图 8-183　髓针柄

（13）螺旋充填器

1）分类：常用的国际标准型号为 25 ~ 40 号螺旋充填器。

2）用途：用于向根管内导入根充糊剂。

（14）根管充填器

1）分类：根据使用功能分为根管侧向充填器和根管垂直充填器。侧向充填器为工作端呈光滑针状、末端尖锐的器械，垂直充填器的末端为平面的器械。根据头部结构分为单头和双头。两种器械的锥度与根管的规格相同，可以分为手用和机用两种，型号和手柄颜色同根管钻。常用型号为 15 ~ 40 号。

2）用途：侧向充填器主要用于向侧方推挤牙胶尖、填入辅助牙胶尖；垂直充填器主要用于在热压根充技术中，加热后压缩牙胶尖。

3）常用根管充填器器械图示（图 8-184 ~ 图 8-186）。

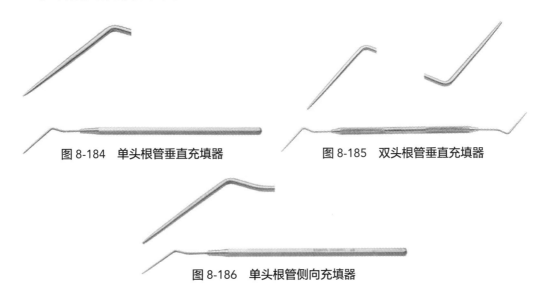

图 8-184　单头根管垂直充填器　　图 8-185　双头根管垂直充填器

图 8-186　单头根管侧向充填器

3. **牙周疾病治疗器械**　常用牙周疾病诊疗器械有：洁治器、刮治器、牙周探针等。各类常见牙周疾病治疗器械介绍如下：

（1）牙周洁治器

1）分类：根据外部形状分为镰形洁治器和锄形洁治器。镰形洁治器形似镰刀，横断面为等腰三角形。常用部位为三角形腰和底构成的刃口和尖，有效工作区在刃前端 1～3mm。临床上常分为前牙镰形洁治器和后牙镰形洁治器。锄形洁治器现在使用较少，多使用超声洁治器去除牙石。

2）用途：①前牙镰形洁治器的柄与喙呈直角或大弯形，用于刮除前牙邻面的菌斑与牙结石。②后牙镰形洁治器柄与喙形成两个角度，用于刮除后牙邻面和颊舌侧的菌斑与牙结石。

3）常用牙周洁治器器械图示（图 8-187～图 8-190）。

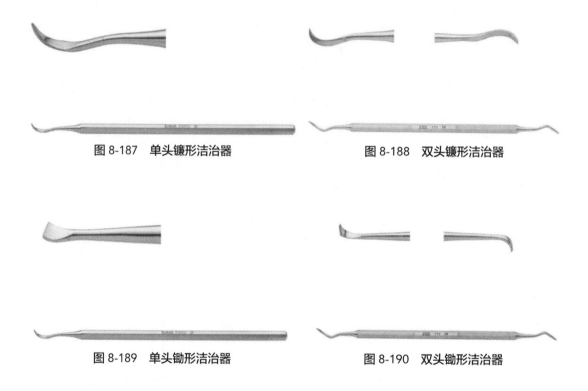

图 8-187　单头镰形洁治器　　　　　　图 8-188　双头镰形洁治器

图 8-189　单头锄形洁治器　　　　　　图 8-190　双头锄形洁治器

（2）牙周刮治器

1）分类：喙薄而窄小，刃部与颈部相交成 100° 角，刀刃末端变薄形成线形。根据外形结构分为单头和双头。根据手柄结构分为八角柄和实心圆柄。根据型号分为单头 1～12#，双头 1～18#。

2）用途：刮除较松的深牙周袋内的牙石。

3）常用牙周刮治器器械图示（图 8-191、图 8-192）。

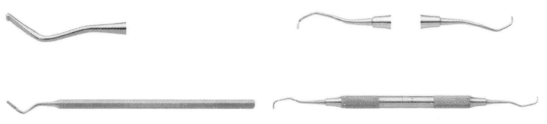

图 8-191　单头八角柄牙周刮治器　　　　　图 8-192　双头实心圆柄牙周刮治器

（3）牙周袋探针

1）分类：牙周探针由工作端、颈部、柄三部分构成。工作端呈圆柱形，逐渐变细，尖端为直径 0.5mm 的钝头，利于插入龈沟。表面有刻度，分为圆刻和扁刻。常用的牙周探针包括：Williams 探针（刻度为 1，2.3，5，7，8，9，10mm），Michigan-O 探针（刻度为 3，6，8mm）、Marquis 探针（刻度为 3，6，9，12mm，并有颜色标记）。

2）用途：用于探查牙周袋的深度、牙龈出血情况、探查龈下牙石的数量及分布、根分叉受累情况及探查龈缘的位置。

3）常用牙周探针器械图示（图 8-193、图 8-194）。

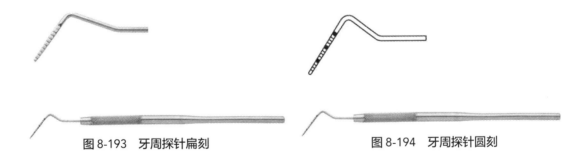

图 8-193　牙周探针扁刻　　　　　　　　　图 8-194　牙周探针圆刻

4. **口腔颌面外科器械**　口腔颌面外科包括牙拔除术和牙槽外科手术，手术不仅涉及软组织也涉及骨组织，因此手术器械种类繁多。常见的口腔颌面外科器械有：拔牙钳、牙挺、牙根尖挺、牙骨凿、牙刮匙、麻醉注射架、牙咬骨钳、牙科剪等。各类常见的口腔颌面外科器械介绍如下：

（1）拔牙钳

1）分类：根据牙在口腔内的部位及其形态的不同，牙钳可分为上颌牙钳与下颌牙钳两类。分别又可分为前牙钳、前磨牙钳、磨牙钳、第三磨牙钳、根钳、万用钳、牛角钳等，其中上颌磨牙的侧钳喙有正对根分叉的三角形突起，因此有左右之分。根据牙钳的形状不同，上颌牙钳有直钳、反角式钳、刺枪式钳；下颌牙钳的柄与钳喙成 90°或钝角和鹰嘴式钳。分为成人和儿童。

　　2）用途：用于口腔科拔除牙齿和牙根用。

　　3）常用拔牙钳器械图示（图 8-195 ～ 图 8-210）。

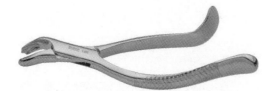

图 8-195　拔牙钳（成人拔除上颌右侧磨牙）

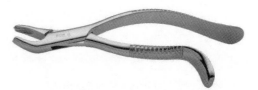

图 8-196　拔牙钳（成人拔除上颌左侧磨牙）

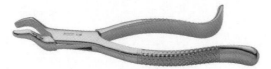

图 8-197　拔牙钳（成人拔除上颌第三磨牙用）

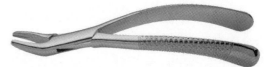

图 8-198　拔牙钳（成人拔除上颌双尖牙用）

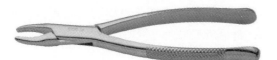

图 8-199　拔牙钳（成人拔除上颌切牙用）

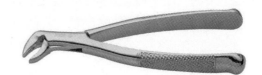

图 8-200　拔牙钳（成人拔除下颌切牙用）

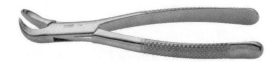

图 8-201　拔牙钳（成人拔除下颌磨牙用）

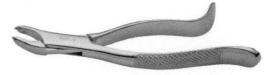

图 8-202　拔牙钳（成人拔除下颌磨牙用）

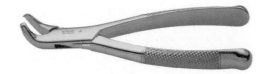

图 8-203　拔牙钳（成人拔除下颌双尖牙及切牙用）

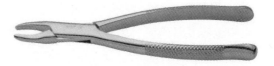

图 8-204　拔牙钳（儿童拔除上颌切牙用）

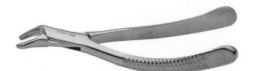

图 8-205　拔牙钳（儿童拔除上颌牙根用）

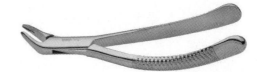

图 8-206　拔牙钳（儿童拔除下颌切牙及牙根用）

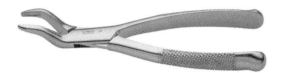

图 8-207　拔牙钳（儿童拔除上颌切牙及牙根用）

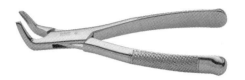

图 8-208　拔牙钳（儿童拔除下颌乳磨牙用）

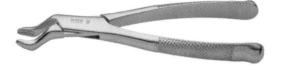

图 8-209　拔牙钳（儿童拔除上颌乳磨牙用）

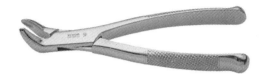

图 8-210　拔牙钳（儿童切断乳牙用）

（2）牙挺

1）分类：按形状可分为直挺、弯挺、横柄挺。按挺刃的宽窄形状和功能分为牙挺、根挺、根尖挺和特殊挺四类，特殊挺有三角挺、羊蹄挺等。

2）用途：供拔牙前作翘松牙齿或剔除牙根等用。

3）常用牙挺器械图示（图 8-211 ~ 图 8-216）。

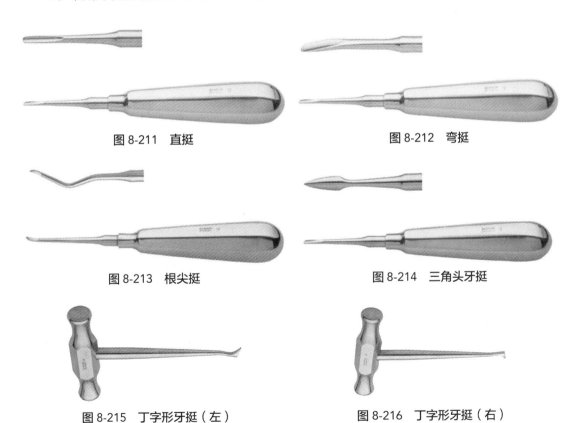

图 8-211　直挺　　　　　　　　　　　　　　图 8-212　弯挺

图 8-213　根尖挺　　　　　　　　　　　　　图 8-214　三角头牙挺

图 8-215　丁字形牙挺（左）　　　　　　　　图 8-216　丁字形牙挺（右）

（3）刮匙

1）分类：用于牙槽外科的刮匙有直、弯两种，常用的是弯刮匙。

2）用途：探查牙槽窝，去除牙槽窝内的碎片、残渣、肉芽组织和囊肿等。

3）常用刮匙器械图示（图 8-217、图 8-218）。

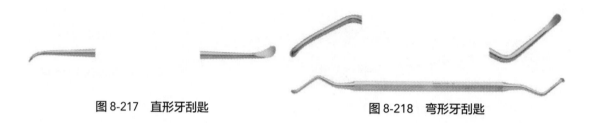

图 8-217　直形牙刮匙

图 8-218　弯形牙刮匙

（4）牙用分离器

1）分类：根据功能分为牙骨膜分离器、牙龈分离器、牙龈压排器。其中牙龈压排器根据头端结构分为又分为有齿圆头、无齿圆头、有齿半圆头、无齿半圆。

2）用途：拔牙前分离牙龈，目的是在安放牙钳时，为钳喙插入龈沟下提供空间，防止夹伤牙龈，避免牙龈撕裂。

3）常用牙用分离器器械图示（图 8-219 ~ 图 8-224）。

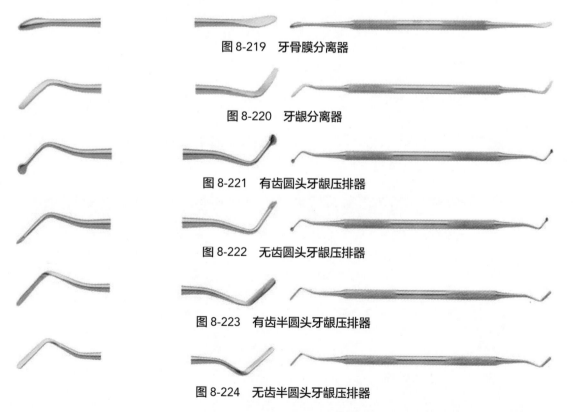

图 8-219　牙骨膜分离器

图 8-220　牙龈分离器

图 8-221　有齿圆头牙龈压排器

图 8-222　无齿圆头牙龈压排器

图 8-223　有齿半圆头牙龈压排器

图 8-224　无齿半圆头牙龈压排器

（5）牙用凿

1）分类：根据功能不同分为牙釉凿，牙骨凿、阻生牙骨凿。其中根据头端结构不同牙骨凿分为弯半圆刃、单面刃、半圆刃、直刃等。阻生牙骨凿分为半圆刃、弯半圆刃、直刃、月牙刃、弯月牙刃等。

2）用途：用于口腔手术时凿除牙槽骨劈分牙齿及增隙等。

3）常用牙骨凿器械图示（图 8-225～图 8-234）。

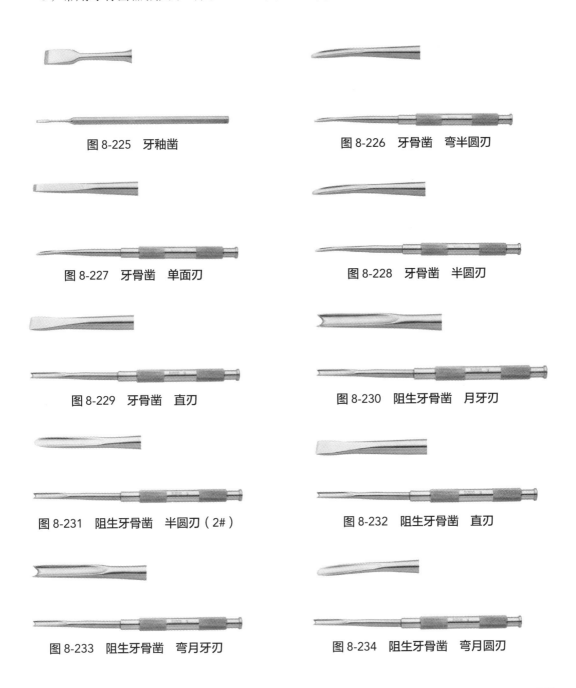

图 8-225　牙釉凿

图 8-226　牙骨凿　弯半圆刃

图 8-227　牙骨凿　单面刃

图 8-228　牙骨凿　半圆刃

图 8-229　牙骨凿　直刃

图 8-230　阻生牙骨凿　月牙刃

图 8-231　阻生牙骨凿　半圆刃（2#）

图 8-232　阻生牙骨凿　直刃

图 8-233　阻生牙骨凿　弯月牙刃

图 8-234　阻生牙骨凿　弯月圆刃

（6）麻醉注射架

1）分类：分为钩头、尖头、琼脂注射架。

2）用途：用于口腔治疗局部麻醉时注射药液，不接触患者和药液，无剂量控制功能。

3）常用麻醉注射架器械图示（图 8-235 ~ 图 8-237）。

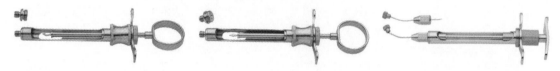

图 8-235　麻醉注射架（钩头）　　　图 8-236　麻醉注射架（尖头）　　　图 8-237　琼脂注射架

（7）牙科剪

1）分类：直头，弯头。

2）用途：用于牙科手术中剪切口腔组织。

3）常用牙科剪器械图示（图 8-238、图 8-239）。

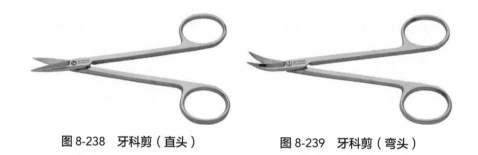

图 8-238　牙科剪（直头）　　　　　图 8-239　牙科剪（弯头）

（8）牙槽咬骨钳

1）分类：一般分为圆口和方口，通常由不锈钢材料制成。可重复使用。

2）用途：用于修整突起和过高的牙槽间隔或牙根间隔。

3）常用牙槽咬骨钳器械图示（图 8-240、图 8-241）。

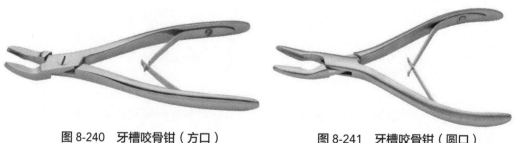

图 8-240　牙槽咬骨钳（方口）　　　图 8-241　牙槽咬骨钳（圆口）

（9）牵开器、拉钩

1）分类：根据功能不同分为牵开器、唇颊牵开器、直角拉钩。

2）用途：用于口腔治疗操作中牵拉开唇颊部及打开口腔，暴露视野。

3）常用拉钩器械图示（图 8-242 ~ 图 8-246）。

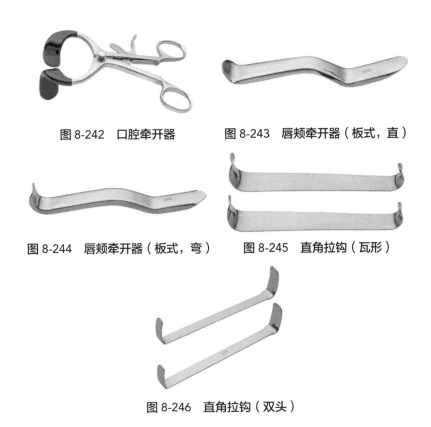

图 8-242　口腔牵开器　　　　图 8-243　唇颊牵开器（板式，直）

图 8-244　唇颊牵开器（板式，弯）　　图 8-245　直角拉钩（瓦形）

图 8-246　直角拉钩（双头）

5. **正畸科常用器械**　常见正畸科器械有：冠剪、带环器、钳类等。各类常见的正畸科器械介绍如下：

（1）冠剪

1）分类：无明确的分类。

2）用途：用于切断结扎丝，修整带环边缘。

3）常用冠剪器械图示（图 8-247）。

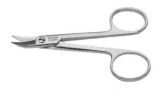

图 8-247　冠剪

（2）带环器类

1）分类：根据功能不同分为推带环器和压带环器。

2）用途：推带环器用于推压带环就位。压带环器通过颌力使带环就位。

3）常用带环器器械图示（图 8-248）。

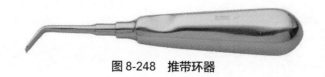

图 8-248　推带环器

（3）钳类

1）分类：根据功能不同分为鹰嘴钳、末端切断钳、粗丝钳、细丝钳、梯形钳等。

2）用途：去带环钳用于去除带环和残留在牙面上的黏合剂等。鹰嘴钳用于成形带环中部，使其向唇舌侧突出。末端切断钳用于弓丝结扎后切断颊面管后方多余的弓丝。粗丝钳用于活动矫治器制作时弓丝的弯制。细丝钳用于固定矫治器各种弓丝的弯制。梯形钳用于弯制多弯曲方形弓的各类固定直径的小圈形曲，弯丝直径 ≤ 0.7mm。分牙皮圈钳在粘结带环之前，用于辅助弹性分牙圈就位，分离牙间的器械。

3）常用钳类器械图示（图 8-249 ~ 图 8-253）。

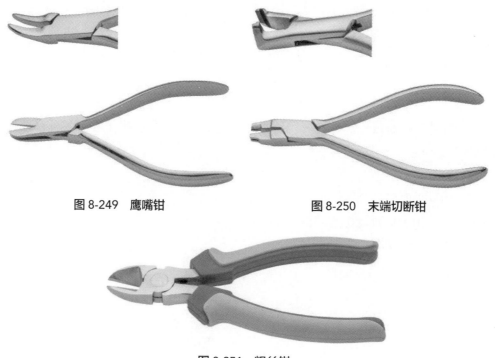

图 8-249　鹰嘴钳　　　　　　　　图 8-250　末端切断钳

图 8-251　粗丝钳

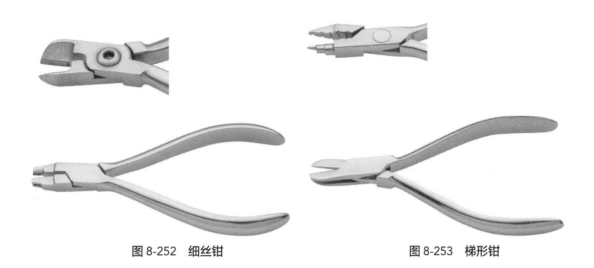

图 8-252　细丝钳　　　　　　　　　　　　图 8-253　梯形钳

（4）方丝成型器

1）分类：是表面有数条粗、细不等的方形或圆形沟槽的圆柱形金属物。

2）用途：用于初步形成固定矫治器的细、粗弓丝或方弓丝。

3）常用方丝成型器器械图示（图 8-254）。

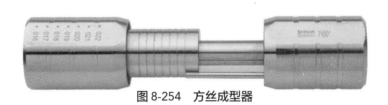

图 8-254　方丝成型器

（5）技工蜡型雕刻刀

1）分类：根据手柄外形分为八角柄和实心圆柄。

2）用途：用于雕刻基托的蜡型。

3）常用技工蜡型雕刻刀器械图示（图 8-255、图 8-256）。

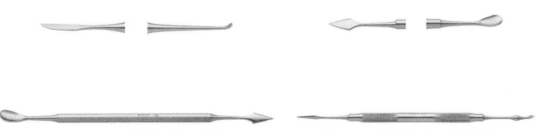

图 8-255　八角柄技工蜡型雕刻刀　　　　图 8-256　实心圆柄技工蜡型雕刻刀

（6）游标卡尺

1）分类：根据不同尺度选择测量方向。

2）用途：测量牙冠及牙弓的宽度、牙移动距离以及计算牙列拥挤或稀疏程度。

3）常用游标卡尺器械图示（图 8-257）。

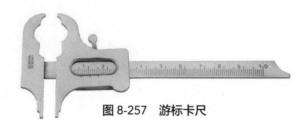

图 8-257　游标卡尺

6. **修复科常用器械**　常见的修复科器械有：工具钳、去冠器、托盘，垂直距离尺，卡尺等。各类常见修复科器械介绍如下。

（1）工具钳

1）分类：根据功能不同分为切断钳、日月钳、三头钳、三德钳。

2）用途：切断钳用与切断钢丝。三头钳能够准确夹紧钢丝，用于钢丝短距离大角度的弯曲。日月钳用于弯制卡环和调整弧度。三德钳用于弯制和调整卡环。

3）常用技工钳器械图示（图 8-258 ~ 图 8-260）。

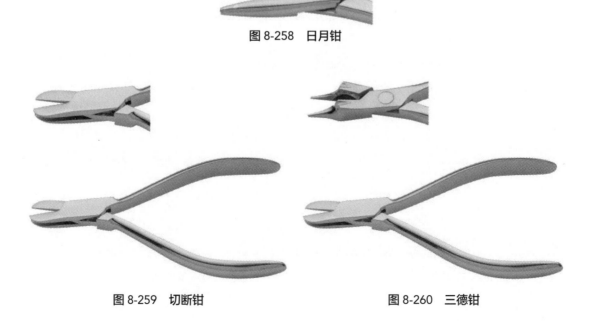

图 8-258　日月钳

图 8-259　切断钳　　　　　　　　　　图 8-260　三德钳

（2）去冠器

1）分类：根据功能不同分为前牙用去冠器和后牙用去冠器。

2）用途：用于口腔科手术中去除牙齿上的金冠用。

3）常用去冠器器械图示（图 8-261）。

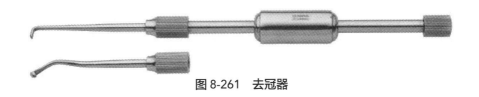

图 8-261　去冠器

（3）托盘

1）分类：全口无孔圆底托盘，全口有孔方底托盘，局部托盘。

2）用途：用于承托各种印模材料，制取口腔印模。

3）常用托盘器械图示（图 8-262 ~ 图 8-264）。

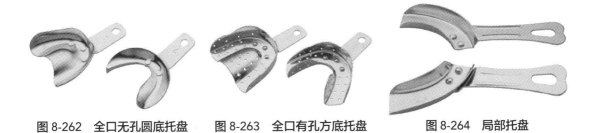

图 8-262　全口无孔圆底托盘　　图 8-263　全口有孔方底托盘　　　图 8-264　局部托盘

（4）卡尺

1）分类：材质为不锈钢材质，可调节不同角度。

2）用途：用于测量口腔中间隙、深度、力度等参数。

3）常用卡尺器械图示（图 8-265）。

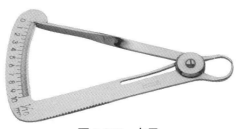

图 8-265　卡尺

（5）调拌刀、橡皮碗

1）分类：手柄为木制，调拌石膏使用。

2）用途：用于调拌各类印模材料及模型材料。

3）常用调拌刀、橡皮碗图示（图 8-266）。

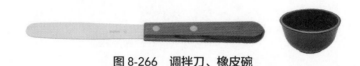

图 8-266 调拌刀、橡皮碗

（三）口腔颌面外科常见内植入物

口腔外科手术在临床中应用广泛，主要用于口腔颌面外伤、面部肿瘤以及感染等疾病中，口腔颌面相关部位的骨折治疗也是其最为重要的应用范围。这是由于口腔颌面容易改变面部形态，且在一定程度上还会对患者的咀嚼功能造成影响。近年来，随着科学以及医疗技术的不断提升，口腔外科手术中越来越广泛地应用内固定系统，大大提升了治疗的疗效，改善了患者生活质量，这也使得社会各界对口腔颌面外科手术临床治疗的效果提出了更高的要求，人们通过不断的研究和探索，开始转向研究应用可吸收、降解的材料制作成可吸收内固定系统，并将逐渐取代传统金属材料。

1. 上颌面固定模块

（1）范围及功能介绍

1）适用范围：适用于各种创伤引起的颅骨骨折、眶缘骨折、额窦骨折以及鼻骨 - 眶 - 筛骨骨折；同样适用于颅骨、眶骨、颧骨、牙槽区域骨缺损及畸形的重建；骨移植的固定。

2）功能：用于上颌面部区域手术入式的内固定。

（2）常见的上颌面植入物

1）1.2mm 螺钉：分为自攻螺钉及自钻螺钉两种，十字钉头，对接骨板进行固定，增加稳固性（图 8-267、图 8-268）。

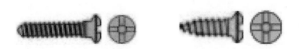

图 8-267 1.2mm 自攻螺钉 图 8-268 1.2mm 自钻螺钉

2）可塑钛板：用于颅颌面非承重部位的小型骨碎片的固定，可用手进行塑型。分为直型、三维、弯形、钻孔盖板和眶底板（图 8-269 ~ 图 8-274）。

3）标准钛板：分为直型、三维、90°L 型钛板、T 型、双 Y 型、弯形钛板及钻孔盖板和眶底板（图 8-275 ~ 图 8-282）。

4）动态钛网：主要包括标准型和可塑型钛网（图 8-283、图 8-284）。

5）微型钛网：可分为标准型和可塑型微型钛网（图 8-285、图 8-286）。

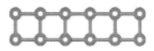

图 8-269　直型钛板 24 孔（压缩）　　图 8-270　三维钛板（6×2 孔）　　图 8-271　弯形钛板

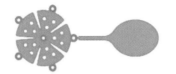
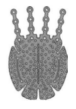

图 8-272　双 Y 型钛板　　图 8-273　钻孔盖板（20mm）　　图 8-274　眶底板（基本小型）

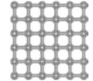
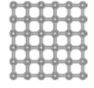
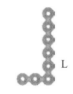

图 8-275　直型钛板（8 孔）　　图 8-276　三维钛板（6×6 孔）　　图 8-277　L 型钛板 90°

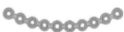
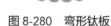

图 8-278　T 型钛板　　图 8-279　双 Y 型钛板　　图 8-280　弯形钛板

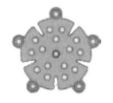
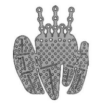

图 8-281　钻孔盖板　　图 8-282　眶底板　　图 8-283　标准型钛网

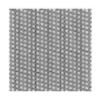
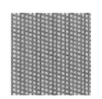

图 8-284　可塑性钛网　　图 8-285　标准型微型钛网　　图 8-286　可塑型微型钛网

2. 中颌面固定模块

（1）范围及功能介绍

1）适用范围：适用于各种创伤引起的 Le Fort I、Ⅱ、Ⅲ型骨折、颧骨骨折、鼻骨 - 眶 - 筛骨骨折及颅骨创伤，同样适用于 Le Fort I、Ⅱ、Ⅲ级、上颌骨、眶骨、颧骨、颅骨区域骨缺损及畸形的重建。

2）功能：用于中颌面部区域手术入式的内固定。

（2）常见的中颌面植入物

1）1.7mm 螺钉：分为自攻螺钉、自钻螺钉和锁定螺钉三种，十字钉头，对接骨板进行固定，增加稳固性（图 8-287 ~ 图 8-289）。

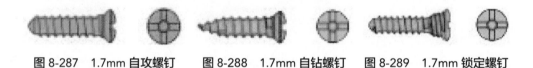

图 8-287　1.7mm 自攻螺钉　　图 8-288　1.7mm 自钻螺钉　　图 8-289　1.7mm 锁定螺钉

2）可塑钛板：主要类型有直型、三维及 100°L 型钛板（图 8-290 ~ 图 8-292）。

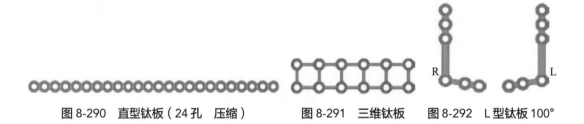

图 8-290　直型钛板（24 孔　压缩）　　图 8-291　三维钛板　　图 8-292　L 型钛板 100°

3）标准钛板：可分为直型钛板、带横桥定位标签钛板、弯形钛板、T 形钛板、三维钛板、100°L 型钛板（图 8-293 ~ 图 8-298）。

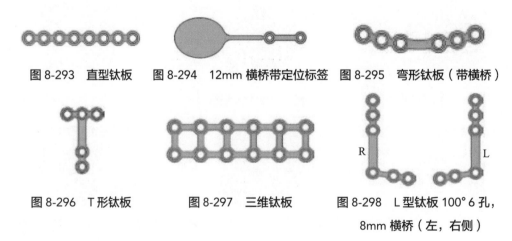

图 8-293　直型钛板　　图 8-294　12mm 横桥带定位标签　　图 8-295　弯形钛板（带横桥）

图 8-296　T 形钛板　　　　图 8-297　三维钛板　　　　图 8-298　L 型钛板 100° 6 孔，

8mm 横桥（左，右侧）

4）GSP 钛板（图 8-299）

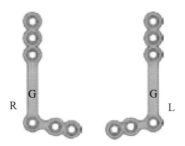

图 8-299 L 型钛板 100° 6 孔，

12mm 横桥（左，右侧）

5）动态钛网：分为标准型钛网及可塑型钛网（图 8-300、图 8-301）。

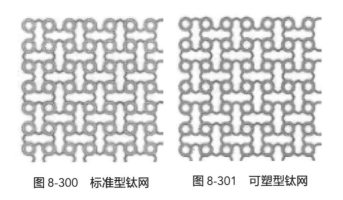

图 8-300 标准型钛网   图 8-301 可塑型钛网

6）微型钛网（图 8-302、图 8-303）

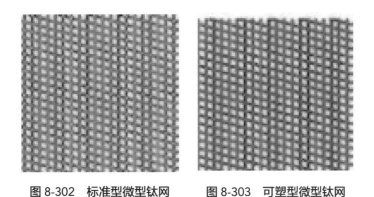

图 8-302 标准型微型钛网   图 8-303 可塑型微型钛网

7）锁定钛板：与锁定螺钉、自攻螺钉或自钻螺钉结合使用，可分为直型、弯形、Y

型、双 Y 型、三维锁定钛板、100°L 型锁定钛板（图 8-304～图 8-309）。

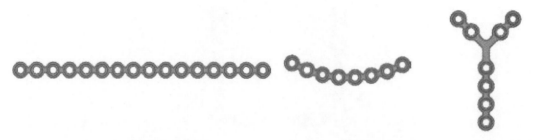

图 8-304　直型锁定钛板　　　　图 8-305　弯形锁定钛板　图 8-306　Y 型锁定钛板

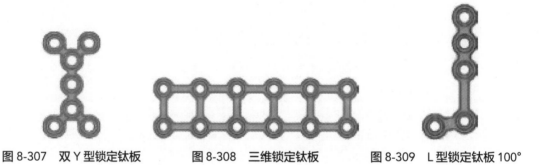

图 8-307　双 Y 型锁定钛板　　　图 8-308　三维锁定钛板　　　图 8-309　L 型锁定钛板 100°

3. 2.0Mp 小型钛板模块

（1）范围及功能介绍

1）适用范围：适用于颅面骨折、正颌面中部 / 下颌骨、颏成形术固定及矢状劈开截骨术固定。

2）功能：用于颌面部区域骨折内固定。

（2）常见的 2.0Mp 小型钛板植入物

1）2.0mm MP 螺钉：主要分为 2.0mm MP 自攻螺钉、自钻螺钉两种，十字钉头，2.3mmMP 自攻螺钉为应急情况下使用（图 8-310、图 8-311）。

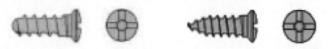

图 8-310　2.0mm MP 自攻螺钉　图 8-311　2.0mm MP 自钻螺钉

2）2.0MP 小型钛板：主要包括直型、L 型、T 型、Y 型、双 Y 型钛板，切迹高度为 1.0mm；方形或矩形三维接骨板，切迹高度为 0.6mm 以及切迹高度为 0.8mm 的直型、L 型钛板 100°、弯形钛板；切迹高度为 0.6mmd 带前进的颏钛板（图 8-312～图 8-318）。

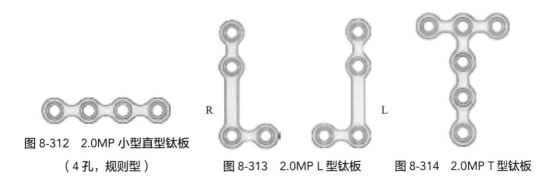

图 8-312　2.0MP 小型直型钛板（4 孔，规则型）

图 8-313　2.0MP L 型钛板

图 8-314　2.0MP T 型钛板

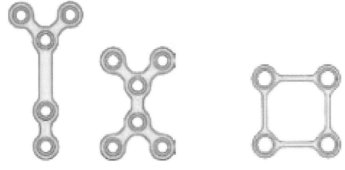

图 8-315　2.0MP Y 型及双 Y 型钛板　图 8-316　方形三维接骨板（2×2 孔）

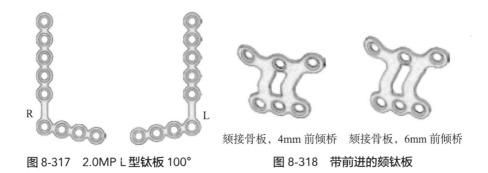

图 8-317　2.0MP L 型钛板 100°

颏接骨板，4mm 前倾桥　颏接骨板，6mm 前倾桥

图 8-318　带前进的颏钛板

3）MP 滑动 SSO 钛板：切迹高度为 1.0mm，主要分为四孔长和四孔短钛板两种类型（图 8-319）。

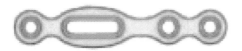

图 8-319　MP 滑动 SSO 钛板四孔（短）

4）动态钛网：包括切迹高度为 0.6mm 的标准钛网及切迹高度为 0.3mm 的可塑钛网（图 8-320、图 8-321）。

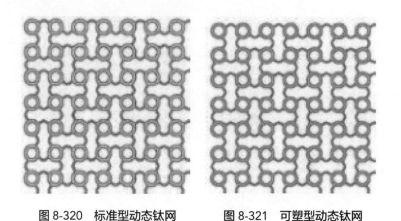

图 8-320 标准型动态钛网　　图 8-321 可塑型动态钛网

5）2.0MP 倾斜螺钉嵌入钛板（图 8-322）

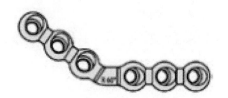

图 8-322 6 孔，145°，右侧，60° 插入

4. 正颌面固定模块（1.7、2.0、2.3mm）

（1）范围及功能介绍

1）适用范围：1.7mm 螺钉适用于 Le Fort Ⅰ、Ⅱ、Ⅲ 型截骨术固定、颏成形术固定、牙槽截骨术固定及骨移植固定；矢状劈开截骨术固定的则需要采用 2.0/2.3mm 的螺钉固定系统。

2）功能：用于正颌面手术入式的内固定。

（2）常见的正颌面植入物

1）1.7mm 螺钉：分为自攻螺钉、自钻螺钉及锁定螺钉三种类型，为十字形钉头，加固接骨板稳定性（图 8-323 ~ 图 8-325）。

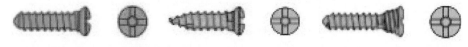

图 8-323 1.7mm 自攻螺钉　图 8-324 1.7mm 自钻螺钉　图 8-325 1.7mm 锁定螺钉

2）可塑钛板：切迹高度为 0.6mm 的 100°L 型钛板（图 8-326）。

3）标准钛板：切迹高度为 0.6mm 的 100°L 型钛板（图 8-327）。

4）GSP 钛板：100°L 型钛板，切迹高度分为 0.6mm 和 0.8mm（图 8-328）。

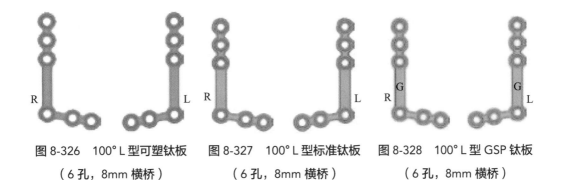

图 8-326　100°L 型可塑钛板　图 8-327　100°L 型标准钛板　图 8-328　100°L 型 GSP 钛板

（6 孔，8mm 横桥）　　　　（6 孔，8mm 横桥）　　　　（6 孔，8mm 横桥）

5）锁定钛板：与锁定螺钉、自攻螺钉或自钻螺钉结合使用。可分为正反面通用的
100°L 型钛板、Z 型钛板（图 8-329、图 8-330）。

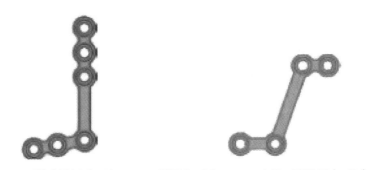

图 8-329　100°L 型锁定钛板（6 孔，8mm 横桥）　图 8-330　大号 Z 型钛板（4 孔）

6）1.7mm Le Fort I 型钛板（图 8-331）。

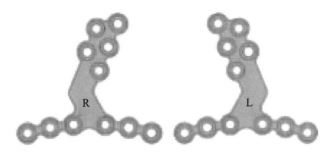

图 8-331　Le Fort I 型钛板 0mm 推进（11 孔）

7）其他 1.7mm 钛板（图 8-332 ~ 图 8-335）。

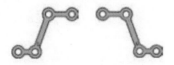

图 8-332 GSP Z 型钛板

（4 孔，小号）

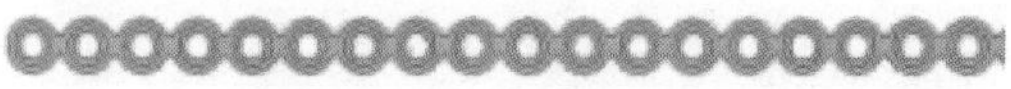

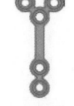

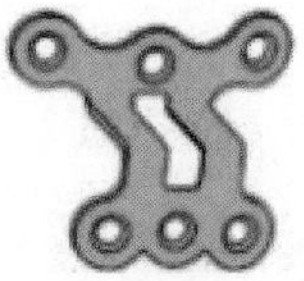

图 8-335 预弯曲颏接骨板

（带推进）

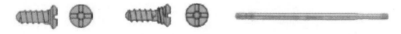

图 8-333 标准钛板

图 8-334 锁定钛板

5. 下颌面固定模块

（1）下颌面固定模块范围及功能介绍

1）适用范围：用于下颌骨骨折接骨术；矢状劈开截骨术固定；颏联合及颏联合旁、下颌体、下颌角的单一的、多处的、倾斜的及粉碎性骨折。

2）功能：连接两断端骨折，减少骨折线两端的张力。

（2）常见的下颌面固定模块植入物

1）自攻螺钉：连接时，先对被连接骨质制出螺纹底孔，再将自攻螺钉拧入被连接件的螺纹底孔中（图 8-336）。

2）锁定螺钉：用于钢板与骨皮质间，无加压力，对骨膜不产生压力，从而保护骨膜的血运（图 8-337）。

3）螺丝刀头：螺丝刀头是一种用来拧转螺钉以使其就位的工具（图 8-338）。

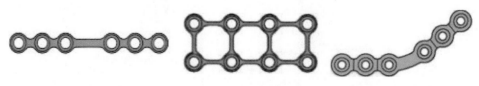

图 8-336 自攻螺钉　图 8-337 锁定螺钉　　　图 8-338 螺丝刀头

4）小型钛板：用于连接骨折断端，对骨折区进行加压固定（图 8-339）。

5）三维钛板：用于连接骨折断端，对骨折区进行加压固定，易于塑形，易于贴紧植入面（图 8-340）。

6）骨折钛板：用于骨折线两端的连接、固定（图 8-341）。

图 8-339 小型钛板　　　图 8-340 三维钛板　　　图 8-341 骨折钛板

7）加压钛板：螺钉与动力加压孔构成加压单元，更好地与骨面贴合，达到加压固定的作用（图 8-342）。

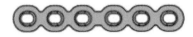

图 8-342　加压钛板

8）钛板夹持帽：钛板夹持帽在钻孔及插入螺钉之前用于在口内夹持接骨钛板，需与套筒导钻一同使用（图 8-343）。

9）钻头：用于骨折区的打孔，与电钻配套使用（图 8-344）。

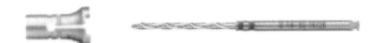

图 8-343　钛板夹持帽　　　　　　　图 8-344　钻头

6. 下颌面骨折模块

（1）下颌面骨折模块范围及功能介绍

1）适用范围：用于下颌骨骨折接骨术；矢状劈开截骨术固定；颏联合及颏联合旁、下颌体、下颌角的单一的、多处的、倾斜性及粉碎性骨折。

2）功能：用于下颌骨骨折区域的固定。

（2）常见的下颌面骨折模块植入物

1）自攻螺钉：连接时，先对被连接骨质制出螺纹底孔，再将自攻螺钉拧入被连接件的螺纹底孔中（图 8-345）。

2）锁定螺钉：用于钢板与骨皮质间，无加压力，对骨膜不产生压力，从而保护骨膜的血运（图 8-346）。

3）自钻螺钉：无需钻孔，完全自钻自攻，钉头和螺口锋利，更好切削旋入（图 8-347）。

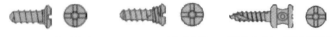

图 8-345　自攻螺钉　图 8-346　锁定螺钉　图 8-347　自钻螺钉

4）螺丝刀头：螺丝刀头是一种用来拧转螺钉以使其就位的工具（图 8-348）。

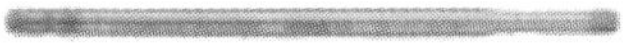

图 8-348　螺丝刀头

5）小型钛板：用于连接骨折断端，对骨折区进行加压固定（图 8-349）。

6）三维钛板：用于连接骨折断端，对骨折区进行加压固定，易于塑形，易于贴紧植入面（图 8-350）。

7）骨折钛板：用于骨折线两端的连接、固定（图 8-351）。

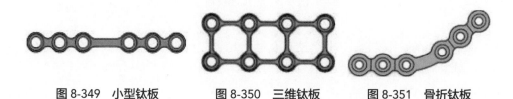

图 8-349　小型钛板　　　图 8-350　三维钛板　　　图 8-351　骨折钛板

8）加压钛板：螺钉与动力加压孔构成加压单元，更好地与骨面贴合，达到加压固定的作用（图 8-352）。

9）钛板夹持帽：钛板夹持帽在钻孔及插入螺钉之前用于在口内夹持接骨钛板，需与套筒导钻一同使用（图 8-353）。

10）钻头：用于骨折区的打孔，与电钻配套使用（图 8-354）。

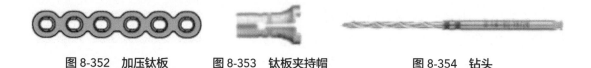

图 8-352　加压钛板　　　图 8-353　钛板夹持帽　　　图 8-354　钻头

7. 下颌面重建模块

（1）下颌面重建模块范围及功能介绍

1）适用范围

初次重建钛板：仅用于在切除肿瘤、骨髓炎或放射性骨坏死后初次重建中的带血供移骨（例如腓骨、桡骨、肩胛骨、髂嵴）的固定；用于粉碎性下颌骨骨折的内部固定。

二次重建钛板：用于切除肿瘤、骨髓炎或放射性骨坏死后的连续性缺陷的桥接及固定；在二次重建之前桥接骨缺失；用于粉碎性下颌骨骨折或与枪伤及其他严重创伤相关的缺陷的内部固定。

2）功能：连接骨折区的骨质。

（2）常见的下颌面重建模块植入物

1）自攻螺钉：连接时，先对被连接骨质制出螺纹底孔，再将自攻螺钉拧入被连接件的螺纹底孔中（图 8-355）。

2）锁定螺钉：用于钢板与骨皮质间，无加压力，对骨膜不产生压力，从而保护骨膜的血运（图 8-356）。

3）螺丝刀头：螺丝刀头是一种用来拧转螺钉以使其就位的工具（图 8-357）。

4）直型钛板：用于骨折区为直线的骨折内固定（图 8-358）。

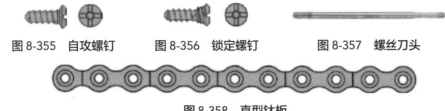

图 8-355 自攻螺钉　　图 8-356 锁定螺钉　　　图 8-357 螺丝刀头

图 8-358　直型钛板

5）半下颌骨钛板：用于一半下颌骨骨折区的骨折内固定（图 8-359）。

6）全下颌骨钛板：用于整个下颌骨骨折区的骨折内固定（图 8-360）。

7）可调节髁突：为临时性的，可调节性的髁突（图 8-361）。

8）三维髁突植入器 + 手柄：将髁突植入的工具（图 8-362）。

9）右侧临时性髁状突假体：为髁状突假体内植物固定（图 8-363）。

10）左侧临时性髁状突假体：为髁状突假体内植物固定（图 8-364）。

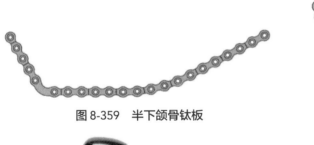

图 8-359　半下颌骨钛板

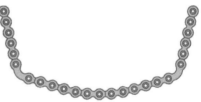

图 8-360　全下颌骨钛板

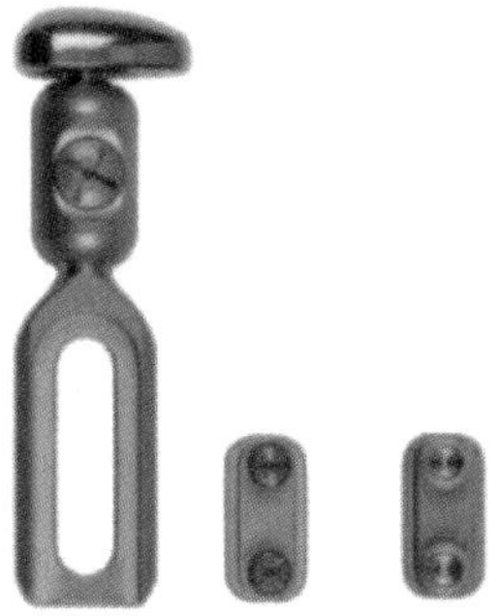

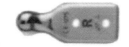

图 8-361　可调节髁突

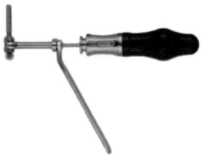

图 8-362　三维髁突植入器 + 手柄

图 8-363　右侧临时性髁状突假体

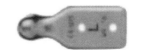

图 8-364　左侧临时性髁状突假体

11）髁突紧固螺钉：将髁突加固的螺钉，一般配套使用（图 8-365）。

12）研磨钻：对骨质进行打磨的钻头（图 8-366）。

13）钻头：用于骨折区的打孔，与电钻配套使用（图 8-367）。

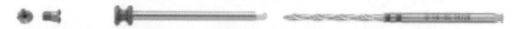

图 8-365　髁突紧固螺钉　　图 8-366　研磨钻　　　　　　图 8-367　钻头

8. 骨锚固定模块

（1）骨锚固定模块范围及功能介绍

1）适用范围：牙的内陷 / 突出；远端 / 居中移动；空间闭合；牙的 3-D 控制。

2）功能：对骨质进行局部的固定，使其更加牢固。

（2）常见的骨锚固定模块

1）自攻螺钉：连接时，先对被连接骨质制出螺纹底孔，再将自攻螺钉拧入被连接件的螺纹底孔中（图 8-368）。

2）自钻螺钉：无需钻孔，完全自钻自攻，钉头和螺口锋利，更好切削旋入（图 8-369）。

3）锚定自攻螺钉：连接时，先对被连接骨质制出螺纹底孔，再将自攻螺钉拧入被连接件的螺纹底孔中，同时可以牢固地定位于基质上的孔之中（图 8-370）。

4）锚定自钻螺钉：无需钻孔，完全自钻自攻，钉头和螺口锋利，更好切削旋入，同时可以牢固地定位于基质上的孔之中（图 8-371）。

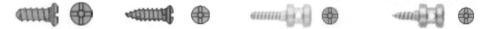

图 8-368　自攻螺钉　图 8-369　自钻螺钉　图 8-370　锚定自攻螺钉　图 8-371　锚定自钻螺钉

5）标准钛板 - 直型钛板：用于连接骨折区为直线型的骨质（图 8-372）。

6）标准钛板 -T 型钛板：用于连接骨折区为 T 型的骨质（图 8-373）。

7）锁定钛板 - 直型钛板：用于连接骨折区为直线型的骨质，与锁定螺钉一起使用，进行锁定，减少对骨膜的压力，利于血液循环（图 8-374）。

图 8-372　标准钛板 - 直型钛板　　图 8-373　标准钛板 -T 型钛板　　图 8-374　锁定钛板 - 直型钛板

8）锁定钛板 -T 型钛板：用于连接骨折区为 T 型的骨质，与锁定螺钉一起使用，进行锁定，减少对骨膜的压力，利于血液循环（图 8-375）。

图 8-375 锁定钛板 -T 型钛板

9）钻头：用于骨折区的打孔，与电钻配套使用（图 8-376）。

10）螺丝刀头：螺丝刀头是一种用来拧转螺钉以使其就位的工具（图 8-377）。

11）螺丝刀柄：与螺丝刀头配套使用（图 8-378）。

12）锁定辅助工具：对锁定钛板加压（图 8-379）。

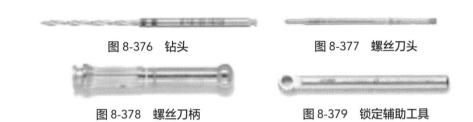

图 8-376 钻头	**图 8-377 螺丝刀头**
图 8-378 螺丝刀柄	**图 8-379 锁定辅助工具**

9. MMF 颌间结扎自钻螺钉模块

（1）MMF 颌间结扎自钻螺钉模块范围及功能介绍

1）适用范围：临时性上下颌固定对上颌、下颌骨折，提供间接稳定，如果有足够的咬合，则同时对上下颌提供稳定。

2）功能：对下颌骨进行颌间结扎，固定下颌骨。

（2）常见的 MMF 颌间结扎自钻螺钉模块

1）MMF 自钻螺钉：无需钻孔，完全自钻自攻，钉头和螺口锋利，更好切削旋入（图 8-380）。

2）MMF 螺钉用钻头：用于骨折区的打孔，与电钻配套使用（图 8-381）。

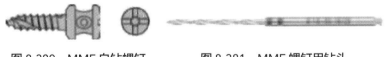

图 8-380 MMF 自钻螺钉　　　**图 8-381 MMF 螺钉用钻头**

10. 拉力螺钉模块

（1）拉力螺钉模块范围及功能介绍

1）适用范围：备有 30mm、33mm、36mm、39mm 及 42mm 长度的 2.0mm 直径螺钉，用于下颌骨及髁状突骨折及截骨术的拉力螺钉固定。

2）功能：对两断端间压力，将两断端牢靠地固定。

（2）常见的拉力螺钉模块

1）拉力螺钉：依靠绝对的稳定和对骨折断面产生强大而有效的加压力而产生无骨痂愈合（图 8-382）。

2）拉力螺钉用钻头：用于骨折区的打孔，与电钻配套使用（图 8-383）。

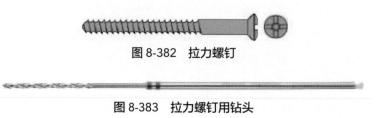

图 8-382　拉力螺钉

图 8-383　拉力螺钉用钻头

（李晓莉　曲华　黄维健）

六、胸腔心血管手术器械

胸腔心血管外科包含了心脏外科和普胸外科。心脏外科主管心脏及血管等；普胸外科主管肺、食管、纵隔等。胸腔心血管手术器械包含基础器械及专科器械，基础器械在前面章节已经阐述，本部分内容只针对专科器械做进一步的介绍。

（一）胸腔心血管手术器械适用范围及功能

1. **适用范围**　胸腔心血管器械适用于心脏外科和普胸外科的手术器械。

2. **功能**　通过器械辅助完成切开、剥离、牵拉、缝合、暂时阻断血流等。

（二）常见胸腔心血管手术器械

胸腔心血管手术器械按材质可分为：基础心血管器械和显微心血管器械；按结构特点可分为：手术刀类、手术剪类、分离钳类、手术镊类、血管夹类、钩类、针类、吸引器类、其他器械类等；按创伤大小可分为：开放心血管器械和腔镜辅助小切口器械等。

1. 刀类器械

（1）分类：心胸外科常用的刀类器械有普通手术刀、胸骨刀以及心外手术使用的冠脉刀等。冠脉刀为一次性使用，灭菌包装，使用后需要按照损伤性医疗废物处置，不再做过多的介绍。

（2）用途：用于心胸外科手术中的切、割、剥离等操作。

（3）常用刀类器械图示：

胸骨刀：供胸腔手术劈开胸骨用。使用前应检查胸骨刀外形是否光滑，除刃口外应无锋棱、毛刺外，胸骨刀刀头刃口应锋利，不得有崩刃、卷刃现象，焊接部位应牢固；劈开胸骨时，应上提胸骨刀，让刃口最锋利处对准胸骨，可减轻损伤。避免下压胸骨刀，以免误伤心脏及其他组织（图 8-384）。

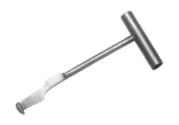

图 8-384 胸骨刀

2. **剪类器械** 胸腔心血管外科用剪包括心脏手术剪、冠状动脉剪、胸骨剪、肋骨剪等。心脏手术剪供切开、剪除心包及心血管组织用；冠状动脉剪则用来剪切冠状动脉和瓣膜，是瓣膜置换及冠脉搭桥等手术中的必备器械。常用的冠状动脉剪有 25°、45°、60°、90°、125° 五种，并且以 45°、90°、125° 使用最多，操控形式有圆柄簧式及指圈式两种。

剪类器械使用后，应用软毛刷，轻轻刷洗掉上面的血渍，刷洗时轻拿轻放，小心勿碰撞；手术剪较精细，最好放专用器械盒，包装后严禁其他器械压挤，以免损伤；清洗后，剪刀头最好用保护套套住，进行保护；因碘对二价金属有腐蚀性，严禁用碘酊擦洗剪刀，以免腐蚀损坏。

（1）分类：按照使用目的不同，可分为心脏手术剪、冠状动脉剪、胸骨剪、肋骨剪等；根据不同的部位，有不同的度数，满足手术使用。

（2）用途：用于心胸外科手术中的切开、剪除等操作。

（3）常用剪类器械图示：

1）心脏手术剪：供剪切心包、心血管组织用。心脏手术剪比较精细，严禁用于剪切其他物品（图 8-385）。

2）冠状动脉剪：供剪切冠状动脉或扩大冠状动脉切口时用。清洗时，剪刀后端严禁拆卸，易损坏（图 8-386）。

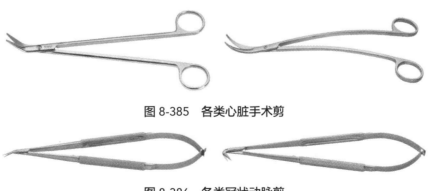

图 8-385 各类心脏手术剪

图 8-386 各类冠状动脉剪

3）胸骨剪：胸骨剪刃口应锋利，无崩刃卷刃；使用前应检查其完整性及性能良好。鳃轴螺钉应牢固地固定在胸骨剪鳃部侧片上，当剪口打开或闭合时螺钉不能跟动，鳃部应轻松、灵活，不得有摆动和卡塞现象。弹簧应有足够的弹性，能够撑开剪柄；骨剪不能随意拆卸，不能随意敲击器械，以免影响器械的使用性能；胸骨剪使用后应清洗干净，以免生锈导致不易清洗造成污染；严禁胸骨剪超范围使用，剪切金属及其他硬材料，易造成损害（图 8-387）。

4）肋骨剪：用于胸外科手术时剪切肋骨使用。使用时应注意检查螺丝是否松动，避免脱落，影响使用（图 8-388）。

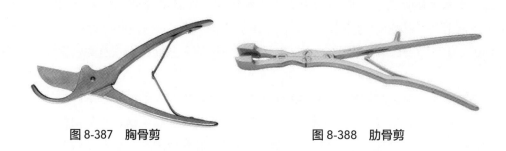

图 8-387　胸骨剪　　　　　　　　　　　　　　图 8-388　肋骨剪

3. **钳类器械**　胸腔心血管钳类器械为无损伤钳，其头部及齿形多样，对血管及组织损伤小，可根据手术需要夹持不同器官组织作止血或固定用。无损伤钳适用于心脏搭桥、修补、换瓣、肺切除等手术。分止血钳（供夹持动脉作止血用）、阻断钳（供阻断动脉血管用）、侧壁钳（供侧壁阻断动脉或钳夹血管壁用）、主动脉钳（大血管手术时阻断血管用）、肺动脉钳（供夹持肺动脉用）及腔静脉钳（夹持腔静脉与心血管作吻合、阻断或缝合，也可用以闭锁心耳的根部或夹持脾脏作切除用）等。

使用前应检查无损伤钳是否有良好的弹性和牢固性，开闭时应轻松灵活，不能有卡塞现象；应仔细检查头部齿型是否清晰完整，钳闭合时，二片齿型应吻合；钳表面不应有锋棱、毛刺、裂纹；严禁钳夹金属及其他较硬物品；发现钳端齿型缺损或闭合不良时应及时更换，以免在使用时造成损伤。

（1）分类：按照使用目的不同，可分为止血钳、阻断钳、侧壁钳、主动脉钳、肺动脉钳及腔静脉钳等；根据手术不同的需求，头端有不同的齿形。

（2）用途：用于心胸外科手术中的止血、分离、阻断等操作。各类钳类器械的具体用途在以下细述。

（3）常用钳类器械图示：

1）主动脉钳无损伤阻断钳：根据前端形状不同，分为直、弯型，供大血管手术时夹持主动脉作阻断血流用（图 8-389、图 8-390）。

2）无损伤腔静脉钳：供夹持腔静脉与心血管作吻合、阻断或缝合，也可以用于闭锁心耳的根部或夹持脾脏作切除用（图 8-391）。

3）无损伤止血钳：供夹持动脉残端作止血用（图
8-392）。

4）无损伤肺动脉钳：根据不同的长度，可分为不同
的型号。供夹持肺动脉作阻断血流用（图 8-393）。

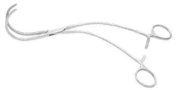

图 8-389　无损伤主动脉钳（弯）

5）无损伤侧壁钳：供侧壁阻断动脉或钳夹血管壁用（图 8-394）。

6）无损伤阻断钳（角弯）：供夹持动脉、动脉导管作阻断血流用（图 8-395）。

7）无损伤心耳钳：供腔静脉插管时夹持心耳组织用（图 8-396）。

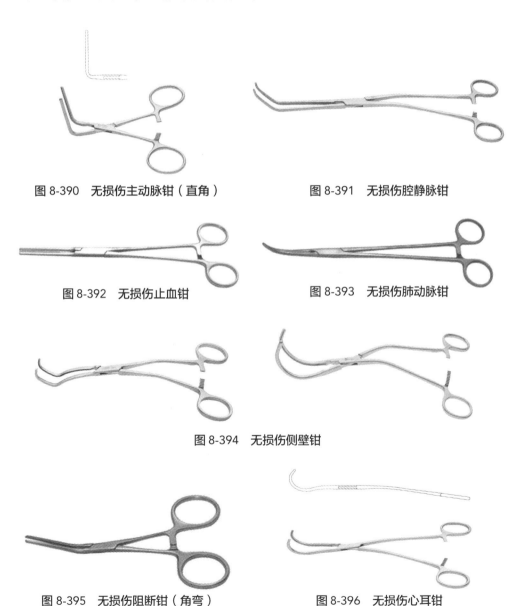

图 8-390　无损伤主动脉钳（直角）　　　　图 8-391　无损伤腔静脉钳

图 8-392　无损伤止血钳　　　　图 8-393　无损伤肺动脉钳

图 8-394　无损伤侧壁钳

图 8-395　无损伤阻断钳（角弯）　　　　图 8-396　无损伤心耳钳

8）肺叶钳：供钳夹肺叶组织用。用于夹提、牵引肺叶，以显示手术视野。使用前应检查钳子是否对称，鳃角的锐边是否除去；唇头齿应清晰，不得有缺齿、烂齿和毛刺。当闭合时，有齿钳的二片唇头齿应吻合；钳子应有良好的弹性和牢固性；使用后应及时清洗，严禁重物挤压；严禁夹持盒、盘等较重或较硬物体（图 8-397）。

9）血管分离钳：供手术时作分离血管用（图 8-398）。

10）直角支气管钳：供钳夹支气管组织用（图 8-399）。

11）淋巴结钳：供手术时钳夹淋巴组织用（图 8-400）。

12）套管束紧钳：供套管、纱带束紧上下腔组织时钳夹和固定套管用（图 8-401）。

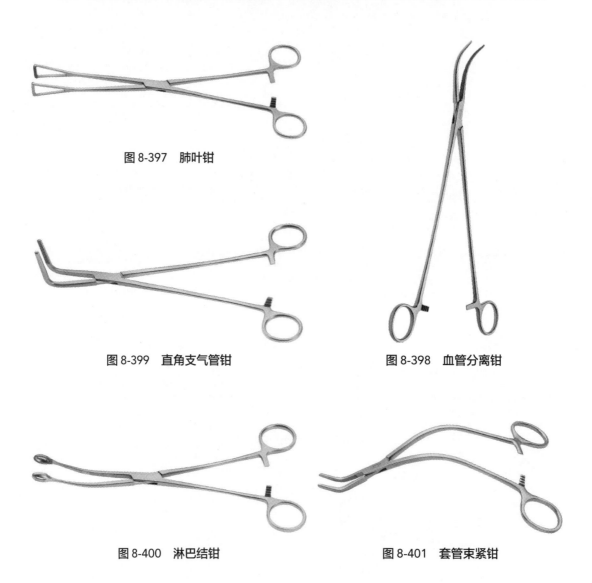

图 8-397　肺叶钳

图 8-399　直角支气管钳

图 8-398　血管分离钳

图 8-400　淋巴结钳

图 8-401　套管束紧钳

13）二尖瓣夹持钳：供二尖瓣换瓣时钳夹瓣膜用（图 8-402）。

14）胸腔止血钳：供手术时分离组织或夹持血管、组织作止血用。根据手术部位选择不同的角弯弧度（图 8-403）。

15）血管游离钳：供手术时作分离血管用（图 8-404）。

16）管道钳：也称皮管钳。供输液或输血时夹持皮管用。使用前应检查管道钳口不应有毛刺，以防刺破管道；当钳子闭合时，上下钳口应完全闭合，不能有错口；钳子闭合后，应夹持牢固，只能夹持皮管，严禁夹持金属物品；夹住物体后，严禁左右晃动，以防钳子错口；用后及时清洁（图 8-405）。

17）胸腔组织钳：供心胸外科手术时夹持皮肤、筋膜等组织用（图 8-406）。

18）血管结扎钳：也称直角钳。供分离、穿结扎线用（图 8-407）。

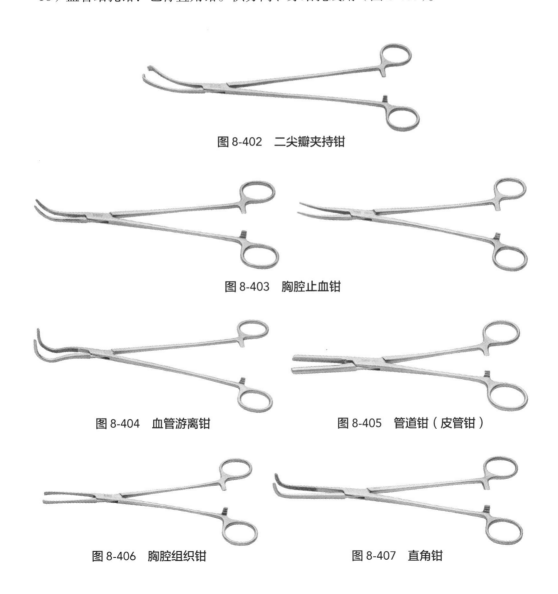

图 8-402　二尖瓣夹持钳

图 8-403　胸腔止血钳

图 8-404　血管游离钳

图 8-405　管道钳（皮管钳）

图 8-406　胸腔组织钳

图 8-407　直角钳

19）持针钳：根据材质的不同分为：不锈钢显微持针器、钛合金显微持针器和铝钛镍合金涂层显微持针器；根据工作端的不同分为不锈钢显微持针器、碳钨合金显微持针器和金刚砂涂层显微持针器。用于显微手术、心外搭桥手术或肝手术等用于夹持精细缝针的持针器。使用前应检查持针器性能是否良好，开合是否顺畅，前端闭合是否良好；前端镶垫片的持针器，每次使用前应仔细查看垫片是否存在；持针器前端咬痕被磨平或闭合不严时，应及时更换；显微持针器在用后清洗时，严禁把后面弹簧片打开；严禁夹持除缝针以外的其他任何金属物品；用后及时清洗，显微持针器清洗后前端最好套保护套，防止撞击（图 8-408、图 8-409）。

20）钢丝结扎钳：供手术中结扎钢丝用（图 8-410）。

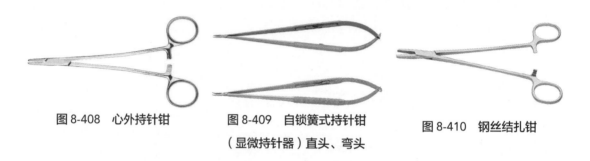

图 8-408　心外持针钳　　　图 8-409　自锁簧式持针钳　　　图 8-410　钢丝结扎钳
（显微持针器）直头、弯头

4. **镊子类器械**　镊子类器械分为无损伤镊和显微镊。无损伤镊供手术时夹持组织、无损伤针及夹敷料用；显微镊供显微手术时分离组织、镊夹软组织或作小血管、淋巴管吻合用。使用显微镊子前，应仔细检查镊子前端，镊尖是否弯曲，对合是否良好；轻轻合拢镊子，然后松开，看能否回弹到原处，检测镊子性能；用后及时清洗，防止生锈；前端最好套保护套，放入显微器械盒内，防止撞击；镊子出现性能不良时，应及时更换。

（1）分类：按照使用目的不同，镊子类器械分为无损伤镊和显微镊等；显微镊又分为：精细显微夹持镊、环形显微镊、胸腔镊，瓣膜镊，熊掌镊等。

（2）用途：用于心胸外科手术中辅助夹持组织、无损伤针及夹敷料等操作。显微手术时分离组织、镊夹软组织或作小血管、淋巴管吻合用。

（3）常用镊类器械图示（图 8-411～图 8-416）

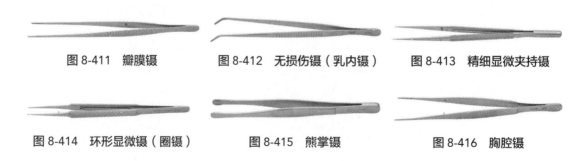

图 8-411　瓣膜镊　　　图 8-412　无损伤镊（乳内镊）　　　图 8-413　精细显微夹持镊

图 8-414　环形显微镊（圈镊）　　　图 8-415　熊掌镊　　　图 8-416　胸腔镊

5. **止血夹类器械** 分为直型和弯型。暂时性的阻断血流用。

（1）直型止血夹：供夹持微小血管作止血用（图 8-417）。

（2）弯型止血夹：供夹持微小血管作止血用（图 8-418）。

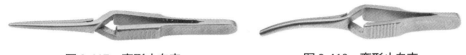

图 8-417　直形止血夹　　　　　　　　　　图 8-418　弯形止血夹

6. **钩、针类器械** 用于牵拉组织用。分为心室拉钩、房室拉钩、瓣膜腱索拉钩、肩胛骨拉钩。

（1）心室拉钩：供牵拉心室组织或瓣膜腱索用。分为单头和双头（图 8-419）。

（2）房室拉钩：供做心脏手术时牵拉组织暴露房室内部用（图 8-420）。

（3）瓣膜腱索拉钩：供心脏手术时牵引瓣膜用（图 8-421）。

（4）可塑性挡板（片钩）：供心胸外科手术时牵拉各器官组织用（图 8-422）。

（5）肩胛骨拉钩：供胸腔手术时牵拉肩胛骨用（图 8-423）。

（6）神经钩：供心胸外科手术时牵拉各器官组织用（图 8-424）。

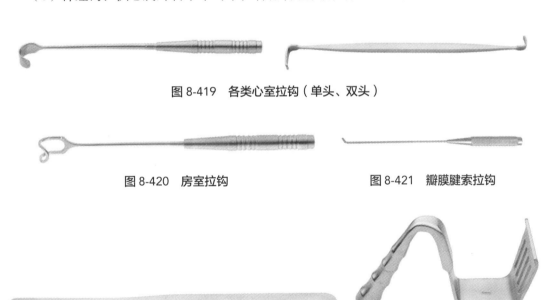

图 8-419　各类心室拉钩（单头、双头）

图 8-420　房室拉钩　　　　　　　　　　图 8-421　瓣膜腱索拉钩

图 8-422　可塑性挡板（片钩）　　　　　　图 8-423　肩胛骨拉钩

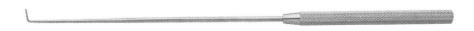

图 8-424　神经钩

7. 吸引器类器械

（1）心内吸引器：供心脏血管手术时吸引心脏内血液用。根据形状不同，区分为多种类型，满足手术使用（图 8-425）。

（2）胸腔吸引器：用于吸出胸腔脏器中的内容物。使用前应检查其完整性，尤其应注意前端可拆卸的保护帽，防止丢失；术中禁止吸引大块组织，防止阻塞；用后应用水枪冲洗管腔（图 8-426）。

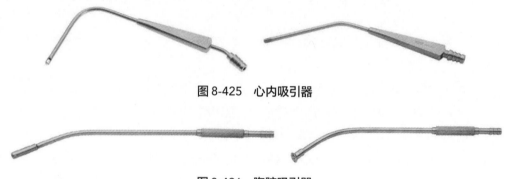

图 8-425　心内吸引器

图 8-426　胸腔吸引器

8. 胸腔心血管外科用其他器械

（1）牵开器类：分胸骨及肋骨牵开器，供心胸外科手术时牵开胸骨或肋骨，暴露手术视野用。

牵开器头部大都可拆卸，在使用后应用毛刷认真清洗干净后，放回器械盒；在清洗时要及时洗除牵开器上所粘的骨屑，以免影响消毒效果；清洗后所有配件及时收回，防止丢失；组装时，要按正确的方向进行组装；使用时，应按手术需要及时调整牵开器位置，关注牵开切口的大小，避免过度牵开引起损失。

1）胸骨（乳内）牵开器：胸骨牵开器分为单、双叶转动式，供心脏搭桥手术取乳内动脉用（图 8-427）。

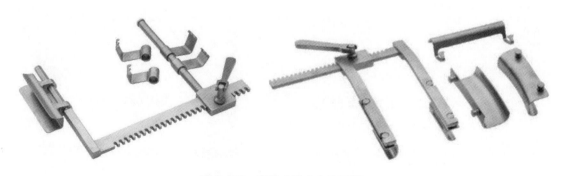

图 8-427　胸骨（乳内）牵开器

2）肋骨牵开器：供胸外科手术时作肋骨牵开用（图 8-428）。

3）胸骨牵开器：供心胸外科手术时牵开胸骨或肋骨，暴露手术视野用（图 8-429）。

4）乳突牵开器：供手术时牵开乳突、扩张创口用（图 8-430）。

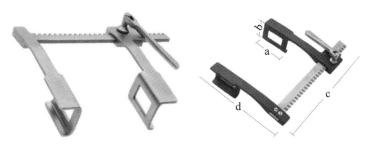

图 8-428　肋骨牵开器

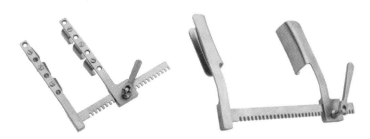

图 8-429　胸骨牵开器

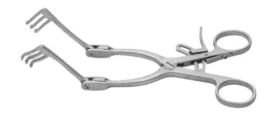

图 8-430　乳突牵开器

（2）肋骨咬骨钳：供胸外科手术时咬除肋骨残端用。使用前应检查咬骨钳的完整性，尤其应观察鳃部螺钉是否齐全；应检查其弹簧的弹力性，用手闭合钳子，看是否能弹回，有无卡塞现象，如不能弹开应及时更换钳子；前端应完整无缺损，两钳口应完全闭合；只能用于剪切骨骼，严禁咬合金属及其他较硬物品；严禁敲击器械，用后及时清洁（图 8-431）。

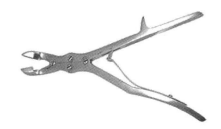

图 8-431　肋骨咬骨钳

（3）肋骨骨膜剥离器：供剥离肋骨膜用（图 8-432）。

（4）肋骨合拢器：供胸外科手术时闭合肋骨用（图 8-433）。

（5）电动胸骨锯：用于正中劈开胸骨使用。该锯以电机启动，使用时速度快、出血少、骨面平整。由胸骨锯手柄、保护套、锯片、电池组成。

胸骨锯手柄不得浸泡于水中，电池严禁高温或低温灭菌；选手护士将锯片装入胸骨锯后，检查胸骨锯的性能是否良好；使用完毕后胸骨锯锯片取下清洗，擦干后再上回胸骨锯，切勿随手乱放；使用锯时提醒术者，避免误伤；戴上眼睛保护器以防被移出的碎骨和溃溅的液体造成职业暴露；不要在锯的任何部件上使用化学溶剂（如酒精等）（有特殊规定的除外）因为这些溶剂可能会损坏器械；禁止用于重复胸骨切开（图 8-434）。

（6）心脏探子（流出道探子）（图 8-435）。

（7）血管剥离器：分为单头和双头。用于剥离血管用（图 8-436）。

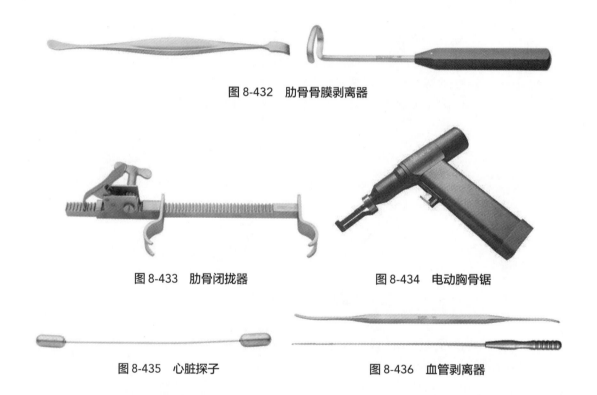

图 8-432　肋骨骨膜剥离器

图 8-433　肋骨闭拢器

图 8-434　电动胸骨锯

图 8-435　心脏探子

图 8-436　血管剥离器

9. 胸腔镜小切口器械：

（1）小切口持针钳（图 8-437）。

（2）小切口卵圆钳：前端与外科腔镜结构接近，切口小，损伤少，操作安全可靠。如小切口卵圆钳的柄部有两环，使用时手指套入环内，钳的头部有两个小环，可用以夹取刀、剪、钳、镊、治疗碗及弯盘等。由于两环平行紧贴，不能持重物（图 8-438）。

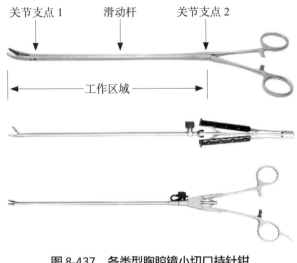

图 8-437 各类型胸腔镜小切口持针钳

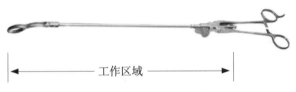

图 8-438 胸腔镜小切口卵圆钳

（3）小切口精细剪：供小切口手术时剪切血管组织用。使用前应检查剪刀的完整性，螺钉是否固定；剪口不能有崩刃，在闭合和打开时不应有咬口、卡住现象，应有良好的剪切性能；使用后应用水枪及时冲洗掉管腔内的血渍，防止管腔内生锈，影响剪刀的灵活性（图 8-439）。

（4）小切口无损伤钳（图 8-440、图 8-441）

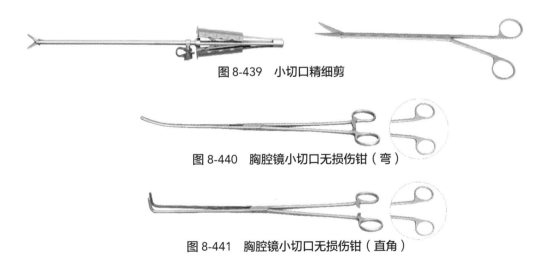

图 8-439 小切口精细剪

图 8-440 胸腔镜小切口无损伤钳（弯）

图 8-441 胸腔镜小切口无损伤钳（直角）

（5）小切口吸引器：用于吸除于术中出血、渗出物、脓液、胸腔脏器中的内容物，使手术清楚，减少污染机会。使用前应检查其完整性，尤其注意前端的螺丝帽，因可拆卸，防止丢失；术中禁止吸引大块组织防止呼吸器阻塞；用后及时用水枪冲洗管腔凝血阻塞（图 8-442）。

（6）小切口肺叶钳（图 8-443）

（7）小切口分离结扎钳（图 8-444）

（8）小切口淋巴钳（图 8-445）

（9）小切口牵开器：使用注意同上牵开器（图 8-446）。

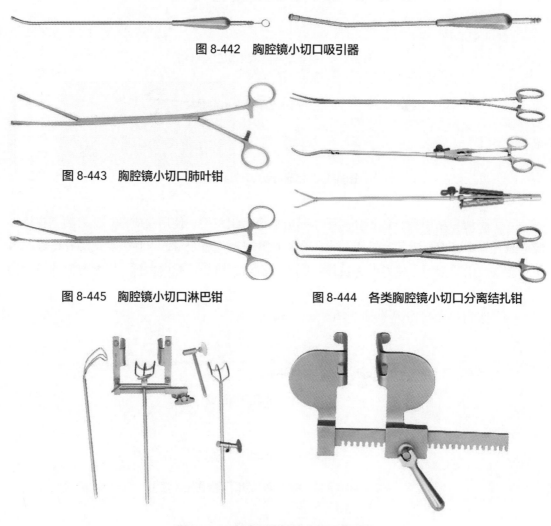

图 8-442　胸腔镜小切口吸引器

图 8-443　胸腔镜小切口肺叶钳

图 8-445　胸腔镜小切口淋巴钳

图 8-444　各类胸腔镜小切口分离结扎钳

图 8-446　各类型胸腔镜小切口牵开器

（王金凤　李娟）

七、腹部肝胆外科手术器械

（一）器械适用范围及功能介绍

1. **适用范围** 腹部肝胆外科手术器械适用于腹部的各类手术，如胃肠手术、肝胆手术、胰腺手术、脾脏手术等。

2. **功能** 可从手术的过程及不同手术部位的类别理解腹部手术器械的功能：腹部手术牵开器，用于腹部手术时，牵开手术切口，暴露手术视野。深部拉钩、直角拉钩，用于手术时牵拉组织、皮肤。胃钳、肠钳、胆管钳、脾蒂钳、阑尾肠钳，用于直视下腹部外科手术时，分离、夹持组织。持针钳，用于直视下，腹腔手术时，夹持器械、异物及打荷包。胆道手术剪，用于胆道手术中剪切胆管、胆囊组织。胆道探条，用于手术时扩张胆管。胆石匙，用于刮除总胆管内结石等异物。

（二）常见腹部肝胆外科手术器械

腹部肝胆外科手术器械根据用途可分为：剪类、钳类、拉钩类、吸引管类、牵开器类等。根据形状、性质、大小、细致差别，在用途分类下，又衍生出各种器械的进一步分类，一般通过器械名称进行区别和确认。各类常见的腹部肝胆外科手术器械介绍如下：

1. **钳类** 钳类根据不同手术部位可分为腹膜钳、胃钳、肠钳、胆囊钳、胆管钳、脾蒂钳等。腹膜钳、胃钳、胆管钳、脾蒂钳、阑尾肠钳由两片组成，头部有直形或弯形，头端有唇头齿，尾部为带锁止牙指圈，穿鳃、迭鳃或盖板式连接。通常由不锈钢材料制成，可重复使用。

（1）腹膜钳

1）分类：根据其结构及尺寸大小分为 140 直、200 弯有钩腹膜钳，后者尺寸、外观和用途与 200mm 有钩止血钳类似，区别是腹膜钳是半齿，有钩止血钳是全齿。

2）用途：供腹部手术时牵拉或夹持腹膜用。

3）常用腹膜钳器械图示（图 8-447、图 8-448）。

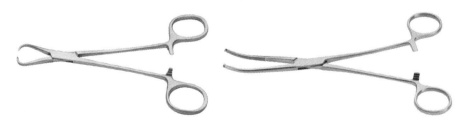

图 8-447　腹膜钳（直形）　　　　图 8-448　腹膜钳（弯形带钩）

（2）直角钳

1）分类：直角钳大小型号不一，头部弯曲 90°，头部高度包括 15mm、25mm、45mm 等几种类型；根据齿纹方向不同可分横纹和竖纹。

2）用途：可夹持组织止血，也可用于游离和绕过主要血管、胆道等组织的后壁，如胃左动脉、胆囊管等。

3）常用直角钳器械图示（图 8-449）。

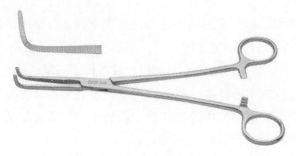

图 8-449 直角钳

（3）胃钳

1）分类：夹持端齿槽为直纹且较深，组织不易滑脱。轴为多关节，力量大，压榨力强。具双关节，锐有直纹的锯齿，一边钳端有突出的钉，另一边钳端有一小孔。当钳合时突出的钉恰好插入孔内，起着固定夹持胃或肠腔不被滑脱的作用。

2）用途：夹持胃叶或十二指肠端作切除术用。用于胃部手术时钳夹胃以利于胃肠吻合。

3）常用胃钳器械图示（图 8-450）。

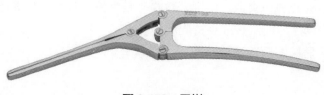

图 8-450 胃钳

（4）肠钳：头部狭长而纤薄，两片向外呈弧形，其齿槽薄，富有弹性，对组织损伤小。

1）分类：根据肠钳的头端形状分为直头和弯头，根据唇头齿的齿纹方向分为两种：长条的纵向齿（直齿）和细密的斜纹齿。其常用的规格型号分为直头斜齿、直头直齿、弯头斜齿、弯头直齿等类型。

2）用途：用于肠切断或吻合时夹持肠组织，防止肠内容物流出。在通常情况下，直头肠钳用于夹持表层或浅部的肠组织，弯头肠钳用于夹持不同角度、深度的肠组织。

3）常用肠钳器械图示（图 8-451、图 8-452）。

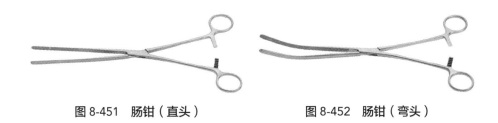

图 8-451　肠钳（直头）　　　　图 8-452　肠钳（弯头）

（5）阑尾肠钳（阑尾钳）

1）分类：阑尾肠钳又叫阑尾钳，大小长短不一，多为不锈钢材质，前端为弯曲三角形，便于夹持组织时牢固不打滑。

2）用途：用于腹部外科手术时分离、夹持组织。

3）常用阑尾肠钳器械图示（图 8-453）。

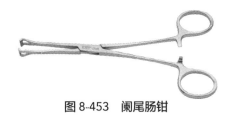

图 8-453　阑尾肠钳

（6）胆囊钳

1）分类：头部齿形为阶梯状的倒齿，抓取组织时牢固不打滑。

2）用途：供腹部手术时夹持胆囊用。

3）常用胆囊钳器械图示（图 8-454）。

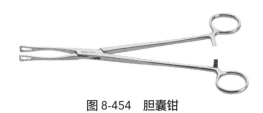

图 8-454　胆囊钳

（7）胆管钳

1）分类：根据其功能作用可分为胆管钳和胆管测量钳。胆管钳外观结构与弯柄分离结扎钳类似，头部尺寸比同一规格的分离结扎钳大。胆管测量钳带有测量尺，前端弯形，较细小，便于测量胆管或血管外径。

2）用途：胆管钳供胆囊手术时止血、结扎、分离组织用。胆管测量钳供胆道外科手术时测量胆管或血管外径用。

3）常用胆管钳器械图示（图 8-455～图 8-458）。

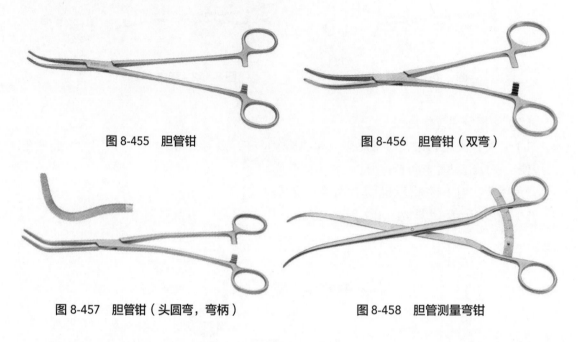

图 8-455　胆管钳　　　　　　　　　　　　　图 8-456　胆管钳（双弯）

图 8-457　胆管钳（头圆弯，弯柄）　　　　　图 8-458　胆管测量弯钳

（8）脾蒂钳

1）分类：脾蒂钳尺寸大小不一，头端弯曲角度不同；根据头宽 H 不同，分 4mm、5mm 两种，齿形是竖齿，顶端是竖齿加横齿，与止血钳相似，呈直条形齿纹，头端部位具网形点齿，增加加持的牢固性。

2）用途：用于钳夹脾蒂组织作止血用。

3）常用脾蒂钳器械图示（图 8-459、图 8-460）。

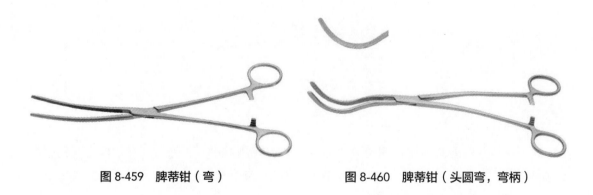

图 8-459　脾蒂钳（弯）　　　　　　　　　图 8-460　脾蒂钳（头圆弯，弯柄）

（9）取石钳

1）分类：根据取石钳的结构特点及弯曲度分为微弯取石钳、角弯取石钳、盖板式取

石钳和软管式取石钳等。取石钳又根据其关节结构分为叠鳃式和穿鳃式取石钳。盖板式取石钳枪形角弯设计，手术操作时不影响手术视野，根据头部弯曲的弧度不同，分为 110°和 125° 两种。软式取石钳根据头宽 H 的不同，分为 3.5mm 和 4.5mm。

2）用途：用于胆道手术时钳取或刮除胆管内结石用。软管式取石钳杆部细长、可柔性弯曲且可靠自身弹性自动复原，手术中可以伸到狭长的胆管内抓取结石或异物。

3）常用取石钳器械图示（图 8-461 ~ 图 8-467）

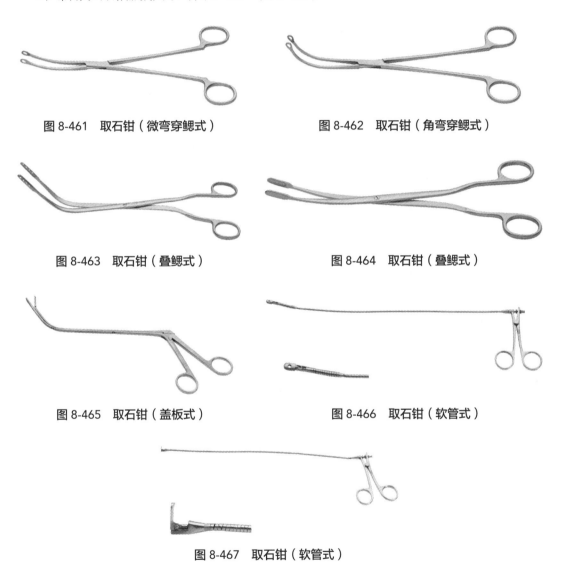

图 8-461　取石钳（微弯穿鳃式）　　　　图 8-462　取石钳（角弯穿鳃式）

图 8-463　取石钳（叠鳃式）　　　　图 8-464　取石钳（叠鳃式）

图 8-465　取石钳（盖板式）　　　　图 8-466　取石钳（软管式）

图 8-467　取石钳（软管式）

（10）荷包成型器

1）分类：根据荷包成型器头端齿牙的数量分为 6 齿、7 齿、9 齿等类型。

2）用途：供消化道、阑尾手术时作荷包缝线成型用。

3）常用荷包成型器器械图示（图 8-468）

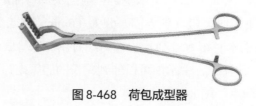

图 8-468　荷包成型器

2. **拉钩类**　常用拉钩根据不同手术部位分为阑尾拉钩，腹壁拉钩，深部拉钩，胆道拉钩等。头部有直形或弯形，用于暴露皮肤或深部组织，保护手术视野周围脏器组织。

（1）阑尾拉钩

1）分类：阑尾拉钩根据拉钩长短尺寸及钩的弯曲深度和弯曲宽度不同，分不同型号。根据手柄的结构分空心柄和实心柄拉钩。

2）用途：供腹腔手术时作牵拉深部腹壁创口用。

3）常用阑尾拉钩器械图示（图 8-469、图 8-470）。

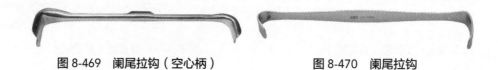

图 8-469　阑尾拉钩（空心柄）　　　　　图 8-470　阑尾拉钩

（2）腹壁拉钩

1）分类：腹壁拉钩根据拉钩长短尺寸及钩的弯曲深度和弯曲宽度不同，分不同型号。根据拉钩头端结构分单头拉钩、双头拉钩；双头拉钩又根据头端方向分同向双头拉钩和反向双头拉钩；根据手柄的结构分空心柄和实心柄拉钩。

2）用途：供牵拉深部腹壁创口用。

3）常用腹壁拉钩器械图示（图 8-471 ~ 图 8-474）。

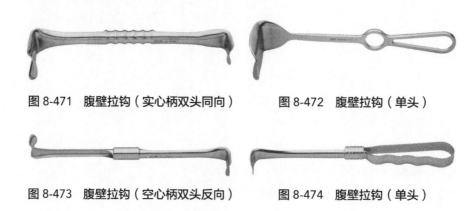

图 8-471　腹壁拉钩（实心柄双头同向）　　　图 8-472　腹壁拉钩（单头）

图 8-473　腹壁拉钩（空心柄双头反向）　　　图 8-474　腹壁拉钩（单头）

（3）深部拉钩

1）分类：深部拉钩又称 S 拉钩。带有双向 S 弯，一头弯较大，一头弯较小。根据拉钩长短尺寸及钩的弯曲深度和弯曲宽度不同，分不同型号。

2）用途：供牵拉深部组织用。

3）常用深部拉钩器械图示（图 8-475）。

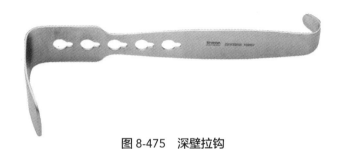

图 8-475　深壁拉钩

（4）胆道拉钩

1）分类：胆道拉钩根据拉钩的结构特点，分为角式胆道拉钩和圆槽式胆道拉钩。

2）用途：供胆道手术时，牵拉肝内胆管、胆囊用。

3）常用胆道拉钩器械图示（图 8-476、图 8-477）。

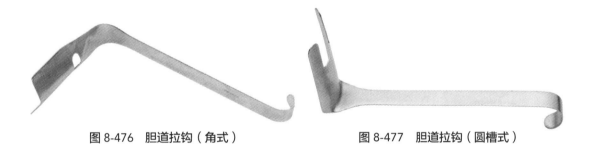

图 8-476　胆道拉钩（角式）　　　　图 8-477　胆道拉钩（圆槽式）

3. **牵开器类**　腹部牵开器由多个器械组件配套组合而成。

1）分类：根据其结构特点分为三翼、双翼、半圆腹部牵开器，并根据腹部牵开器的使用特点分为双侧和单侧腹部牵开器。

2）用途：供腹部手术时牵开和固定腹壁创口组织用。单侧自动型腹部牵开器适用于各类腹部大型手术，也适用于急腹症大手术。双侧悬拉式腹部牵开器用于牵开单侧或双侧腹壁，使术野获得充分暴露，免除人力牵引的困苦和不足。适用于肝移植、肝叶切除术、胆道手术、全胃或近端切除术、脾切除术、门奇断流术等采用沿肋缘下切口的上腹部手术，也可用于其他腹部直切口或横切口手术。

3）常用腹部牵开器器械图示（图 8-478 ~ 图 8-484）。

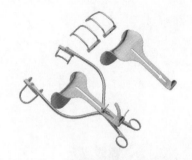

图 8-478　腹部牵开器（三翼钳式）

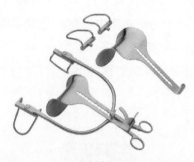

图 8-479　腹部牵开器（三翼钳式）

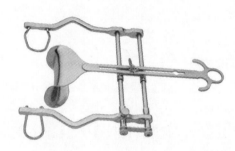

图 8-480　腹部牵开器（三翼）

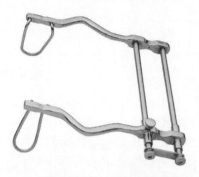

图 8-481　腹壁牵开器（双翼双圆梗固定式）

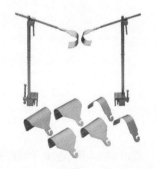

图 8-482　双侧悬拉式腹部牵开器

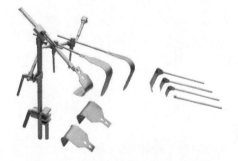

图 8-483　腹部牵开器（单侧自动）

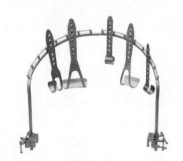

图 8-484　腹壁牵开器（半圆形）

4. **吸引管类** 有腹腔吸引管（有直形，弯折形等）、胆道吸引管，通常由不锈钢或铜材制成。可重复使用。吸引管装在吸引器上供腹部手术时吸液用。加强型与普通型的区别是加强型开孔数量更多，吸引效率更高。

（1）腹腔吸引管

1）分类：根据腹腔吸引管的长短、直径，吸引头端弯曲度或尾端弯曲度分为不同型号。根据吸引头是否弯曲分为直形、弯形、角弯吸引管；根据吸引管头端结构分为圆头、平头吸引管。

2）用途：装在吸引器上供腹部手术时吸液用。

3）常用腹腔吸引管器械图示（图 8-485 ~ 图 8-490）。

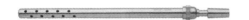

图 8-485　腹腔吸引管（直形有孔腹腔吸引管）

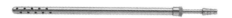

图 8-486　腹腔吸引管（直形圆头腹腔吸引管）

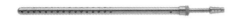

图 8-487　腹腔吸引管（直形圆头、加强型腹腔吸引管）

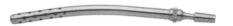

图 8-488　腹腔吸引管（弯形有孔腹腔吸引管）

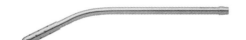

图 8-489　腹腔吸引管（角弯形腹腔吸引管）

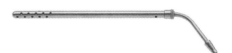

图 8-490　尾弯圆头加强型腹腔吸引管

（2）胆道吸引管

1）分类：胆道吸引管型号较单一，为平头，无侧孔结构。

2）用途：供胆道手术时注射、吸引、取石用。

3）常用胆道吸引管器械图示（图 8-491）。

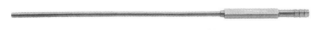

图 8-491　胆道吸引管

5. **胆道探条、探针及胆石匙及胆道剪类**

（1）胆道探条

1）分类：根据胆道探条头端结构分为单头和双头胆道探条。根据其探头直径大小分不同型号。

2）用途：供胆道手术时作胆管扩张、造影用。

3）常用胆道探条器械图示（图 8-492、图 8-493）。

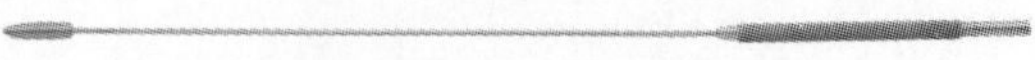

图 8-492　单头胆道探条　　　　　　图 8-493　双头胆道探条

（2）胆道探针（胆道插管引导器）

1）分类：胆道探针杆部柔性，可任意弯曲，根据其探头直径大小分不同有 Φ2、Φ3、Φ4 三种规格。

2）用途：供胆道手术时引导插管用。

3）常用胆道探针器械图示（图 8-494）

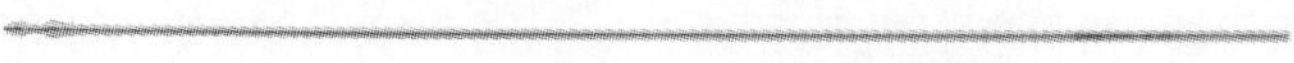

图 8-494　胆道探针（胆道插管引导器）

（3）胆石匙

1）分类：根据胆石匙的外形及使用方法分为单头、双头、吸引式胆石匙。胆石匙头部匙口为钝口，应圆滑无锋棱毛刺等现象。

2）用途：供刮除胆总管内结石等异物用。

3）常用胆道匙器械图示（图 8-495 ~ 图 8-499）

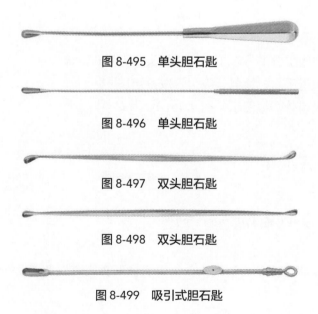

图 8-495　单头胆石匙

图 8-496　单头胆石匙

图 8-497　双头胆石匙

图 8-498　双头胆石匙

图 8-499　吸引式胆石匙

（4）胆管剪

1）分类：根据胆管剪的外形特点分为侧球、侧圆、角弯胆管剪。

2）用途：用于胆道手术时剪切胆管及胆囊组织。

3）常用胆管剪器械图示（图 8-500～图 8-502）。

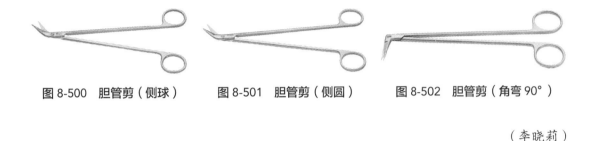

图 8-500　胆管剪（侧球）　　　　图 8-501　胆管剪（侧圆）　　　　图 8-502　胆管剪（角弯 90°）

（李晓莉）

八、妇产科（计划生育）手术器械

（一）器械适用范围及功能介绍

1. 适用范围　适用于妇科、产科、计划生育等各类手术，如子宫手术、卵巢及输卵管手术、剖宫产手术、顺产接生手术、人流手术、输卵管及宫腔节育手术等。

2. 功能　从手术的过程及手术种类来理解妇产科（计划生育）手术器械的功能：妇产科（计划生育）手术通过对人体组织进行"破坏、重建、辅助技术"来达到治疗疾病或帮助妊娠及终止妊娠的目的，所以手术器械自然就包括了进行破坏子宫、会阴、脐带等的器械如子宫剪、会阴剪、脐带剪等；夹持和分离人体组织的器械如组织钳、分离钳等；为了提供宽敞、干净的手术视野，确保手术顺利进行如各种拉钩、扩张器、牵开器、吸引器等；计划生育用的提取、夹持输卵管、输精管器械及放置、取出节育器的器械等。

（二）常见妇产科（计划生育）手术器械

妇产科（计划生育）常用器械按类别可分为剪刀类、钳类、拉钩类、扩张器类、专科手术器械类、计生器械类等。根据形状、性质、大小、细致差别，在用途分类下，又衍生出各种器械的进一步分类，一般通过器械名称进行区别和确认。各类常见的妇产科（计划生育）手术器械介绍如下。

1. 剪刀类　是妇产科手术中最常用的器械之一。用于手术中剪切皮肤、组织、血管、脏器、缝线、敷料等。手术剪为锐利手术器械，手术中正确传递及管理，避免造成职业暴露；传递给手术医生时，建议同步语言提示，避免与血管钳混淆，术中误伤组织、血管。

正确持剪刀法为拇指和第四指分别插入剪刀柄的两环，中指放在第四指环的剪刀柄上，食指压在轴节处起稳定和向导作用，有利于操作。

剪刀分为很多种类，根据其结构特点分为尖、钝、直、弯、长、短各型；根据其用途分为子宫剪、阴道环切剪、会阴剪、剖宫产剪、脐带剪、组织剪等。

（1）子宫剪

1）分类：根据子宫剪头端的形状分为直剪和弯剪。

2）用途：供剪切子宫组织用。

3）常用子宫剪器械图示（图 8-503、图 8-504）。

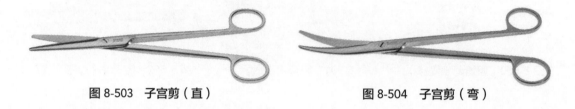

图 8-503　子宫剪（直）　　　　　　　　图 8-504　子宫剪（弯）

（2）阴道环切剪

1）分类：根据阴道环切剪的头端和手柄端的形状分为弯形和双弯形两种类型。

2）用途：供广泛性子宫切除手术时作环切阴道用。

3）常用阴道环切剪器械图示（图 8-505、图 8-506）。

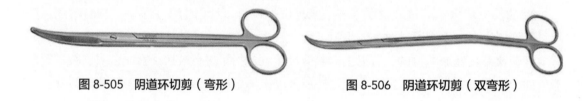

图 8-505　阴道环切剪（弯形）　　　　图 8-506　阴道环切剪（双弯形）

（3）会阴剪

1）分类：会阴剪根据其长度、宽度及是否有角弯分为不同型号，一般包括 15cm 角弯会阴剪，18cm 会阴剪和 22cm 会阴剪。头端为角形结构，便于剪切会阴组织。

2）用途：供剪切会阴组织用。

3）常用会阴剪器械图示（图 8-507）。

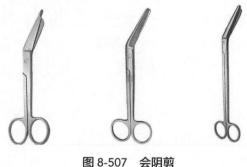

图 8-507　会阴剪

（4）剖宫产剪

1）分类：剖宫产剪，由一对中间连接的叶片组成，头部为刀刃、尾部为指圈，有直、弯两型。

2）用途：供剖宫产手术时，剪开子宫用。

（5）脐带剪

1）分类：根据脐带剪头端的形状分为直剪、弯剪、圆头剪。

2）用途：供产科剪切婴儿脐带用。

3）常用脐带剪器械图示（图 8-508）

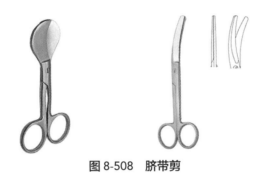

图 8-508　脐带剪

2. **钳类**　妇产科钳类是妇产科手术中最常用的器械之一。主要包括：子宫敷料钳、子宫息肉钳、妇科组织钳、妇科分离钳、子宫颈钳、子宫抓钳、卵巢钳、阴道夹持钳、主韧带钳、子宫动脉夹持钳、剖宫产切口钳、输尿管夹持钳、举宫钳、产钳等。

（1）子宫敷料钳

1）分类：子宫敷料钳根据其形状分为直、弯、双弯，根据其齿牙结构分为有齿、无齿。子宫敷料钳由两片钳体，由销轴在鳃部铆接而成，柄部带有锁止牙。

2）用途：供子宫相关手术时夹持敷料用。

3）常用敷料钳器械图示（图 8-509、图 8-510）。

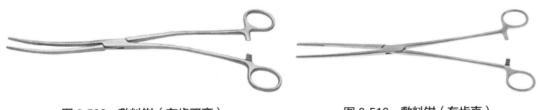

图 8-509　敷料钳（有齿双弯）　　　　　图 8-510　敷料钳（有齿直）

（2）子宫息肉钳

1）分类：根据子宫息肉钳的形状分为直、弯、微弯、深弯等不同型号。由两片钳体由销轴在鳃部铆接而成，柄部带有锁止牙。

2）用途：供子宫息肉切除时夹持子宫息肉用。

3）常用子宫息肉钳器械图示（图 8-511）。

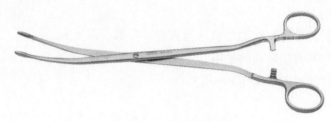

图 8-511　子宫息肉钳

（3）妇科组织钳

1）分类：根据妇科组织钳尺寸及头端尺寸不同分为不同型号。

2）用途：供妇科手术时夹持深部组织及宫颈息肉用。

3）常用妇科组织钳器械图示（图 8-512）。

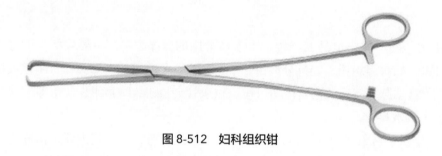

图 8-512　妇科组织钳

（4）妇科分离钳

1）分类：根据妇科分离钳尺寸及头端弯度分为不同型号。

2）用途：供分离粘连组织或夹持腔内黏膜用。

3）常用妇科分离钳器械图示（图 8-513）。

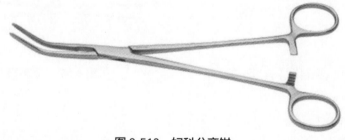

图 8-513　妇科分离钳

（5）子宫颈钳

1）分类：子宫颈钳由钳头、钳柄、锁齿和指圈组成。根据其头端形状可分直、弯、侧弯；头端锁齿双向对合，便于固定宫颈组织不滑脱，有两齿、三齿等不同类型。

2）用途：供妇产科牵拉固定子宫颈用。

3）常用子宫颈钳器械图示（图 8-514、图 8-515）。

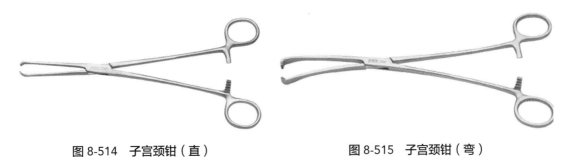

图 8-514　子宫颈钳（直）　　　　　　图 8-515　子宫颈钳（弯）

（6）子宫夹持钳

1）分类：子宫夹持钳种类较多，根据头端形状分为侧弯、弯、角弯、直；根据头端爪的数量分为单爪、双爪、三抓、四爪等不同类型。

2）用途：供妇科手术时牵拉、夹持、固定子宫用。

3）常用子宫夹持钳器械图示（图 8-516 ~ 图 8-530）。

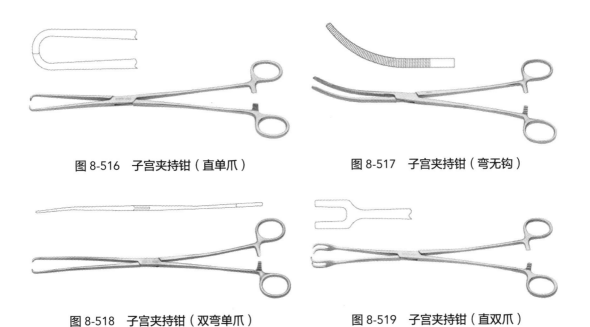

图 8-516　子宫夹持钳（直单爪）　　　　图 8-517　子宫夹持钳（弯无钩）

图 8-518　子宫夹持钳（双弯单爪）　　　图 8-519　子宫夹持钳（直双爪）

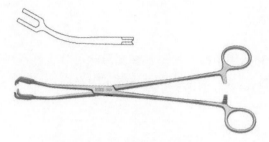

图 8-520　子宫夹持钳（弯双爪）

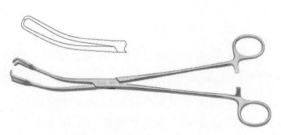

图 8-521　子宫夹持钳（左弯双爪）

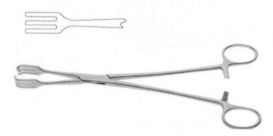

图 8-522　子宫夹持钳（直三爪）

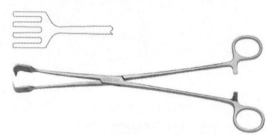

图 8-523　子宫夹持钳（直四爪）

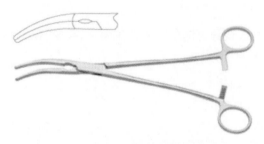

图 8-524　子宫夹持钳（侧弯镀金圈）

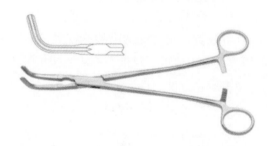

图 8-525　子宫夹持钳（角弯镀金圈）

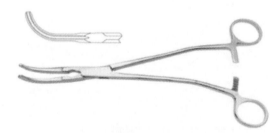

图 8-526　子宫夹持钳（双弯镀金圈）

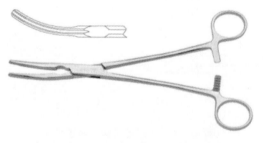

图 8-527　子宫夹持钳（微弯镀金圈）

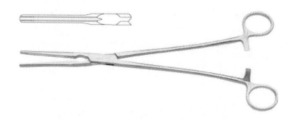

图 8-528　子宫夹持钳（直镀金圈）

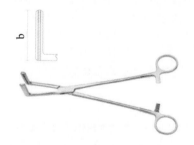

图 8-529　子宫夹持钳（角弯镀金圈）

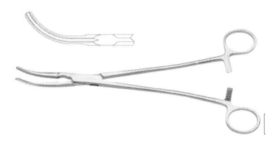

图 8-530 子宫夹持钳（中弯镀金圈）

（7）卵巢钳

1）分类：卵巢钳根据其头端形状分为直、弯、头圆弯等不同类型。

2）用途：用于妇产科手术中，夹持卵巢用。

3）常用卵巢钳器械图示（图 8-531 ~ 图 8-533）。

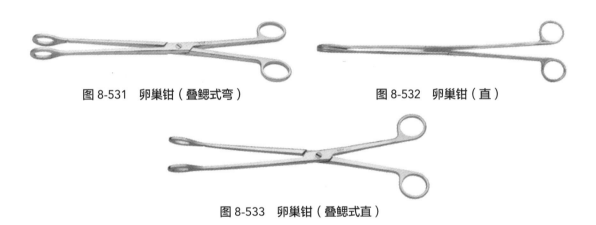

图 8-531 卵巢钳（叠鳃式弯）　　　　　　图 8-532 卵巢钳（直）

图 8-533 卵巢钳（叠鳃式直）

（8）阴道夹持钳

1）分类：阴道夹持钳根据其头端形状分为直、弯、角弯、头圆弯。

2）用途：供切除子宫及宫颈癌手术时钳夹阴道用。

3）常用阴道夹持钳器械图示（图 8-534）。

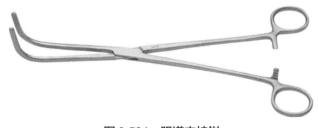

图 8-534 阴道夹持钳

（9）主韧带钳

1）分类：主韧带钳根据其头端形状分为直、弯、微弯、深弯、头圆弯、头角弯、竖齿、角弯、直角、无损伤、90°角、双弯、中弯、侧弯。根据材质分为镀金圈、不锈钢材质等。

2）用途：供妇科手术时钳夹主韧带用。

3）常用主韧带钳器械图示（图 8-535 ~ 图 8-538）。

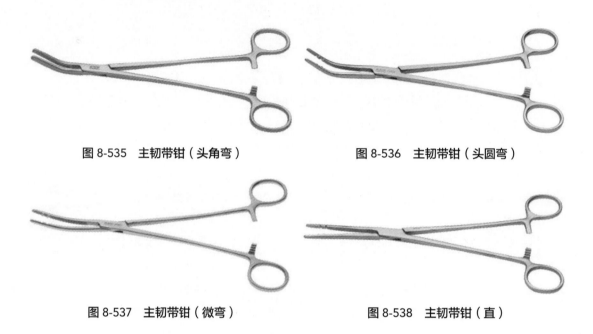

图 8-535　主韧带钳（头角弯）　　　　　图 8-536　主韧带钳（头圆弯）

图 8-537　主韧带钳（微弯）　　　　　图 8-538　主韧带钳（直）

（10）子宫动脉夹持钳

1）分类：子宫动脉夹持钳根据其头端形状分为直、弯、角弯等类型。

2）用途：用于子宫动脉结扎手术时，钳夹分离子宫动脉。

3）常用子宫动脉夹持钳器械图示（图 8-539）。

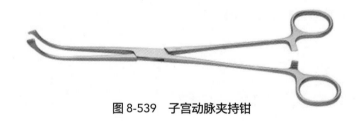

图 8-539　子宫动脉夹持钳

（11）剖宫产切口钳

1）分类：剖宫产切口钳根据其头端形状分为直、弯两种类型，其头端呈空心圆形并有开口。

2）用途：供剖宫产手术时钳夹子宫切口用。

3）常用剖宫产切口钳器械图示（图 8-540）。

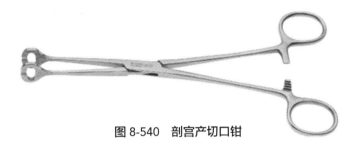

图 8-540　剖宫产切口钳

（12）举宫钳

1）分类：举宫钳根据其头端形状分为平头和尖头。

2）用途：供妇科手术固定子宫和调整子宫位置用。

3）常用举宫钳器械图示（图 8-541、图 8-542）。

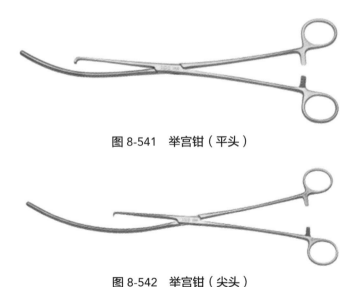

图 8-541　举宫钳（平头）

图 8-542　举宫钳（尖头）

（13）产钳

1）分类：根据产钳叶片的数量分为单叶、双叶，根据产钳的使用时机分为剖宫产、转位、低位。双叶产钳由钳头、钳柄、锁齿和指圈组成。

2）用途：供产科接生婴儿用。剖宫产钳：用于进行剖宫产手术时，自子宫腔内牵引胎儿头部用。低位产钳：是比较安全的低位产钳术，也就是在胎儿头部已进展到骨盆出口处的时候牵引用。转位产钳：牵引胎儿头部转位产钳术用，目前由于采用剖宫产较多，很少采用。

3）常用产钳器械图示（图 8-543～图 8-548）。

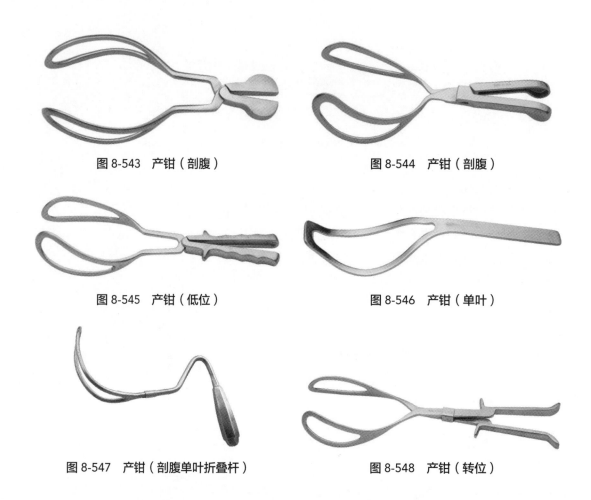

图 8-543　产钳（剖腹）　　　　　　　图 8-544　产钳（剖腹）

图 8-545　产钳（低位）　　　　　　　图 8-546　产钳（单叶）

图 8-547　产钳（剖腹单叶折叠杆）　　　图 8-548　产钳（转位）

3. **拉钩类**　常用拉钩根据不同手术部位分为子宫拉钩，阴道拉钩，深部拉钩，膀胱拉钩等。头部有平头和凹头，有单钩和双钩等。用于暴露和牵拉子宫、阴道、膀胱或深部组织，保护手术视野周围脏器组织。通常由不锈钢材料制成，可重复使用。

（1）子宫拉钩

1）分类：子宫拉钩，由头部和柄部组成，头部为钩形的手术器械。根据拉钩长短尺寸及钩的弯曲深度和弯曲宽度不同，分不同型号。根据拉钩结构分平、凹、单钩、双钩、板式、柄式等。

2）用途：供妇科腹部手术时，暴露和牵拉子宫用。

3）常用子宫拉钩器械图示（图 8-549～图 8-555）。

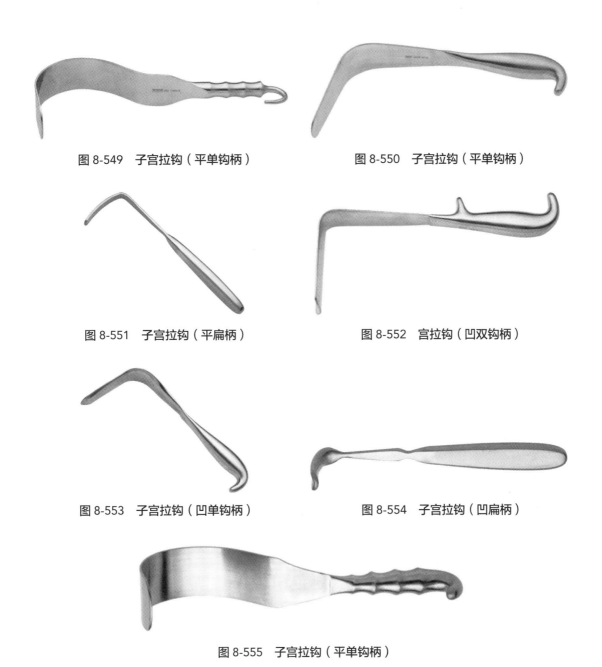

图 8-549　子宫拉钩（平单钩柄）　　　　　图 8-550　子宫拉钩（平单钩柄）

图 8-551　子宫拉钩（平扁柄）　　　　　　图 8-552　宫拉钩（凹双钩柄）

图 8-553　子宫拉钩（凹单钩柄）　　　　　图 8-554　子宫拉钩（凹扁柄）

图 8-555　子宫拉钩（平单钩柄）

（2）阴道拉钩

1）分类：阴道拉钩，由头部和柄部组成，头部为钩形的手术器械。根据拉钩长短尺寸及钩的弯曲深度和弯曲宽度不同，分不同型号。根据拉钩结构分平、凹、单钩、双钩、板式、柄式等。

2）用途：供牵拉阴道壁、扩大检查或手术视野用。

3）常用阴道拉钩器械图示（图 8-556 ~ 图 8-561）。

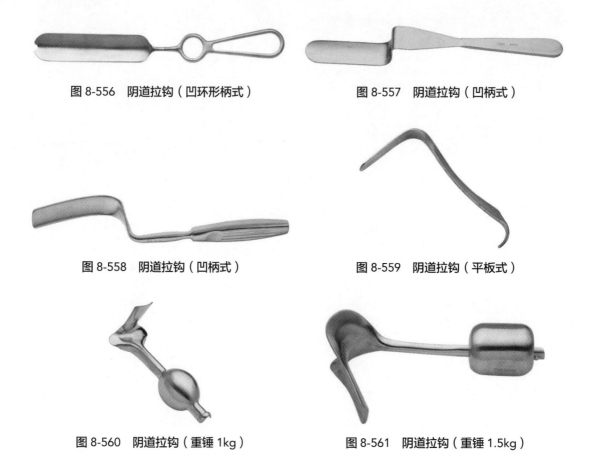

图 8-556　阴道拉钩（凹环形柄式）

图 8-557　阴道拉钩（凹柄式）

图 8-558　阴道拉钩（凹柄式）

图 8-559　阴道拉钩（平板式）

图 8-560　阴道拉钩（重锤 1kg）

图 8-561　阴道拉钩（重锤 1.5kg）

（3）膀胱拉钩

1）分类：膀胱拉钩，有梯形、月牙形、管式等规格。梯形、月牙形由柄部和拉钩组成，管式由芯棒、外管、套管、柄组成。

2）用途：供妇科手术时牵开膀胱用。

3）常用膀胱拉钩器械图示（图 8-562）。

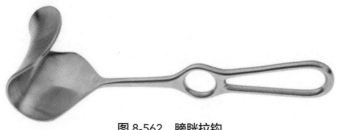

图 8-562　膀胱拉钩

4. **扩张器及牵开器类** 常用扩张器及牵开器根据不同手术部位分为会阴牵开器、阴道扩张器、子宫扩张器等。头部有圆头和尖圆头，有长钩型和短钩型、夹式等。用于暴露和牵拉子宫、阴道、膀胱或深部组织，保护手术视野周围脏器组织。通常由不锈钢材料制成，可重复使用。

（1）会阴牵开器

1）分类：会阴牵开器根据头端结构特点及尺寸大小分为短钩式、长钩式、夹式等不同大小型号。

2）用途：供妇科手术时牵开及固定会阴阴道口用。

3）常用会阴牵开器器械图示（图 8-563 ~ 图 8-565）。

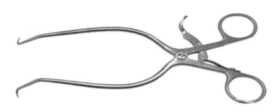

图 8-563 会阴牵开器（长钩型）

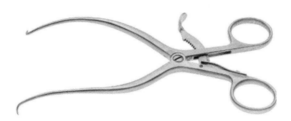

图 8-564 会阴牵开器（短钩型）

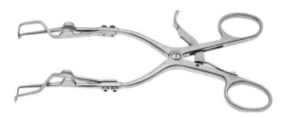

图 8-565 会阴牵开器（夹式）

（2）阴道扩张器

1）分类：根据引导扩张器的用途及结构特点分为双翼阴道手术扩张器和双翼阴道检查扩张器。

2）用途：双翼阴道手术扩张器供撑开阴道口检查或进行经阴道的相关手术用。双翼阴道检查扩张器供撑开阴道口检查阴道内部用。

3）常用阴道扩张器器械图示（图 8-566、图 8-567）。

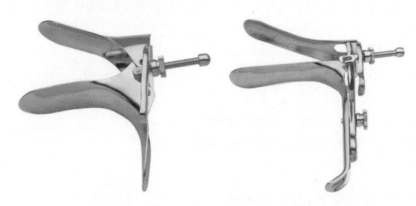

图 8-566　双翼阴道手术扩张器　　图 8-567　双翼阴道检查扩张器

（3）子宫颈扩张器

1）分类：根据子宫扩张期头端形状分圆头、尖圆头。根据长度分 20cm 和 35cm；不同类型的子宫颈扩张器根据直径分不同型号，从 Φ3—Φ16 及 Φ24，直径 0.5mm 为一档，使用时从小型号逐渐到大型号渐进性扩张宫颈。一般情况，扩张器插入子宫腔深度为 7cm，顺号扩大至 7.5mm 即可。

2）用途：供扩张子宫颈用。供妇产科刮宫、人工流产术或上环前作扩张子宫颈口及子宫腔体用。

3）常用子宫颈扩张器器械图示（图 8-568、图 8-569）。

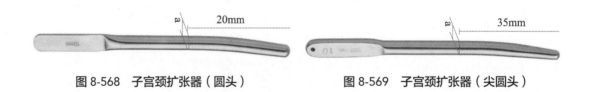

图 8-568　子宫颈扩张器（圆头）　　图 8-569　子宫颈扩张器（尖圆头）

5. 专科手术器械类　专科手术器械类主要用于妇产科专科手术，包括人流术、诊刮术、子宫肌瘤剥离术等，主要有子宫探针、流产吸引管、子宫刮匙、骨盆测量器、宫颈压板、子宫肌瘤剥离器等。

（1）子宫探针

1）分类：探针带刻度，根据其长短分为不同型号，根据其是否有弯曲分为直、弯，弯形探针根据其直径分为 Φ3、Φ4、Φ5 三种不同型号。

2）用途：供妇科探测子宫颈方向和深度用。

3）常用子宫探针器械图示（图 8-570、图 8-571）。

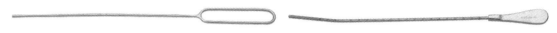

图 8-570　子宫探针（直环柄）　　　　图 8-571　子宫探针（弯头）

（2）流产吸引管

1）分类：流产吸引管带刻度，根据其管腔是否弯曲分为直、弯。根据其长度及管腔直径分不同型号。

2）用途：供人工流产手术时吸引子宫内液体。

3）常用流产吸引管器械图示（图 8-572）。

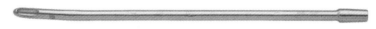

图 8-572　流产吸引管器

（3）子宫刮匙

1）分类：子宫刮匙根据刮匙长度和头端宽度分为不同型号，根据头端结构分为锐、钝，根据手柄结构分为八角柄、六方柄、扁柄、环柄等类型。

2）用途：供流产手术时刮除清理子宫壁附着组织。

3）常用子宫刮匙器械图示（图 8-573 ~ 图 8-578）。

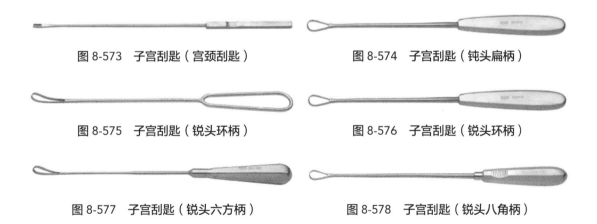

图 8-573　子宫刮匙（宫颈刮匙）　　　　图 8-574　子宫刮匙（钝头扁柄）

图 8-575　子宫刮匙（锐头环柄）　　　　图 8-576　子宫刮匙（锐头环柄）

图 8-577　子宫刮匙（锐头六方柄）　　　图 8-578　子宫刮匙（锐头八角柄）

（4）骨盆内、外径测量器

1）分类：根据测量部位不同分为骨盆测量器、骨盆测量计（耻骨角度测量器）、骨盆测量计（内 / 外径）等类型。

2）用途：供测量骨盆内径、外径和耻骨角度使用。

3）常用骨盆内、外径测量器器械图示（图 8-579 ~ 图 8-581）。

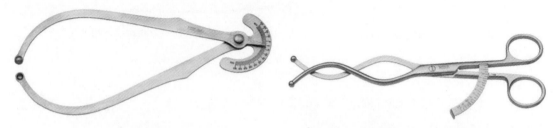

图 8-579　骨盆测量计（内 / 外径）　　　　图 8-580　骨盆测量计（测量范围：10-120）

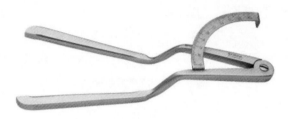

图 8-581　骨盆测量计（测耻骨角度）

（5）宫颈压板

1）分类：根据其长度及头端结构分为不同型号。一般为弯形板状，头端带一三角形缺口。

2）用途：供按压宫颈扩展手术空间。

3）常用宫颈压板器械图示（图 8-582）。

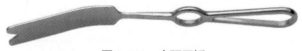

图 8-582　宫颈压板

（6）子宫肌瘤剥离器

1）分类：根据其长度及头端结构分为不同型号，一般两端为弯形板状。

2）用途：供剥离子宫肌瘤用。

3）常用子宫肌瘤剥离器器械图示（图 8-583）。

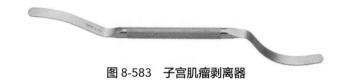

图 8-583　子宫肌瘤剥离器

6. **计生器械类** 计生类器械主要用于跟计生手术相关的器械，包括输精管结扎术、输精管结扎术、节育器放置术及取出术等手术器械。主要有输精管拉钩，输卵管提取钩，环形输卵管镊，节育环放置钳，节育环取出钳等。

（1）输精管拉钩

1）分类：输精管拉钩形状细长，头端带一小钩，便于提拉输精管。

2）用途：供提取、牵拉输精管用。

3）常用输精管拉钩器械图示（图 8-584）。

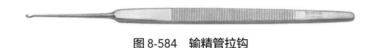

图 8-584 输精管拉钩

（2）输卵管提取钩

1）分类：输卵管提取钩头端为扁形弯曲钩状，便于提取输卵管。

2）用途：供提取输卵管用。

3）常用输卵管提取钩器械图示（图 8-585）。

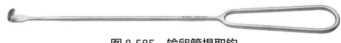

图 8-585 输卵管提取钩

（3）环形输卵管镊

1）分类：根据环形输卵管镊的长度及头端结构分为不同型号。

2）用途：供夹持输卵管用。

3）常用环形输卵管镊器械图示（图 8-586 ~ 图 8-588）。

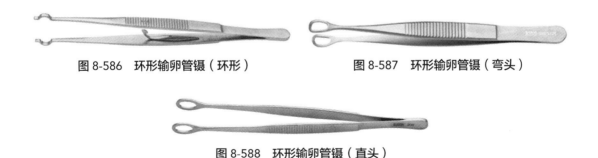

图 8-586 环形输卵管镊（环形）　　　　图 8-587 环形输卵管镊（弯头）

图 8-588 环形输卵管镊（直头）

（4）宫内节育器放置器械

1）分类：根据器械形状分为宫内节育器放置叉和宫内节育器放置钳。

221

2）用途：供放置宫内节育器用。

3）常用宫内节育器放置器械图示（图 8-589、图 8-590）。

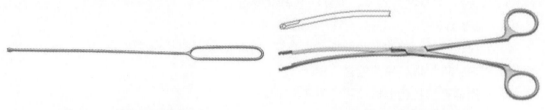

图 8-589　宫内节育器放置叉　　　　　　　　图 8-590　宫内节育器放置钳

（5）宫内节育器取出器械

1）分类：根据器械形状分为宫内节育器取出钩及宫内节育器取出钳。

2）用途：供取出节育环用。

3）常用宫内节育器取出器械图示（图 8-591 ~ 图 8-593）。

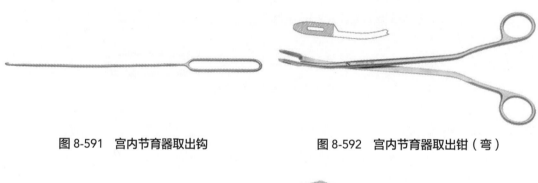

图 8-591　宫内节育器取出钩　　　　　　　　图 8-592　宫内节育器取出钳（弯）

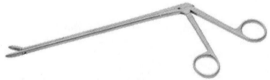

图 8-593　宫内节育器取出钳（直）

（李晓莉）

九、泌尿外科器械

（一）泌尿外科手术器械适用范围及功能介绍

1. **适用范围**　泌尿外科器械适用于阴囊及其内容物的手术、前列腺切除术、尿道手术、膀胱手术、输尿管手术、肾及肾盂手术、阴茎手术。

2. **功能**　可从手术的过程来理解基础器械的功能：外科手术就是通过对人体组织进

行"疏通、清除、破坏和重建"来达到治疗疾病的目的，所以手术器械自然就包括了检查类器械如尿道镜、膀胱镜等；各类疏通器械如导尿管、尿道扩张器等；清除器械包括刮匙、取石钳等；夹持人体组织的器械如组织钳、组织镊；破坏组织的器械如手术刀、手术剪等；为了防止在破坏过程中发生出血而使用的器械如止血钳、结扎线等；进行重建的手术器械如各类缝针、缝线，还有一类手术器械是为了提供宽敞、干净的手术视野，确保手术顺利进行如各种拉钩、牵开器、吸引器等。

（二）常见泌尿外科手术器械

泌尿外科手术器械根据用途可分为：泌尿用剪类、泌尿用钳类、泌尿用针类、泌尿用钩类、扩张器类、其他类等；根据其形状、性质、大小、细致差别，在用途分类下，又衍生出各种器械的进一步分类，一般通过器械名称进行区别和确认。各类常见的泌尿外科手术器械介绍如下：

1. 泌尿用剪类

前列腺剪：是泌尿外科手术常用剪刀。

1）分类：根据弧度大小分为：弯型、大弯 S 型、小弯 S 型。

2）用途：用于剪切前列腺组织的医疗用品。

3）常用前列腺剪图示（图 8-594）。

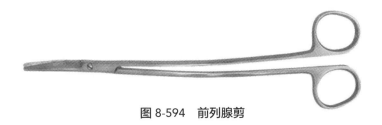

图 8-594　前列腺剪

2. 泌尿用钳类

（1）膀胱肿瘤钳

1）分类：根据钳端大小分为：Φ30、Φ40。

2）用途：用于直视下实施泌尿外科手术时夹持组织。

3）常用膀胱肿瘤钳图示（图 8-595）。

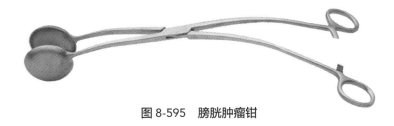

图 8-595　膀胱肿瘤钳

（2）输尿管夹持钳

1）分类：根据形态分为：220，1×2 齿、160 弯。

2）用途：用于直视下实施泌尿外科手术时夹持输尿管。

3）常用输尿管夹持钳图示（图 8-596、图 8-597）。

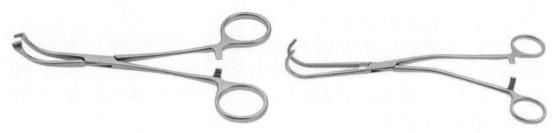

图 8-596　输尿管夹持钳（弯头）　　　　图 8-597　输尿管夹持钳（双弯头）

（3）膀胱钳

1）分类：根据钳端弯度分为：头角弯 36、柄弯、头角弯 49 柄弯。

2）用途：用于直视下实施泌尿外科手术时夹持膀胱。

3）常用膀胱钳图示（图 8-598、图 8-599）。

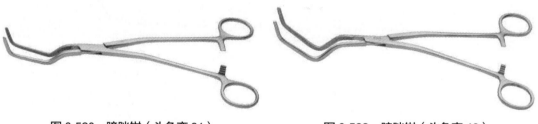

图 8-598　膀胱钳（头角弯 36）　　　　图 8-599　膀胱钳（头角弯 49）

（4）后尿道钳

1）分类：根据头圆弯度分为：头圆弯 R15×42、头圆弯 R15×48 等。

2）用途：用于直视下实施泌尿外科手术时夹持尿道。

3）常用后尿道钳图示（图 8-600）。

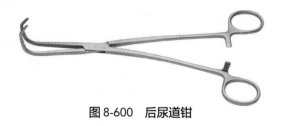

图 8-600　后尿道钳

（5）肾石钳

1）分类：根据钳端弯度分为：小弯、中弯、大弯、叠鳃式，叠鳃式又分为：小弯、中弯、大弯。

2）用途：用于直视下实施泌尿外科手术时夹持肾脏结石。

3）常用肾石钳图示（图 8-601 ~ 图 8-604）。

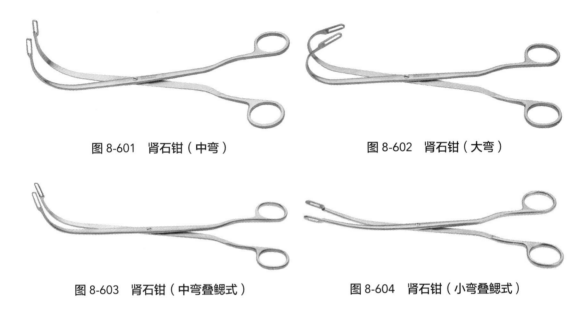

图 8-601　肾石钳（中弯）　　　　　　　　　图 8-602　肾石钳（大弯）

图 8-603　肾石钳（中弯叠鳃式）　　　　　图 8-604　肾石钳（小弯叠鳃式）

（6）膀胱取石钳

1）分类：根据形态分为：直、微弯。

2）用途：用于直视下实施泌尿外科手术时夹持膀胱内结石。

3）常用膀胱取石钳图示（图 8-605、图 8-606）。

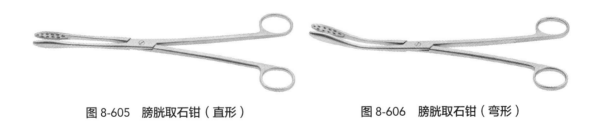

图 8-605　膀胱取石钳（直形）　　　　　　图 8-606　膀胱取石钳（弯形）

（7）膀胱颈钳

1）分类：圆弯，钳端有齿，1×2 齿。

2）用途：用于直视下实施泌尿外科手术时夹持膀胱颈。

3）常用膀胱颈钳图示（图 8-607）。

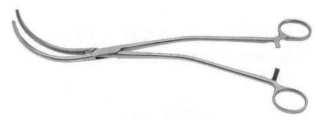

图 8-607　膀胱颈钳

（8）肾蒂钳

1）分类：根据器械精密程度分为：无损伤肾蒂钳 1×2 齿、单齿，根据手柄部形态分为：弯曲型、直型。无损伤肾蒂钳根据钳端弧度分为：25、30、35、40。

2）用途：用于直视下实施泌尿外科手术时夹持肾蒂。

3）常用肾蒂钳图示（图 8-608、图 8-609）。

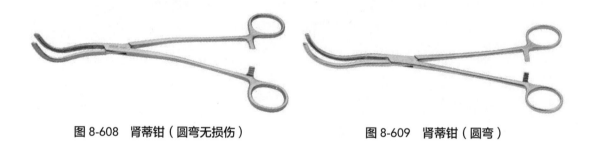

图 8-608　肾蒂钳（圆弯无损伤）　　　　　　图 8-609　肾蒂钳（圆弯）

（9）分离结扎钳

1）分类：钳端弯型、有齿。

2）用途：用于直视下实施泌尿外科手术时分离组织，结扎组织。

3）常用分离结扎钳图示（图 8-610）。

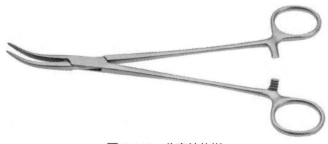

图 8-610　分离结扎钳

（10）血管钳

1）分类：根据钳端形状分为角弯、双角弯。根据手柄形态分为：直行、弯型。根据功能可分为：普通型、髂血管型。

2）用途：用于直视下实施泌尿外科手术时夹持血管止血。

3）常用血管钳图示（图 8-611 ~ 图 8-613）。

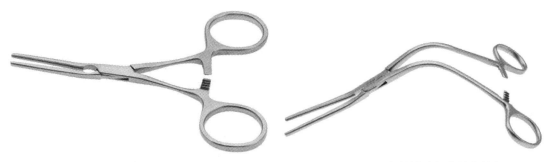

图 8-611　血管钳（角弯）　　　　　　　　　　图 8-612　血管钳（角弯髂血管）

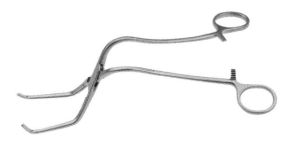

图 8-613　血管钳（双角弯髂血管）

3. 泌尿用针类

（1）肾穿刺针

1）分类：由针芯及针套组成，针套标有刻度。

2）用途：用于直视下实施泌尿外科手术时肾脏穿刺。

3）常用肾穿刺针图示（图 8-614）。

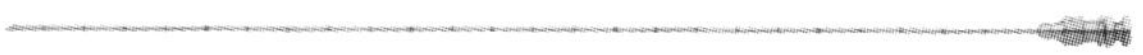

图 8-614　肾穿刺针

（2）膀胱穿刺针

1）分类：由针芯、针套及吸引管组成。吸引管前端为孔洞状。

2）用途：用于直视下实施泌尿外科手术时膀胱穿刺。

3）常用膀胱刺针图示（图 8-615）。

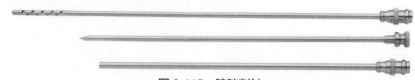

图 8-615　膀胱刺针

（3）膀胱穿刺造瘘针

1）分类：由造瘘针及吸引管组成，吸引管头端有孔。根据造瘘针手柄部位形态分为：圆型、柱形，圆型根据大小分为：Φ6、Φ8。

2）用途：用于直视下实施泌尿外科手术时膀胱穿刺造瘘。

3）常用膀胱穿刺造瘘针图示（图 8-616 ～图 8-618）。

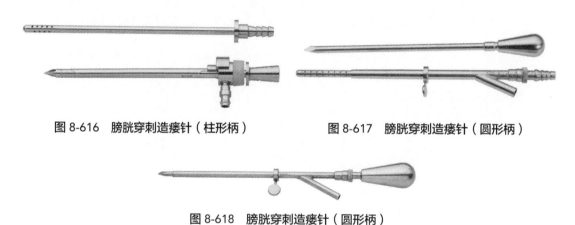

图 8-616　膀胱穿刺造瘘针（柱形柄）　　　　图 8-617　膀胱穿刺造瘘针（圆形柄）

图 8-618　膀胱穿刺造瘘针（圆形柄）

4. 泌尿用钩类

（1）前列腺拉钩

1）分类：前列腺拉钩长短尺寸及钩的弯曲深度和弯曲宽度不同，分不同型号。

2）用途：用于前列腺手术时牵拉组织。

3）常用前列腺拉钩图示（图 8-619 ～图 8-622）。

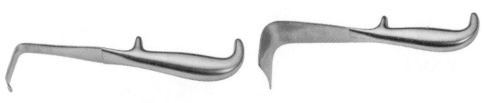

图 8-619　前列腺拉钩（弯头）　　　　图 8-620　前列腺拉钩（平头）

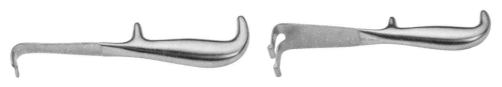

图 8-621　前列腺拉钩（单叶）　　　　图 8-622　前列腺拉钩（双叶）

（2）膀胱拉钩

1）分类：根据手柄部位形态分为：实心型、空心型、带钩型。膀胱拉钩根据拉钩长短尺寸及钩的弯曲深度和弯曲宽度不同，分不同型号。

2）用途：用于膀胱手术时牵拉组织。

3）常用膀胱拉钩图示（图 8-623 ～ 图 8-626）。

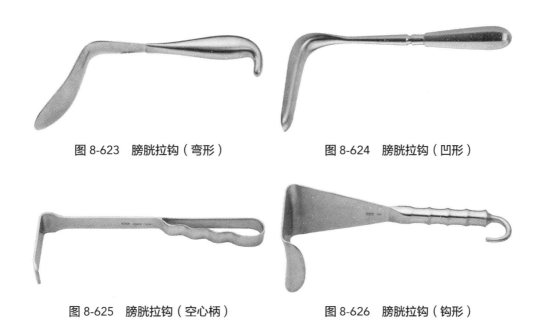

图 8-623　膀胱拉钩（弯形）　　　　图 8-624　膀胱拉钩（凹形）

图 8-625　膀胱拉钩（空心柄）　　　　图 8-626　膀胱拉钩（钩形）

（3）肾盂拉钩

1）分类：单头，根据前端宽度及弯曲程度分为不同型号。

2）用途：用于肾盂手术时牵拉组织。

3）常用肾盂拉钩图示（图 8-627）

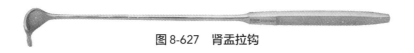

图 8-627　肾盂拉钩

（4）肾窦拉钩

1）分类：单头、弯圆，根据前端宽度及弯曲程度分为不同型号。

2）用途：用于肾窦手术时牵拉组织。

3）常用肾窦拉钩图示（图 8-628）。

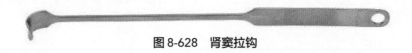

图 8-628　肾窦拉钩

5. 牵开、扩张器类

（1）尿道扩张器

1）分类：其直径编号采用国际通用标准规尺，及法国查利尔式的近似值，型号与直径的比例关系是 3∶1，即 F9 对应的直径为 Φ3，F15 对应的直径为 Φ5。现常用的有男性尿道扩张器 14 种及女性尿道扩张器 10 种，多为不锈钢材质。

2）用途：供探测及扩张尿道用。

3）常用尿道扩张器图示（图 8-629、图 8-630）。

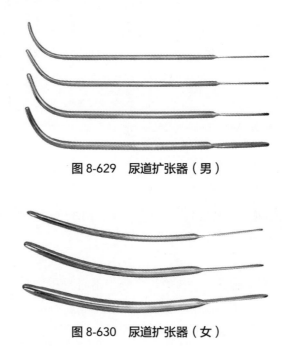

图 8-629　尿道扩张器（男）

图 8-630　尿道扩张器（女）

（2）导尿管

1）分类：其直径编号采用国际通用标准规尺，及法国查利尔式的近似值，规格有 F8-F26，加上鸡心及双圈女用导尿管，共 7 个型号，多为不锈钢材质。

2）用途：供尿道狭窄、闭塞症做引流排尿用。

3）常用导尿管图示（图 8-631 ~ 图 8-633）。

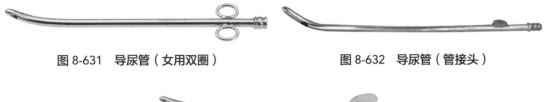

图 8-631　导尿管（女用双圈）　　　　　图 8-632　导尿管（管接头）

图 8-633　导尿管（女用鸡心形）

（3）导尿管导引器

1）分类：手柄部位空心圆型，导引器材质柔软，可弯曲。

2）用途：供导引胶质导尿管入膀胱用。

3）常用导尿管导引器图示（图 8-634）。

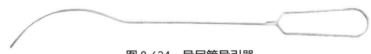

图 8-634　导尿管导引器

（4）膀胱前列腺牵开器

1）分类：三翼钳式结构，根据需要选择不同大小号。

2）用途：供导引胶质导尿管入膀胱用。

3）常用膀胱前列腺牵开器图示（图 8-635）。

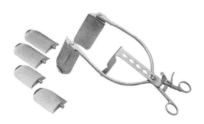

图 8-635　膀胱前列腺牵开器

6. 其他类

（1）阴茎夹

1）分类：头端球型，反方向夹持。

2）用途：用于手术时夹持阴茎。

3）常用阴茎夹图示（图 8-636）。

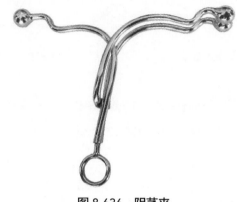

图 8-636　阴茎夹

（李晓莉）

十、肛肠外科器械

（一）肛肠外科手术器械适用范围及功能介绍

1. **适用范围**　肛肠外科器械适用于先天性肛门、直肠畸形手术、肛瘘手术、痔手术、结肠手术等。

2. **功能**　可从手术的过程来理解基础器械的功能：肛肠外科手术是通过对人体组织进行"扩张、探查、破坏和重建"来达到治疗疾病的目的，手术器械包括了扩张类器械如肛门镜等；探查类器械如肛门探针等；夹持人体组织的器械如组织钳、组织镊；破坏组织的器械如手术刀、手术剪等；为了防止在破坏过程中发生出血而使用的器械如止血钳、结扎钳等；进行重建的手术器械如各类缝针、缝线，还有一类手术器械是为了提供宽敞、干净的手术视野，确保手术顺利进行如各种拉钩、牵开器、吸引器等。

（二）常见肛肠外科手术器械

肛肠外科手术器械根据用途可分为：肛肠用针类、肛肠用钩类、肛肠用钳类、检查镜类、牵开器类等；根据其形状、性质、大小、细致差别，在用途分类下，又衍生出各种器械的进一步分类，一般通过器械名称进行区别和确认。各类常见的肛肠外科手术器械介绍如下：

1. **肛肠用针类**

肛门探针

1）分类：探针两端为球型，根据大小分为：双头球 Φ2、Φ2.5、Φ3，多为银质。

2）用途：供肛瘘寻找内口时检查及定位用。

3）常用肛肠探针图示（图 8-637）。

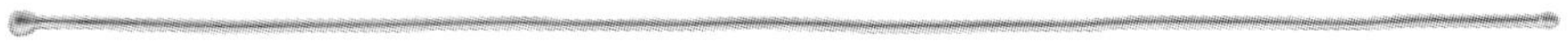

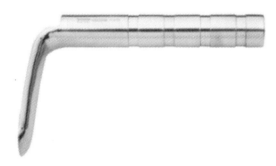

图 8-637　肛肠探针

2. 肛肠用钩类

肛门拉钩

1）分类：单叶，弯度呈直角，前端有凹槽，多为不锈钢材质。

2）用途：牵开肛门便于检查与手术。

3）常用肛门拉钩图示（图 8-638）。

图 8-638　肛门拉钩

3. 肛肠用钳类

内痔套扎器（抓钳、痔核钳）

1）分类：头部有鳄形、锯齿、环形、子弹头、钝头细齿、钝头粗齿、尖头弯碗形等，多为不锈钢材料，手柄由塑料制成。

2）用途：供肛门科作内痔套扎用。

3）常用内痔套扎器图示（图 8-639、图 8-640）。

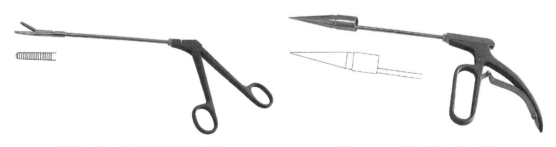

图 8-639　内痔套扎器（钳式）　　　　　图 8-640　内痔套扎器（尖头）

4. 检查镜类

肛门镜

1）分类：根据形态不同分为钳式、内置芯体类。钳类分为：有孔、无孔；内置芯体类分为：平面类、斜面类。各类型均设大、中、小号，多为不锈钢材质。

2）用途：供对肛门进行检查或手术。

3）常用肛门镜图示（图 8-641 ~ 图 8-644）。

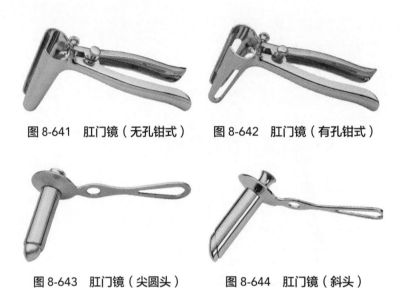

图 8-641　肛门镜（无孔钳式）　　图 8-642　肛门镜（有孔钳式）

图 8-643　肛门镜（尖圆头）　　图 8-644　肛门镜（斜头）

5. 牵开器类

（1）腹部手术牵开器（框式牵开器）

1）分类：圆型框式腹部手术牵开器，根据视野暴露需求可调节不同尺寸、不同方向。

2）用途：牵开组织，暴露手术视野用。

3）常用腹部手术牵开器图示（图 8-645）。

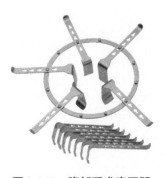

图 8-645　腹部手术牵开器

（2）肛门牵开器

1）分类：双翼钳式，根据前端形态特点可分为不同型号。

2）用途：供肛肠外科中，做肛门检查或肛门手术时牵开肛门用。

3）常用肛门牵开器图示（图 8-646）。

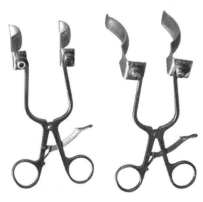

图 8-646　肛门牵开器

（李晓莉）

十一、矫形外科（骨科）手术器械

在医学上矫形外科是矫正运动系统畸形的一门外科，它不但包括治疗四肢、关节、脊柱的畸形、疾病和损伤，而且还包括了运动系统中肌腱和神经、血管的治疗。由于运动系统的病伤或畸形，绝大多数发生于骨组织，故又称为骨科，同时矫形外科的器械绝大多数是用于骨组织的器械，所以称为骨科器械。

骨的手术可分为整复和截除两大类，骨整复手术中包括对骨折的固定、牵引、接骨、整形及骨移植等操作；骨的截除术则包括截肢、关节断离等操作。

由于骨具有特殊的坚硬性质和多种形态，所以用于骨部的器械也大多是形状特殊和比较粗重的器械。

因骨膜是骨再生时的重要基础，在很多骨的手术中，常常需要把骨膜剥离并保留下来，故用于骨膜的器械在骨科手术中是不可缺少的。在骨科手术中尚有许多用于软组织（皮肤，肌肉，肌腱，神经和血管）等器械，这些器械的绝大部分都是属于基本外科器械，因此不再重复。

（一）矫形外科（骨科）手术器械适用范围及功能介绍

1. 适用范围　矫形外科（骨科）手术器械适用于创伤、关节、脊柱外科手术等骨科专业的手术使用。

2. 功能　骨科器械一般指专门用于骨科手术用的专业医疗器械。

（二）常见矫形外科（骨科）手术器械

根据功能不同，分为骨刀（凿）类、咬骨钳类、咬骨剪类、骨刮匙类、骨膜剥离器类、骨撬类、骨锉类、骨锯类、骨锤类、骨钻类、骨科牵引牵开器类、椎板咬骨钳类、髓核钳类、拉钩类等。

1. **骨刀（凿）类器械** 骨刀（凿）类器械属于骨科基础手术器械，主要由不锈钢材料制成，根据其结构和适用范围不同分为多种型号，适用于各种手术的操作：头部型式不同分为：圆刃（直、弯）、平刃（直、弯）；柄部型式不同分为：扁柄、六角柄、胶木柄；刃口形式不同分为：单斜刃、双斜刃、圆刃、普通刃、超薄刃等。使用中注意检查刀刃，凿刃锋利程度，有无卷刃或不完整，保障手术中性能良好。

（1）骨刀：供骨科手术中截骨、切骨、修正骨骼、取骨组织用（图 8-647）。

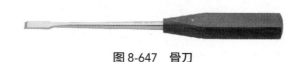

图 8-647 骨刀

（2）骨凿：供骨科手术中凿切骨骼、修整骨创面、凿除股骨头边缘骨质和剥离股骨头用。双斜面骨凿，用以凿除部分骨骼成楔形。单斜面骨凿，用以凿除部分不平齐的骨骼。圆形骨凿用以凿除部分骨骼成半圆形，用途最广，是脊柱融合手术所必需的工具。凿刃不应呈卷口、崩缺，全把应无毛刺、裂痕（图 8-648）。

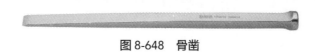

图 8-648 骨凿

2. **咬骨钳类器械** 手术中咬除坏死腐骨、修正骨骼用。咬骨钳一般由上片、销轴、下片、定位锁、钳头、鳃轴螺钉、上片支撑弹簧、下片支撑弹簧组成。不同部位的咬骨钳有不同形状和不同规格，适用于骨科手术时咬剪四肢骨、腐死骨和修正骨骼用。常用咬骨钳可分为：腐骨钳（直头、弯头）、单关节咬骨钳（直头、弯头）、双关节咬骨钳（直头、弯头、侧头）、棘突咬骨钳（直方头、弯圆头）、双关节肋骨咬骨钳（直头、弯头）等。使用时注查检查关节螺丝，轴节及前端完整性及性能情况。

咬骨钳咬切时刃口应锋利，不得有卷刃等缺陷。闭合时头端应对称，外形应平整，轮廓应清晰，不得有锋棱、毛刺、裂纹等缺陷。支撑弹簧应有足够撑开咬骨钳的弹性，当钳子撑开闭合时，弹簧应轻松、灵活，不得有过松和卡塞现象。

（1）单关节咬骨钳（图 8-649）。

（2）双关节咬骨钳（图 8-650）。

（3）（棘突）方头双关节咬骨钳：咬除死骨或修整骨残端用（图 8-651）。

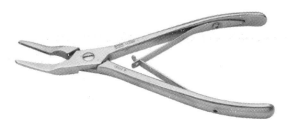

图 8-649　单关节咬骨钳

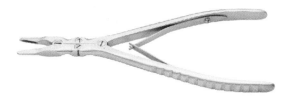

图 8-650　双关节咬骨钳

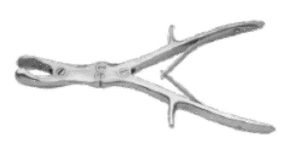

图 8-651　（棘突）方头双关节咬骨钳

3. **咬骨剪类器械**　剪断或修剪骨组织用。铆钉接合必须牢固，拆卸骨剪螺钉底座应与螺钉紧密配合，在骨剪启闭时不得移动。使用中注意检查关节螺丝，轴节及前端完整性及性能情况，保障手术中使用性能良好（图 8-652）。

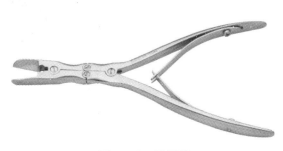

图 8-652　咬骨剪

4. **椎板咬骨钳类器械** 在手术中用于咬除骨端尖刺或突出的骨缘，咬除椎板的作用。根据手术需要，有上、下口之分，度数也有不同（图 8-653、图 8-654）。

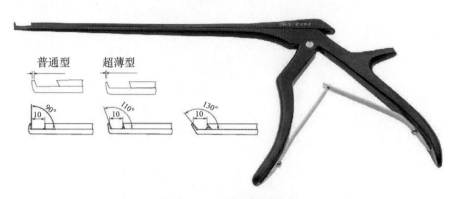

图 8-653 上口椎板咬骨钳

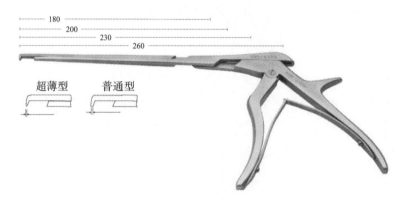

图 8-654 下口椎板咬骨钳

5. **髓核钳类器械** 用于骨科手术时钳取髓核的作用。根据手柄形式不同分为：圈式、握柄式三大类；根据前端形状不同分为：直型、上弯、带齿等（图 8-655）。

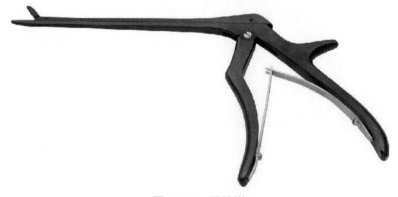

图 8-655 髓核钳

6. **骨膜剥离器类器械** 手术中剥离骨膜用。根据剥离器刃口不同，分为弯平刃、直平刃、弯圆刃等（图 8-656）。

7. **骨刮匙类器械** 用于刮除病骨、坏死组织等。匙头应光滑，手柄接焊处无砂眼及裂缝现象锐匙与钝匙的匙边都不应崩缺或卷口。有六方柄、圆柄、胶木柄等（图 8-657、图 8-658）。

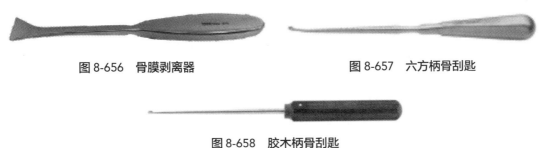

图 8-656 骨膜剥离器　　　　　　　图 8-657 六方柄骨刮匙

图 8-658 胶木柄骨刮匙

8. **骨锤类器械** 用于协助骨凿截骨及物体的植入或取出。敲击骨凿、骨刀用。锤面光洁无斑痕及裂缝，手柄与锤头必须牢固相接不应有松动现象（图 8-659）。

9. **骨撬类器械** 供骨科手术作牵拉软组织及支撑手术部位骨骼用。供髋关节置换术时作牵拉软组织和借助于骨撬的作用，使股骨头脱离髋臼部位用，也适用于骨科手术时作撬起及显露骨折端、牵开组织用。形式上分为面包型（骨掀）、普通型、尖头、平头、单钩、双钩、双齿、多齿等，其中单钩又称之为髋臼拉钩（图 8-660）。

10. **骨锉类器械** 锉磨、修正骨残端用，用于挫平骨断端，使之变钝，避免刺破组织，导致出血。锉齿纹应均匀，深浅适宜，使用中注意骨锉清洗要特别注意纹理清洗是否彻底（图 8-661）。

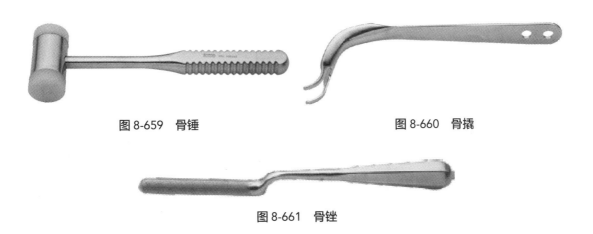

图 8-659 骨锤　　　　　　　　　　图 8-660 骨撬

图 8-661 骨锉

11. **骨锯类器械**　供骨科手术中截肢、截骨用。常用有弓形骨锯、指骨锯等（图8-662、图8-663）。

12. **持骨钳类器械**　供骨科手术时夹持骨骼，起到固定、复位的作用。持骨钳可分为三爪持骨钳、自动化中心持骨钳、带齿持骨钳三种。三爪持骨钳根据外形可分为大、中、小三种规格，自动化中心持骨钳分为大、小两种规格，带齿持骨钳分为大、小两种规格（图8-664）。

13. **复位钳类器械**　骨折复位和固定钢板用。有锁牙指圈式、齿条指圈式、齿条钳柄式等（图8-665）。

14. **钢丝剪类器械**　剪断钢丝或克氏针用。根据钢丝或克氏针粗细，选择合适的钢丝剪（图8-666）。

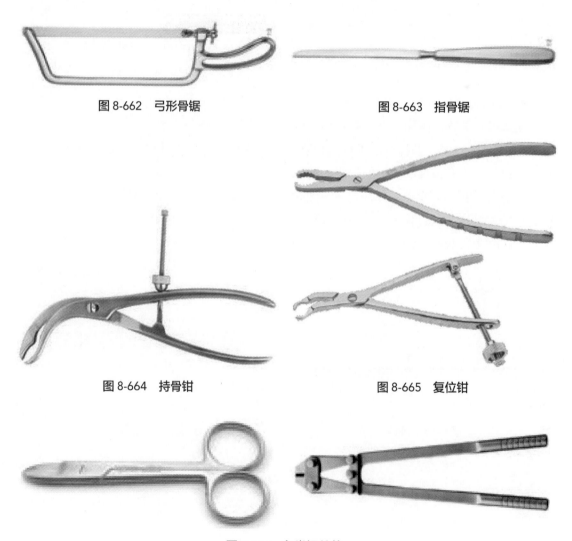

图 8-662　弓形骨锯　　　　　　　　图 8-663　指骨锯

图 8-664　持骨钳　　　　　　　　图 8-665　复位钳

图 8-666　各类钢丝剪

15. 牵开系统类器械

（1）脊柱牵开器系统：适用于脊柱微创手术的牵开器系统（图 8-667）。

（2）椎板牵开器：供牵开软组织暴露椎板用。根据牵开器前端有无关节分为固定式、活动式；根据牵开器齿的数量分单齿钩、多齿钩；根据牵开器齿是锐齿还是钝齿分锐齿钩和钝齿钩。使用中注意检查螺丝有无松动等，确认完整性（图 8-668）。

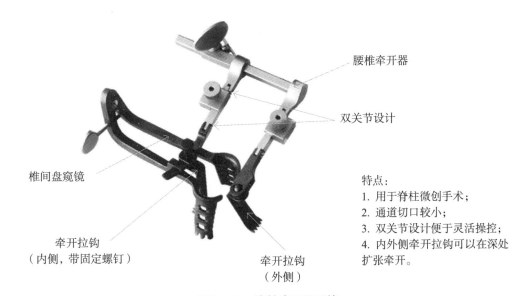

腰椎牵开器

双关节设计

椎间盘窥镜

牵开拉钩
（内侧，带固定螺钉）

牵开拉钩
（外侧）

特点：
1. 用于脊柱微创手术；
2. 通道切口较小；
3. 双关节设计便于灵活操控；
4. 内外侧牵开拉钩可以在深处扩张牵开。

图 8-667　脊柱牵开器系统

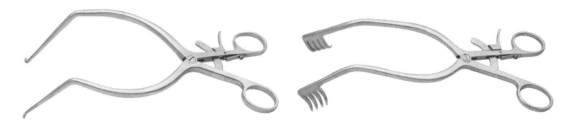

图 8-668　各类椎板牵开器

16. 骨钩、拉钩类器械

（1）骨科创口钩：供牵拉切开的皮肤组织用，根据手柄不同分扁柄、圆柄（图 8-669）。

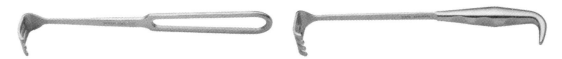

图 8-669　各类骨科创口拉钩

（2）骨钩：供骨科手术时作提拉骨骼用（图 8-670）。

（3）椎板拉钩：供椎板手术时牵开软组织用。有板式、柄式，前端有尖头、有带齿的（图 8-671）。

（4）颈椎拉钩：供颈椎手术时牵拉组织用（图 8-672）。

（5）半月板拉钩：供骨科半月板损伤手术时作切除、剥离、牵拉等用（图 8-673）。

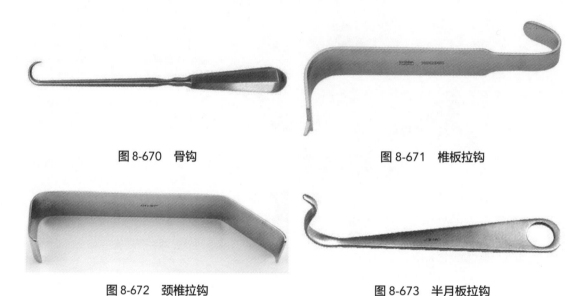

图 8-670　骨钩　　　　　　　　　　　　　　图 8-671　椎板拉钩

图 8-672　颈椎拉钩　　　　　　　　　　　　图 8-673　半月板拉钩

17. **骨固定器类器械**　固定复位部骨组织。骨折复位固定器是四肢长管骨干骨折复位固定时使用的器械，具有固定和复位两种功能，由尼龙、塑料、合金铝、黄铜、不锈钢等制成，根据骨折部位的不同情况，又分别有肱骨骨折复位固定器、前臂骨折复位固定器、股骨骨折复位固定器、胫腓骨折复位周定器等多种类型。

以前臂骨折复位固定器为例，分牵引加压部分和复位固定两部分。牵引加压部分由托板和支

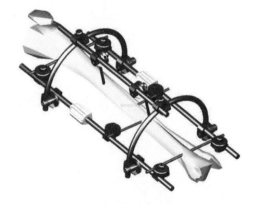

图 8-674　骨固定器

撑杆组成，在腕上部与肘部有两个半环形托板，托板上各有滑动槽两个，克氏针固定柱可在此槽内滑动，以调节两针的夹角，矫正旋转畸形，最后固定在适合位置。支撑杆两根，是连接腕上部与肘部两个半环形托板的，当旋动伸缩螺母时，托板可在此杆上作平行伸缩的移动，从而起到牵引或加压的作用。复位固定部分由元宝型或 L 型挂钩四个、滑轨四个及相应的蝶型压板组成。因前臂解剖特点和穿针固定后的不同要求，两针间有 60° 可调夹角。该固定器可通用于左、右前臂，但在组装时有一定区别（图 8-674）。

18. 骨钻类器械

（1）手摇骨钻：与钻头配套使用。骨组织钻孔、定位，嵌入螺丝、骨圆针钻入骨组织用（图 8-675）。

（2）电动骨钻：与钻头配套使用。骨组织钻孔、定位、嵌入螺丝或将骨圆针钻入骨组织内用（图 8-676）。

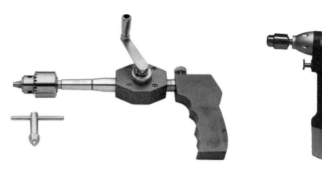

图 8-675　手摇骨钻 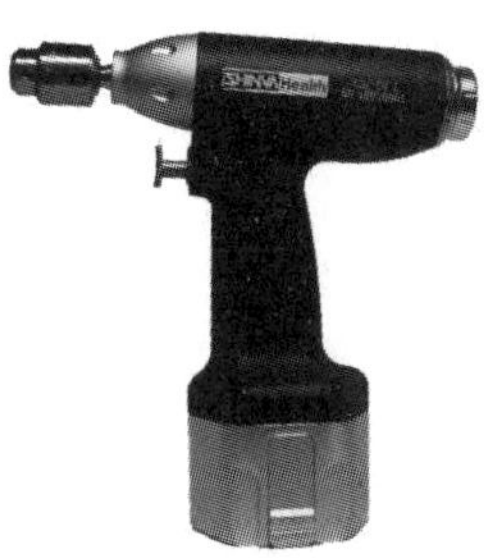　　　　　　图 8-676　电动骨钻

19. 起子类器械　上卸螺丝钉的工具。根据前头形状不同，分为一字起子、十字起子、内六角起子等。用于上卸不同类型的螺丝钉。

（1）一字起子：亦称"改锥"。旋转一字形金属接骨螺钉用用来拧转螺丝钉以迫使其就位的工具，通常有一个薄楔形头，可插入螺丝钉头的槽缝或凹口内（图 8-677）。

（2）十字起子：旋转十字形金属接骨螺钉用。将螺丝刀拥有特化形状的端头对准螺丝的顶部凹坑，固定，然后开始旋转手柄。根据规格标准，顺时针方向旋转为嵌紧；逆时针方向旋转则为松出。十字螺丝拥有较强的抗变形能力。楔形头可插入螺丝钉头的槽缝或凹口内（图 8-678）。

（3）内六角起子：供骨科内固定手术时作安装金属接骨螺钉用（图 8-679）。

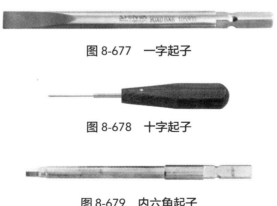

图 8-677　一字起子

图 8-678　十字起子

图 8-679　内六角起子

20. **钢板折弯器类器械** 弯折金属接骨板用。调整钢板其弧度，应注意操作要柔和，用力应均匀，防止造成钢板锐性成角。值得强调的是，钢板弧度的改变，必然会影响钢板两端螺钉的角度，操作时应注意（图 8-680）。

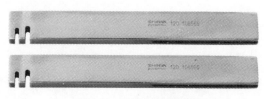

图 8-680 钢板折弯器

（王朝阳 舒玲）

十二、骨科植入物手术器械

植入物的定义：是放置于外科操作造成的或者生理存在的体腔中，留存时间 ≥ 30d 的可植入型物品。

骨科植入物手术分为脊柱外科手术常用植入物、关节外科手术常用植入物、骨创外科手术植入物等。

（一）脊柱外科手术常用植入物

脊柱固定技术是治疗脊柱疾病的常用手段。近 20 年来随着基础研究的深入、边缘学科及工业技术水平的进步，脊柱外科疾病的诊治有了长足的进步。脊柱内固定技术的发展在脊柱创伤、矫形及退变等诸多疾病的治疗上发挥了巨大的推动作用。在某种意义上，脊柱内固定的技术水平即标志着脊柱外科的发展水平。

20 世纪后叶，广泛深入开展的脊柱生物力学研究，为内固定技术及内置物的设计提供了充分的理论依据。Roy-carmile 经过对椎体进行三维定量分析，获得了椎弓根的三维定量数据，首先推出椎弓根螺钉固定系统。它的问世是脊柱外科发展史上的又一重要里程碑，以椎弓根螺钉为基础的脊柱矫形固定系统不断被研制开发，应用范围不断扩大，使严重脊柱骨折、中度以上的椎体滑脱、严重脊柱侧凸、后凸畸形的治疗效果大大提高。

前路内固定系统在近 20 年来脊柱外科领域发展迅速，目前已由原需要穿透椎体双侧皮质的皮质螺钉和多孔钢板组成的脊柱前路内固定系统发展为新一代具有可调整性、动力加压及自锁特性的钉 - 板和钉 - 棒内固定系统。上颈椎螺钉固定技术的发展也大大提高了上颈椎骨折和畸形的外科治疗水平。

1. **脊柱前路手术内固定范围及功能介绍**

（1）适用范围：适用于脊柱胸腰椎前路的固定、创伤爆裂性骨折、感染性脊柱结核病灶清除术后的前路稳定重建、先天性脊柱畸形的前路矫正、骨折畸形愈合的矫正。

（2）功能：用于脊柱胸腰椎前路手术入式的脊柱固定。

（3）常见的脊柱前路植入物及图示

1）前路垫圈：用于螺钉与棒之间，增加稳固性（图 8-681）。

2）前路垫片：增加脊柱固定装置的稳固性（图 8-682）。

3）横连杆装配：用于杆与杆之间，加固稳定（图 8-683）。

4）自断螺塞：用于锁紧螺钉的顶部，防止滑丝并对侧壁产生环抱力（图 8-684、图 8-685）。

5）钛网：用于两椎体之间，减少相邻椎体之间的压迫（图 8-686）。

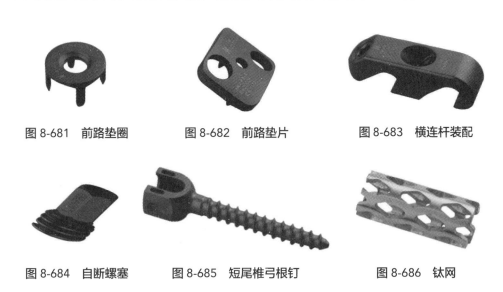

图 8-681　前路垫圈　　　　图 8-682　前路垫片　　　　图 8-683　横连杆装配

图 8-684　自断螺塞　　　　图 8-685　短尾椎弓根钉　　　图 8-686　钛网

2. 脊柱后路内固定系统

（1）脊柱后路钉棒系统：包括脊柱螺钉、横向连接器、脊柱棒。提供一种钉棒连接部锁紧力以及螺钉与骨质的结合力，完成多种脊柱外科技术，旋棒、侧移、局部矫形，原位弯棒、滑脱复位等，用于多种脊柱矫形及内固定手术。后路椎弓根钉钉棒系统治疗损伤小，操作简单，在合理减压，准确定位的情况下，可达到充分减压的效果，且经椎弓根钉钉棒系统植入，可更好维持脊柱稳定性，促进骨折复位融合。

1）适用范围：适用于治疗退变性疾病、畸形和创伤等脊柱胸腰椎后路内固定。

2）功能：用于脊柱胸腰椎后路手术入式的脊柱固定。

3）常见的脊柱后路内植入物及图示。

（2）椎弓根钉：椎弓根钉主要是维持椎体的稳定性，保持椎体之间正常的高度。

（3）万向复位螺钉装置：脊柱内固定万向复位螺钉的特征在于一端设置为球形帽形状另一端设置为带螺纹的锥形钉形状的椎弓根钉。使球形帽可向所有方向自由转动，故称为万向。有一定提拉作用。该锁定结构设计巧妙，既安装方便，又能避免垫圈脱落或过紧现象，临床使用安全可靠（图 8-687）。

（4）万向螺钉：此螺钉可对椎体施加控制力和矫正力，顶帽段可向所有方向自由转动，无提拉作用（图 8-688）。

（5）椎弓根螺钉：该椎弓根螺钉与万向复位螺钉功能类似，但球形帽端不能多角度转动，具有椎体提拉作用（图 8-689）。

（6）短尾椎弓根螺钉：该椎弓根螺钉与普通椎弓根螺钉类似，因长度较短而得名（图 8-690）。

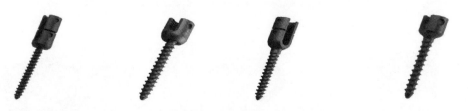

图 8-687　万向复位螺钉　图 8-688　万向螺钉　图 8-689　椎弓根螺钉　图 8-690　短尾椎弓根螺钉

（7）膨胀式椎弓根螺钉：锁紧后内栓芯使螺钉前部有限膨胀，使周围骨小梁微骨折进而被压缩，螺纹间的骨小梁间隙受挤压而致密化，钉道周围骨密度增加，骨与钉道接合更紧密，从而提高螺钉稳定性（图 8-691）。

（8）骨水泥椎弓根螺钉：皮质骨螺纹设计，增加椎弓根把持力；专用骨水泥填充系统确保螺钉获得更佳力学稳定性，同时使骨水泥均匀分布于椎体内，避免椎管内渗漏（图 8-692）。

图 8-691　膨胀式椎弓根螺钉　图 8-692　骨水泥椎弓根螺钉

（9）复位螺塞：配套使用，安装于螺钉的顶部固定脊柱棒于螺钉上（图 8-693）。

（10）顶丝：配套使用，用于锁紧螺钉，安装于螺钉的顶部固定脊柱棒于螺钉上（图 8-694）。

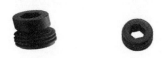

图 8-693　复位螺塞　图 8-694　顶丝

（11）横向连接器：配套使用，能够增加内固定机构的稳定性，使用时要让横连正好压紧脊柱棒，确保所使用的横连能够紧密连接脊柱棒（图 8-695）。

（12）连接杆：配套使用，用于纵向连接各个螺钉，稳定螺钉的位置（图 8-696）。

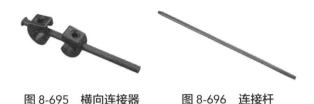

图 8-695　横向连接器　　　图 8-696　连接杆

（13）脊柱融合器：适用于腰椎和骶椎节段的退行性椎间盘病变和不稳定、严重椎间盘病变需手术或广泛减压后的固定、Ⅰ度或Ⅱ度滑脱、椎间盘手术失败后的再手术或融合失败的假关节形成（图 8-697 ～图 8-700）。

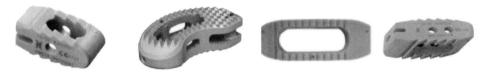

图 8-697　PLIF 融合器　图 8-698　TLIF 融合器　图 8-699　LIF 融合器　图 8-700　Z-cage

3. **脊柱后路微创系统**　相对于"开放式"外科技术，脊柱后路微创系统有很多优点：更小的切口和瘢痕；微小的软组织损伤；较少的出血；更短的住院时间；较少的术后疼痛；较少的术后药物治疗；更快的康复等。

（1）适用范围：适用于椎间盘退变性疾病、损伤、椎管狭窄、弯曲、脊柱肿瘤、假关节形成和前次融合失败。

（2）功能：治疗位于以 T11-L2 为主的胸腰椎骨折固定。

（3）常见的脊柱后路微创系统内植物及图示：

1）万向复位螺钉：长尾代替延长工具，简化操作，避免了内植物与工具连接不牢靠的问题；长尾露在皮肤外，形成一个工作通道，便于术者直视观察。

2）连接杆植入；钉尾末端环形封闭，起到保护长尾钉壁的作用（图 8-701）。

3）椎弓根螺钉：包括单向与万向长尾椎弓根空心螺钉（图 8-702）。

图 8-701　万向复位螺钉　图 8-702　椎弓根螺钉

4）连接杆：配套使用，用于纵向连接各个螺钉，稳定螺钉的位置（图 8-703）。

5）顶丝：配套使用，用于锁紧螺钉（图 8-704）。

6）复位螺塞：配套使用，安装于螺钉的顶部固定脊柱棒于螺钉上。自断螺塞设定 9-11Nm 扭矩，量化锁紧，避免爆丝；采用新的矩形螺纹结构，导入方便，避免滑丝；力垂直传导，避免对钉壁的作用，使锁紧更牢固（图 8-705）。

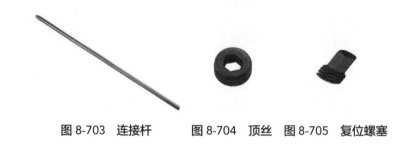

图 8-703　连接杆　　　图 8-704　顶丝　图 8-705　复位螺塞

4. **椎体成形内固定系统**　经皮椎体成形技术作为一种微创治疗方法于 1984 年首先在法国由 Galiber 和 Deramond 开展并用于治疗 1 名女性 C2 椎体血管瘤患者取得了显著的疗效，之后，将经皮椎体成形技术广泛用于治疗骨质疏松性压缩性骨折。此方法一般将聚甲基丙烯酸甲酯即骨水泥通过工作通道直接注入椎体内而达到强化椎体的目的。大量研究证实，经皮椎体成形技术在短期内缓解疼痛及恢复患者生活质量方面有一定的治疗效果。

（1）适用范围：用于胸腰椎椎体压缩性骨折；陈旧性椎体压缩性骨折所致腰背疼痛；椎体溶骨性病变所致腰背疼痛；椎体血管瘤所致腰背疼。

（2）功能：通过经皮建立工作通道，进行病椎椎体的扩张成形，建立空腔，并将骨水泥安全有效地注入其中，增强椎体强度，提高椎体稳定性，缓解脊柱疼痛，提高患者的生活质量。

（3）常见的椎体成形内固定系统使用的手术器械及图示：

1）扩张导管装配：经皮切口后植入扩张通道（图 8-706）。

2）穿刺针装配：插入骨质内，经建立骨水泥进入的通道（图 8-707）。

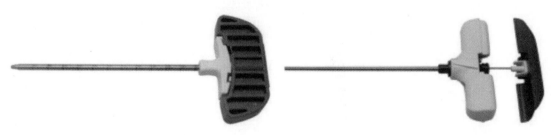

图 8-706　扩张导管装配　　　　　图 8-707　穿刺针装配

3）压力泵套装：经通道进入骨质（图 8-708）。

4）骨扩张器：用于骨质的扩张（图 8-709）。

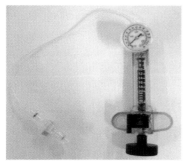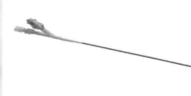

图 8-708　压力泵套装　　　　　图 8-709　骨扩张器

5. 颈椎前路钢板系统

（1）适用范围：颈椎前路钢板系统主要用于各种原因引起的颈椎失稳，原因有前路椎间盘切除术、骨折、肿瘤以及既往颈椎手术失败导致的假关节形成等等。

（2）功能：颈椎前路钢板系统是颈椎前路手术后稳定颈椎的较好方法。它能提供即刻的颈椎稳定，牢固固定植骨块，促进融合，并可使手术减压更为直接彻底，避免二期手术或后路固定。

（3）常见颈椎前路钢板内植入物

1）钢板：Cervi-lock Ⅰ钢板，分为 4、6、8、10、12 孔，长度 19-110mm，搭配自攻螺钉（图 8-710）。

2）Cervi-lock Ⅱ钢板：分为 4、6、8、10、12 孔，长度 19～110mm，厚度 2.75mm 宽度 16.3mm，搭配自攻螺钉：①固定角度 4.0mm（10～24mm）4.5mm（10～18mm）；②可调角度 4.0mm（10～24mm）至 4.5mm（10～18mm）（图 8-711）。

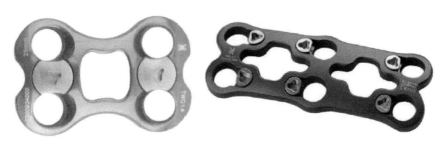

图 8-710　Cervi-lock Ⅰ钢板　　　图 8-711　Cervi-lock Ⅱ钢板

特点：半限制性钢板、头尾植入角 7.5°～16°、内聚角 5°～10°、低切迹预弯、自带凸轮旋转锁定机制、大视窗利于观察，凸轮锁紧不得超过 270°。

3）螺钉：Cervi-lock 普通螺钉。材质为钛合金（TAV），规格（外径及长度）：4.5mm×12mm/14mm/16mm（图 8-712）。

4）Cervi-lock 自攻螺钉：材质为钛合金（TAV），规格（外径及长度）：4.0mm×12mm/14mm/16mm（图 8-713）。

图 8-712　Cervi-lock 普通螺钉　图 8-713　Cervi-lock 自攻螺钉

第一枚螺钉可不完全拧紧，在确定合适的钛板位置后，植入其他螺钉，可先植入对角线对侧的螺钉，取出临时固定钉，并逐个拧紧所有螺钉。

对于螺钉植入角度低于 16° 时可以得到确切的锁紧；如果螺钉植入角度大于 16°，凸轮可能与螺钉头接触不充分，可能会发生锁紧状态不确切的现象。

5）钛网：结构为圆柱形中空结构，截面呈椭圆形，可较好适应颈椎的生理曲度，裁剪后两端皆为锯齿状，便于植入减压槽，避免出现位移，多孔结构使钛网内碎骨与减压槽骨壁充分融合，可增强术后稳定性。

6）7° 成角钛网：规格 10mm、12mm，长度：6 ~ 90mm。7° 成角设计更适应终板解剖形态，医生可以根据需要融合的长度按需剪切合适长度的钛网（图 8-714）。

7）圆形钛网：规格：外径：16mm、19mm、22mm、25mm，长度：20 ~ 130mm（图 8-715）。

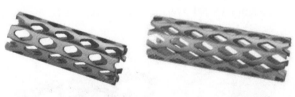

图 8-714　成角钛网　　图 8-715　圆形钛网

8）颈椎融合器（cage）：为一小型具有中心腔的植入物，可自侧向、上方、下方窗口填充自体骨、人工合成骨或同种异体骨，非螺纹结构楔型设计盒式 cage 应用更为广泛。

适应证：用于骨科手术时，椎间盘突出或退变、椎间隙变窄、复位不理想的退变性脊柱滑脱或峡部裂滑脱颈椎段固定时使用。

禁忌证：三节段以上病变；伴骨质破坏的肿瘤以及急性感染禁用。

9）PEEK 颈椎融合器

规　格：5mm×16mm×13mm、6mm×16mm×13mm、7mm×16mm×13mm、8mm×16mm×13mm（图 8-716）。

10）零切迹颈椎融合器：PEE 材质、解剖型符合亚洲人生理特点。前缘两侧带有左右耳朵，非对称结构，可防止过打入，同时适用于双节段或多阶段植入。独特的防退钉锁紧机制，在保证锁紧牢固的同时又可提供动态的稳定。螺钉为 TC4 材质，带有自钻功能，梅花接口。优点：切迹低，自锁固定，避免术后感染的风险（图 8-717）。

11）钛合金颈椎融合器

规　格：5mm×16mm×13mm、6mm×16mm×13mm、7mm×16mm×13mm、8mm×16mm×13mm（图 8-718）。

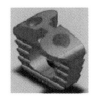

图 8-716　颈椎融合器　图 8-717　零切迹颈椎融合器　图 8-718　钛合金颈椎融合器

6. **颈椎后路手术内固定系统**　颈椎后路手术内固定系统包括：颈椎后路钉棒系统和椎板成型钢板。

（1）适用范围：全部颈椎节段、颈胸段和颈枕固定，固定位置为侧块、椎弓根和颅骨。创伤：①齿状突骨折伴不稳及寰枢关节脱位或半脱位（C1、C2 关节间固定，使用皮质骨螺钉）；②椎板骨折；③后方小关节突骨折或绞索；④严重颈椎创伤后需行前后路内固定时的后路固定；⑤退行性病变：颈椎病及颈椎椎管狭窄椎板切除之后的后路稳定重建；⑥肿瘤：椎体肿瘤切除之后的后路重建；⑦感染性疾病：椎体结核病灶清除术后的后路稳定重建；⑧先天性疾病：发育性颈椎管狭窄椎板切除之后的后路稳定重建；⑨其他：类风湿关节炎引起的颈椎不稳定。

（2）功能：用于颈椎后路手术入式的脊柱固定。

（3）常见颈椎后路钉棒系统内植入物及图示：

1）万向螺钉：可以调节钉头角度，独立安装，顶部锁紧减低了弯棒（图 8-719）。

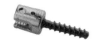

图 8-719　万向螺钉

2）连接棒：按照螺钉位置使用模棒确定连接杆的弧度和长度（图 8-720）。

3）横连接板：用于连接两棒之间，锁紧螺钉，可根据需要对棒进行横向的撑开或加压（图 8-721）。

4）侧方联接器：能将非直线排列的螺钉连接到棒上（图 8-722）。

5）椎板骨钩：用于椎板间隙之间进行加压或撑开的操作，根据椎板的厚度，选择合适的椎板骨钩（图 8-723）。

6）顶丝：配套使用，用于锁紧螺钉（图 8-724）。

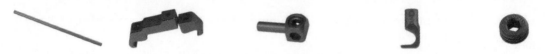

图 8-720　连接棒　　图 8-721　横连接板　　图 8-722　侧方联接器　　图 8-723　椎板骨钩　　图 8-724　顶丝

（4）常见的椎板成形钢板及图示：椎板成形钢板系统由钢板和螺钉组成，适用于颈部和上胸椎的椎板成形术及植骨固定；保留颈椎前凸的多节段后纵韧带骨化；保留颈椎前凸的先天性椎管狭窄；保留颈椎前凸的颈椎病；保留颈椎前凸的后方韧带肥厚压迫。用于颈椎后路手术入式的椎板固定。

1）植骨板：适用于椎体偏厚的情况，卡住椎体（图 8-725）。

2）开门板：钢板中央螺孔呈椭圆形，允许钢板与骨块做细微的调节，把植骨块复合体植入切开的椎板和侧块之间（图 8-726）。

3）侧孔板：内 / 外侧方向的侧块落空，使螺钉在植入头尾经减小的侧块，尤其是在合并椎间切开时植入更方便（图 8-727）。

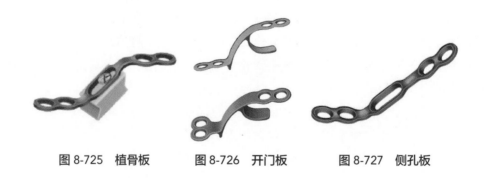

图 8-725　植骨板　　　　图 8-726　开门板　　　　图 8-727　侧孔板

（二）关节外科手术常用植入物

人工关节（髋、膝）置换术被认为是终末期关节病变的最有效的治疗方式。随着人口和经济的增长、人口老龄化的进展、公众对健康期望值的提高和投资健康的意愿加深，关节置换数量近年来连续增长。

　　我国人工关节起步于 20 世纪 50 年代，近 20 年来发展迅速。目前每年实施人工关节置换数量已接近 50 万，且正以接近 30% 的速度增长，其中超过 95% 为髋膝关节置换手术。美国的统计数据显示，目前每年髋膝关节置换数量超过 150 万，其中髋关节置换数量增长超过 2.1%，髋关节初次置换占 62.0%，人工股骨头置换占 23.0%，髋关节表面置换占 2.0%，髋关节翻修占 13.0%；而膝关节置换数量增长超过 2.9%，其中膝关节初次置换占 80.0%，单髁置换占 8.0%，髌骨关节置换占 2.0%，膝关节翻修占 10.0%。

　　目前，国内手术技术、假体材料、围术期管理等方面均逐渐与国际水平接轨。随着手术技术的更新，假体设计的完善，新材料的应用，并发症的预防和人工关节登记制度的出台及推广，人工关节外科发展迅速，同时也有许多新的问题出现，成为基础和临床研究的热点。

　　1. 全髋关节置换手术适用范围及功能介绍

　　（1）适用范围：适用于原发性或继发性骨关节炎、髋关节发育不良继发性骨关节炎、类风湿性关节炎、股骨颈骨折、股骨头无菌性坏死、某些类型的骨肿瘤全髋等疾患。

　　（2）功能：用于全髋关节的置换手术。

　　（3）常见的全髋关节置换手术的植入物及图示：

　　1）取头器：用于截骨后，取出股骨头（图 8-728）。

　　2）髋臼锉连接杆：与电钻、髋臼锉连接配套使用（图 8-729）。

　　3）髋臼锉（成套）：分为不同的型号，从小号到大号逐渐更换使用。用于修整处理髋臼（图 8-730）。

　　4）髋臼外杯试模打入器：用于打入髋臼外杯试模（图 8-731）。

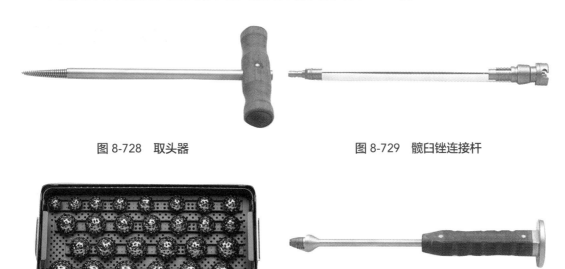

图 8-728　取头器　　　　　　　　　　　　图 8-729　髋臼锉连接杆

图 8-730　髋臼锉（成套）　　　　　　　　图 8-731　髋臼外杯试模打入器

5）髋臼外杯试模：用于确定髋臼产品所用型号（图 8-732）。

6）髋臼外杯打入器：用于髋臼外杯假体打入（图 8-733）。

7）软钻导向器：与软钻配套使用，导向作用（图 8-734）。

8）测深尺：用于测量骨道长度（图 8-735）。

9）软钻：用于髋臼打孔使用（图 8-736）。

10）快接手柄：与上钉扳手配套使用（图 8-737）。

11）持钉夹：用于把持固定髋臼螺钉（图 8-738）。

12）上钉扳手：用于上髋臼螺钉使用（图 8-739）。

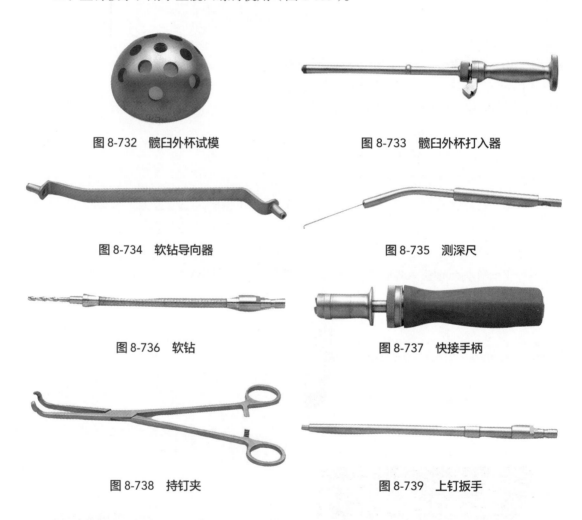

图 8-732　髋臼外杯试模　　　　　　　图 8-733　髋臼外杯打入器

图 8-734　软钻导向器　　　　　　　图 8-735　测深尺

图 8-736　软钻　　　　　　　图 8-737　快接手柄

图 8-738　持钉夹　　　　　　　图 8-739　上钉扳手

13）开髓器：用于股骨髓腔开髓使用（图 8-740）。

14）T 形快接手柄：与髓腔铰刀配套使用（图 8-741）。

15）髓腔铰刀：用于扩大股骨髓腔使用（图 8-742）。

16）髓腔挫把持器：用于把持髓腔锉（图 8-743）。

17）髓腔锉：用于修整股骨髓腔，作为股骨柄假体试模（图 8-744）。

18）平台挫：用于修整股骨颈截骨面，与髓腔锉配套使用（图 8-745）。

19）试颈：与髓腔锉配套使用（图 8-746）。

20）小头试模：与髓腔锉、试颈配套使用（图 8-747）。

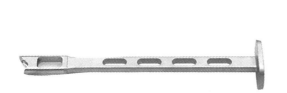

图 8-740　开髓器

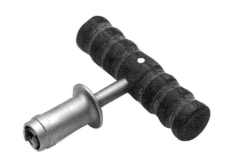

图 8-741　T 形快接手柄

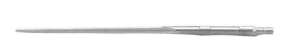

图 8-742　髓腔铰刀

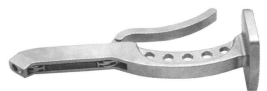

图 8-743　髓腔锉把持器

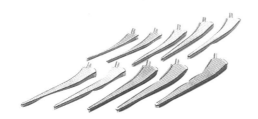

图 8-744　髓腔锉

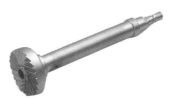

图 8-745　平台锉

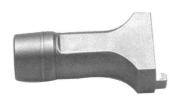

图 8-746　试颈

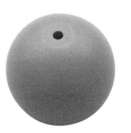

图 8-747　小头试模

21）假体柄把持器：用于把持股骨柄假体（图 8-748）。

22）假体柄打入器：用于股骨柄假体打入（图 8-749）。

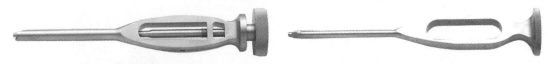

图 8-748　假体柄把持器　　　　　图 8-749　假体柄打入器

2. 半髋关节置换手术适用范围及功能介绍

（1）适用范围：适用于股骨颈骨折、股骨头坏死、股骨颈肿瘤等疾患。

（2）功能：用于半髋关节的置换手术。

（3）常见的半髋关节置换手术的植入物及图示：余同全髋关节置换术器械。

1）卡尺：用于股骨头大小的测量。便于选择合适型号的股骨头假体（图 8-750）。

2）卡环：与双极头、小头试模配套使用（图 8-751）。

3）双极头试模：又称双动头试模。用于测试股骨头假体的型号（图 8-752）。

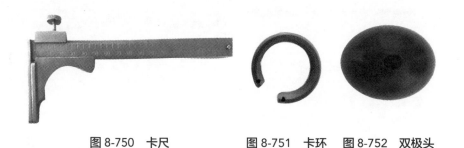

图 8-750　卡尺　　　　图 8-751　卡环　　图 8-752　双极头

3. 全膝关节置换手术适用范围及功能介绍

（1）适用范围：适用于严重的膝关节疼痛、膝关节不稳或者畸形、日常的生活受到严重的影响、经过保守治疗无效或者效果不显著的老年患者、各种无菌性的膝关节炎、类风湿性关节炎、膝骨关节炎、少数创伤性关节炎、胫骨高位截骨术后失败的骨性关节炎、原发性或继发性的骨软骨坏死这些疾病。

（2）功能：用于全膝关节的置换手术。

（3）常见的全膝关节置换手术的植入物及图示：

1）股骨远端开口钻头：用于膝关节置换中股骨远端截骨定位髓腔开口（图 8-753）。

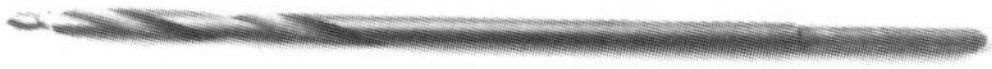

图 8-753　股骨远端开口钻头

2）股骨远端截骨板定位装置组装：包括定位装置、定位支架、连接手柄、截骨板等。用于股骨远端髓内定位截骨（图 8-754）。

3）股骨髓外对线装置抱髁：包括定位装置、定位支架、连接手柄、截骨板等。用于股骨远端髓外定位截骨（图 8-755）。

4）胫骨截骨板：用于胫骨平台截骨（图 8-756）。

5）胫骨截骨面厚度测量笔针：用于测量胫骨截骨厚度（图 8-757）。

6）四合一截骨板：用于股骨髁前后截骨（图 8-758）。

7）髁间窝截骨板：用于股骨髁间截骨（图 8-759）。

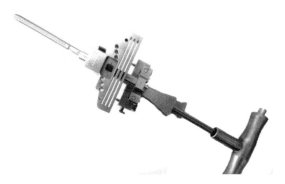

图 8-754　股骨远端截骨板定位装置组装

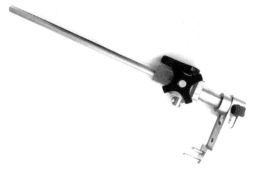

图 8-755　股骨髓外对线装置抱髁

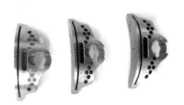

图 8-756　胫骨截骨板

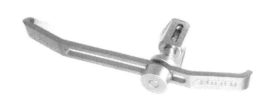

图 8-757　胫骨截骨面厚度测量笔针

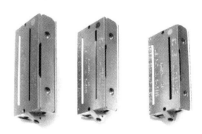

图 8-758　四合一截骨板

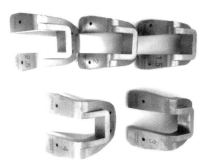

图 8-759　髁间窝截骨板

8）股骨髁试模：用于测试股骨假体大小，与股骨截骨是否合适（图 8-760）。

9）股骨打入器：用于打入股骨试模和假体（图 8-761）。

10）胫骨平台试模：用于测量胫骨平台假体大小（图 8-762）。

11）胫骨托把持器：用于把持固定胫骨托（图 8-763）。

12）胫骨平台打入器：用于打入胫骨平台（图 8-764）。

13）髌骨截骨器：用于髌骨截骨（图 8-765）。

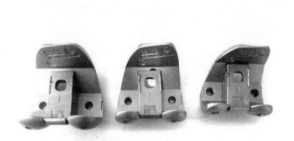

图 8-760　股骨髁

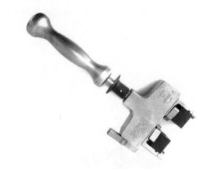

图 8-761　股骨打入器

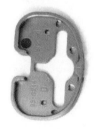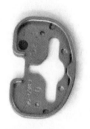

图 8-762　胫骨平台试模

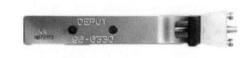

图 8-763　胫骨托把持器

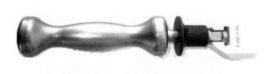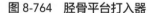

图 8-764　胫骨平台打入器

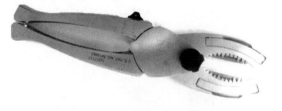

图 8-765　髌骨截骨器

14）髌骨试模：用于测试髌骨大小（图 8-766）。

15）胫骨垫片试模：用于测试胫骨垫片厚度（图 8-767）。

16）假体试模组合装置：包括股骨试模、胫骨平台试模、胫骨衬垫试模。用于测试假体大小（图 8-768）。

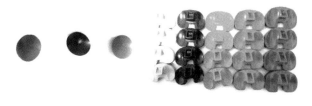
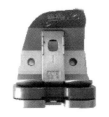

图 8-766　髌骨试模　　　图 8-767　胫骨垫片试模　　　图 8-768　假体试模组合装置

（三）创伤外科手术常见植入物

创伤骨折内固定技术是治疗创伤骨折的常用手段。在 20 世纪的前半叶，骨折的治疗集中于恢复骨的连接，而忽略了其他许多现在认为是治疗骨折所必须的部分。

骨折的治疗主要采取石膏或牵引固定。此法固然最终可导致骨愈合，但在此过程中，多数都会造成肢体的功能减退。而骨愈合的过程也常常由于长期固定而延长。AO 的理念通过以下的治疗概念得以充分表达：安全有效的切开复位，骨折内固定，辅以术后早期功能训练。AO 是"国际内固定研究学会"的简写。它是 1958 成立于瑞士达沃斯，是权威性骨科研究机构。AO 内固定就是术前详细阅读 X 线片，术中仔细复位，减少对组织的二次创伤，选择合适的钢板做内固定，尽量重建骨折端的生理、力学结构，达到坚强的固定。

对骨折及伴发软组织损伤的范围和严重程度进行分类，可以为医师对骨折的治疗、研究和交流提供统一的标准，更好地制定治疗方案，追踪治疗结果并做对比分析，同时也为新的治疗模式提供可评价的基础。为了这一目的，就需要一个科学、统一的命名和分类系统，同时为了被广泛接受和使用，最好简单实用。1978 年，Muller 等人提出了长管状骨骨折的综合分类系统，即所谓"AO 分型"。此分类的基本原则是将各长骨的各个解剖部位以数字表示，每个部分按骨折位置分为 3 类，每类按骨折形态复杂性又分为 3 组及其亚型，越靠后的类 / 组 / 亚型，如 C/C3/C3.3，骨折的治疗越困难，预后愈差。这种分类方法在提示预后和指导手术治疗方面有一定的优势，被国内外众多专家所采用。

骨折 AO 分类由 5 位诊断数码组成，前两位表示部位，后三位表示形态特点。

部位编码：1 肱骨，2 尺桡骨，3 股骨，4 胫腓骨，5 脊柱，6 骨盆，7 手，8 足，91.1 髌骨，91.2 锁骨，91.3 肩胛骨，92 下颌骨，93 颅面骨

骨干骨折分型：A 简单骨折，B 楔形骨折，C 复杂骨折

骨端骨折分型：A 关节外骨折，B 部分关节内骨折，C 完全关节内骨折

1. 肱骨近端内固定系统适用范围及功能介绍

（1）适用范围：适用于肱骨近端骨折的内固定治疗，移位的两部分、三部分、四部分肱骨近端骨折，包括骨质疏松性骨折；肱骨近端假关节形成；肱骨近端截骨手术；延伸至肱骨干的骨折或缺乏内侧壁支撑的骨折及锁骨不同段位的骨折。

（2）功能：用于肱骨近端骨折的恢复固定。

（3）常见的肩关节植入物及图示：

1）PHILOS：移位的两部分、三部分、四部分肱骨近端骨折，包括骨质疏松性骨折；肱骨近端假关节形成；肱骨近端截骨手术；延伸至肱骨干的骨折或缺乏内侧壁支撑的骨折（图 8-769）。

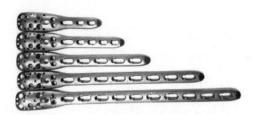

图 8-769　肱骨近端锁定加压接骨板

2）锁骨锁定加压接骨板：锁骨骨折，畸形愈合，骨不连（图 8-770、图 8-771）。

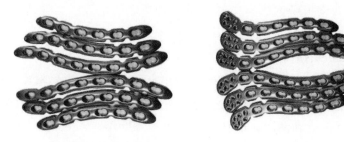

图 8-770　锁骨中段锁定加压接骨板　图 8-771　锁骨远端锁定加压接骨板

2. 肘关节内固定系统适用范围及功能介绍

（1）适用范围：肱骨远端关节内骨折及髁上骨折，肱骨远端骨不连及肱骨远端截骨术，鹰嘴近端骨折，肱骨远端骨折治疗所需的鹰嘴截骨术，鹰嘴关节内骨折包括延伸到冠状突的骨折，鹰嘴骨不连及鹰嘴截骨术，尺骨近端关节外骨折及尺骨近端骨不连及尺骨近端截骨术。

（2）功能：用于肘关节骨折手术的骨折固定。

（3）常见的肘关节骨折内植入物及图示：

肘关节锁定加压接骨板 2.7：肱骨远端关节内骨折及髁上骨折，肱骨远端骨不连及肱骨远端截骨术，鹰嘴近端骨折，肱骨远端骨折治疗所需的鹰嘴截骨术，鹰嘴关节内骨折包括延伸到冠状突的骨折，鹰嘴骨不连及鹰嘴截骨术，尺骨近端关节外骨折及尺骨近端骨不连及尺骨近端截骨术（图 8-772）。

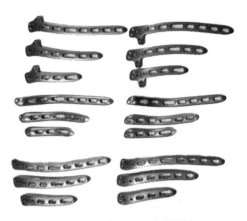

图8-772 肘关节锁定加压接骨板2.7

3. 手腕部手术植入物范围及功能介绍

（1）适用范围：桡骨远端骨折及矫形的内固定及指骨和掌骨的骨折、截骨术及关节融合术，指骨和掌骨的再植和重建，指骨、掌骨、腕骨和远端桡骨骨折（双接骨板技术），指间关节截骨术和融合术，掌骨、腕骨和远端桡骨骨折（双接骨板技术），手部截骨术和关节融合术。

（2）功能：用于腕部和手部骨折手术的骨折固定。

（3）常见的手腕部骨折内植入物及图示：

1）1.2.4lcp 桡骨远端接骨板：桡骨远端骨折及矫形的内固定（图 8-773）。

2）2.4lcp 桡骨远端接骨板：桡骨远端骨折及矫形的内固定（图 8-774）。

3）2.4lcp 桡骨远端接骨板：桡骨远端骨折及矫形的内固定（图 8-775）。

4）lcp 手部锁定接骨板：指骨和掌骨的骨折、截骨术及关节融合术，指骨和掌骨的再植和重建，指骨、掌骨、腕骨和远端桡骨骨折（双接骨板技术），指间关节截骨术和融合术，掌骨、腕骨和远端桡骨骨折（双接骨板技术），手部截骨术和关节融合术（图 8-776）。

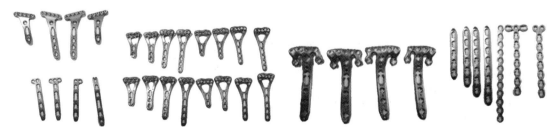

图 8-773 2.4lcp 桡骨远端接骨板　　图 8-774 2.4mm 桡骨远端万向掌侧双柱锁定加压接骨板　　图 8-775 万向锁定加压桡骨远端掌侧缘 接骨板 2.4　　图 8-776 lcp 手部锁定接骨板

4. 髋部手术植入物范围及功能介绍

（1）适用范围：对于股骨近端 FOL 型骨折进行 LCPDHHS 检查（转子间骨折、转子下骨折、基部的颈部骨折），能够重建稳定的内支撑的稳定和不稳定骨折。

（2）功能：用于股骨近端 fol 型骨折手术的骨折固定。

（3）常见的髋部骨折内植入物及图示：

DHS：对于股骨近端 FOL 型骨折进行 LCPDHHS 检查（转子间骨折、转子下骨折、基部的颈部骨折），能够重建稳定的内支撑的稳定和不稳定骨折（图 8-777）。

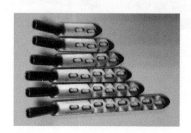

图 8-777　DHS 角度型接骨板

5. 胫腓骨远端手术植入物范围及功能介绍

（1）适用范围：胫骨远端关节外和简单的关节内骨折，胫骨远端骨折经皮或通过有限的关节切开复位，胫骨远端骨折延伸至骨干；腓骨远端干骺端以及骨干区域的骨折、截骨、骨不连骨折的固定，特别是骨质缺乏骨。

（2）功能：用于胫腓骨远端骨折手术的骨折固定。

（3）常见的胫腓骨远端骨折内植入物及图示：

1）LCP 胫骨远端前外侧接骨板 3.5：关节外和单纯关节内胫骨远端骨折，延长至骨干区的胫骨远端骨折（图 8-778）。

2）胫骨远端内侧低弯度接骨板 3.5：胫骨远端关节内和关节外骨折及胫骨远端截骨（图 8-779）。

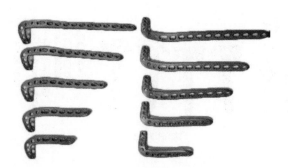 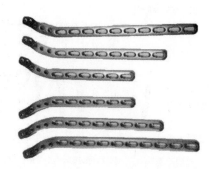

图 8-778　LCP胫骨远端前外侧接骨板 3.5　　　图 8-779　胫骨远端内侧低弯度接骨板 3.5

3）腓骨远端接骨板 2.7/3.5：腓骨远端干骺端以及骨干区域的骨折、截骨、骨不连骨折的固定，特别是骨质缺乏骨（图 8-780）。

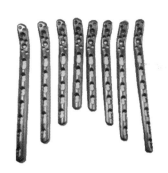

图8-780　腓骨远端接骨板 2.7/3.5

6. 四肢骨骨折手术植入物范围及功能介绍

（1）适用范围：四肢骨骨折的固定治疗。

（2）功能：用于四肢骨骨折手术的骨折固定。

（3）常见的四肢骨骨折内植入物及图示：

锁定加压接骨板：四肢股骨胫骨骨折固定（图 8-781 ~ 图 8-783）。

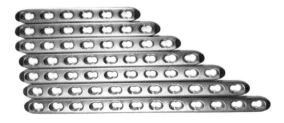

图 8-781　4.5 窄板

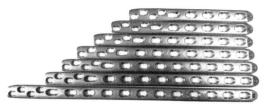

图 8-782　4.5 干骺端

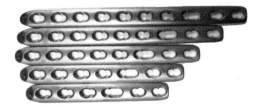

图 8-783　3.5 干骺端

7. 螺钉系统手术植入物范围及功能介绍

（1）适用范围：与钢板一起植入内固定或单独固定骨折块。

（2）功能：稳定钢板与骨连接，固定骨折。

（3）常见的螺钉及图示：

1）空心钉：四肢、干骺端骨折内固定（图 8-784、图 8-785）。

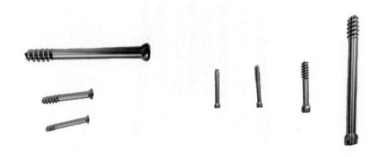

图 8-784　3.0+4.0+7.3 空心钉　图 8-785　2.4+3.0+4.5+6.5 可埋头空心钉

2）锁定螺钉：骨折内固定（图 8-786）。

3）接骨螺钉：骨折内固定（图 8-787）。

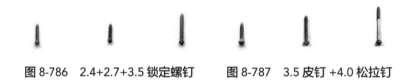

图 8-786　2.4+2.7+3.5 锁定螺钉　　图 8-787　3.5 皮钉 +4.0 松拉钉

（曲华　黄维健　王朝阳　高海燕）

十三、显微外科手术器械

（一）显微外科手术器械适用范围及功能介绍

1. **适用范围**　显微外科基础器械适用于各类显微手术，如手外科、血管外科、神经外科等。

2. **功能**　显微外科手术器械包括了夹持人体组织的器械如显微组织钳、组织镊、显微手术剪、显微持针器，提供宽敞、干净的手术视野，确保手术顺利进行如各种拉钩、牵开器、冲洗针、吸引器等。其性能要求不反光，易于手持，抗磨损，抗腐蚀、抗锈性强，抗划痕等。通常显微手术剪、持针器、组织钳的采用持笔式弹簧手柄设计，使用者拿持稳定操作灵活。分为扁型手柄和圆柱型手柄，手柄上有防滑纹，便于稳定拿持。按照材质不同分为不锈钢和钛合金类，钛合金材质显微器械具有手感轻、弹性大等特点。

（二）常见显微外科手术器械

根据用途可分为：手术刀类、医用剪刀类、钳类、镊类，拉钩类、吸引器头类等；根据其形状、性质、大小、细致差别，在用途分类下，又衍生出各种器械的进一步分类。

1. **显微手术刀类** 显微手术刀类用于穿刺、切割微细的组织、血管、神经等。临床常见可重复使用手术刀分为一次性使用手术刀和重复使用刀柄两部分。手术中安装时注意保护尖端。避免职业暴露；刀柄可重复灭菌使用。

（1）手术刀片：安装在手术刀柄上，用于切割组织。根据手术刀片用途进行形状、大小的区分，形成不同的型号。

1）型号：较常使用 11 号、15 号手术刀片、冠状动脉刀片等。

2）用途：小圆刀片用于眼科、手外科等精细组织切割；尖刀片用于血管、神经等，眼科刀片属于微小刀片，适用于眼科手术，冠状动脉刀片用于冠状动脉切开等。

3）安装与拆卸：11 号、15 号手术刀片使用普通 3 号刀柄，安装时按常规方法使用止血钳（或持针钳）等手术器械夹持手术刀片前端，小角度对准卡槽，后拉进行安装；夹持手术刀片末端，小角度抬起前推，撤离卡槽拆卸。避免徒手进行安装与拆卸，以免割伤手指，造成职业暴露。眼科刀片及冠状动脉刀片使用专用手柄，此类手柄通常带有螺旋接口或夹持开关，将刀片尾端放入螺旋口或夹持开口内，进行固定。

4）眼科手术刀片及冠状动脉刀片图片（图 8-788、图 8-789）。

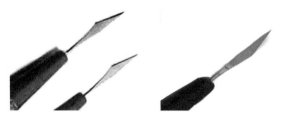

图 8-788　眼科手术刀片　图 8-789　冠状动脉刀片

（2）可重复使用手术刀柄：根据手术刀柄的用途进行形状、长短的区分。

1）型号：可使用 3 号手术刀柄及圆柱形手柄。

2）用途：用于安装手术刀片。3 号手术刀柄：与 11、15 号手术刀片配合使用，用于精细组织的割切。

3）安装与拆卸：同手术刀片配套使用。

4）常用手术刀柄图示（图 8-790 ~ 图 8-792）。

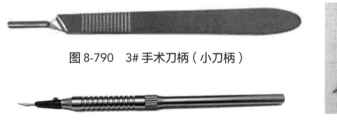

图 8-790　3# 手术刀柄（小刀柄）

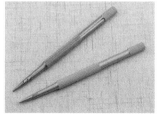

图 8-792　冠状动脉手术刀柄　　　**图 8-791　眼科圆柱型手术刀柄**

2. **显微剪刀** 显微剪刀精细轻巧，在临床主要应用于人的微小神经、血管、淋巴管等的修剪、分离切断，用于小组织分离、血管剥离及剪断等显微手术。正确持剪刀手法为持笔式，拇指和食指、中指分别固定剪刀柄的两侧，三指均匀用力按压弹簧，中指起稳定作用。

（1）分类：显微剪刀分为很多种类，根据其结构特点分为尖、直、弯、长、短各型。主要分为直头和弯头两大类。

（2）用途：应用于显微外科手术的组织剪断或 5/0-11/0 缝合线剪线用（图 8-793、图 8-794）。

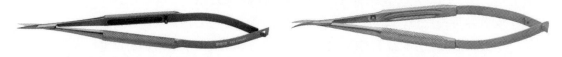

图 8-793 钛合金直头显微剪刀 　　　 图 8-794 不锈钢弯头显微剪刀

3. **显微持针器** 应用于显微外科和眼科手术。显微持针钳应有良好的夹持性能、弹性和牢固性，开闭、转向轻松灵活。

（1）分类：显微持针钳分直头和弯头两大类，持针钳手柄多为圆柄，又分为带锁和不带锁两种。

（2）用途：用于显微外科手术时夹持缝针或缝合、打结等，可夹持 5/0-11/0 无创伤缝合线（图 8-795、图 8-796）。

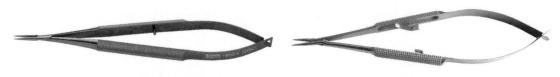

图 8-795 钛合金直头显微持针器 　　 图 8-796 不锈钢直头带锁扣显微持针器

4. **显微镊** 显微镊供显微手术时分离、镊夹软组织用。

（1）分类：显微镊末端尖锐，分为直型和弯型两大类，每类又分为普通形、平台形、直环形等。

（2）用途：用于显微外科时夹持、分离软组织，持线、打结等（图 8-797）。

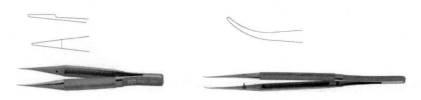

图 8-797 钛合金弯头显微镊

5. **显微止血夹** 又叫血管夹，英文名叫 Bulldog，翻译就是哈巴狗，表面经抛光处理，止血夹有良好的夹持性能，止血夹全身平整，无锋棱毛刺、缺陷和裂纹，有普通平纹、直纹或无损伤纹，对血管损伤小。

（1）分类：显微止血夹分直、弯两大类，每类包含大小多种型号。

（2）用途：用于显微外科临床手术夹闭小血管、阻断血流、微血管止血用。血管夹可以单个使用也可以使用带有联合臂的两只血管夹并联使用，两只血管夹并联距离可以调节，用于血管端端吻合，有利于血流阻断、固定血管位置及翻转缝合（图 8-798、图8-799）。

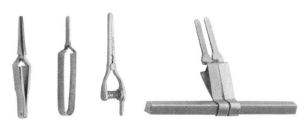

图 8-798　单个血管夹　　　　图 8-799　并联血管夹

6. **皮肤拉钩** 又叫小耙子拉钩或单钩、双钩，做精细手术时，可以牵开周围组织，充分暴露手术野。

（1）分类：根据爪的特点分为锐、钝、球头、双头单爪，其中锐皮肤拉钩和钝皮肤拉钩分别包括单爪、双爪、三爪、四爪，球头皮肤拉钩包括窄、宽两种，柄分圆柄和方柄。

（2）用途：供显微外科手术时牵拉皮肤及浅表组织用（图 8-800）。

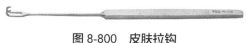

图 8-800　皮肤拉钩

7. **乳突牵开器** 供显微手术时作牵开局部软组织切口用。

（1）分类：乳突牵开器分固定式和活动式两大类，每类又分为单钩、2*3 钩、3*3钩、3*4 钩四种类型。

（2）用途：供显微手术时作牵开局部软组织切口用（图 8-801）。

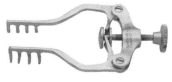

图 8-801　乳突牵开器

8. **冲洗针** 做显微手术时，用冲洗针全程或间段的冲洗手术野，可以保护手术部位的湿润与洁净。

（1）分类：冲洗针分直形、弯形和角形三类，按照针头直径又分为 5#、6#、7#、8#、9# 5 种。

（2）用途：用于眼科及其他显微手术的术中冲洗用（图 8-802）。

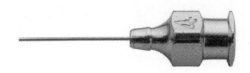

图 8-802 冲洗针

（赵林）

十四、腔镜手术器械

随着医学发展进步，各学科手术技术突飞猛进发展，特别是腔镜手术，被越来越多的学科所采用。与传统手术相比，腔镜手术优势也越来越明显，手术微创化是外科发展的总趋势和追求目标。

腔镜手术的开展，离不开腔镜专用器械。相比开放手术器械，腔镜器械更加昂贵，精细。俗语讲"工欲善其事，必先利其器"，手术人员了解各类器械的构造作用、正确安装和拆卸、规范操作以及实施预防性维护，才能有效避免腔镜器械不必要的耗损和故障，延长腔镜器械使用寿命。

（一）腔镜手术器械适用范围及功能介绍

1. **适用范围** 腔镜器械适用于各类开展腔镜手术的专业。如胃肠外科、肝胆外科、泌尿外科、妇科、骨科、神经外科等。

2. **功能** 利用穿孔技术或利用人体生理通道进行手术操作，完成手术治疗的同时，减少手术创伤，实现微创或无创效果。

（二）常见腔镜手术器械

腔镜手术器械根据通电类别分为通电器械和不通电器械（如穿刺器、持针器，钛夹钳、冲洗吸引器、特殊器械等）；

按照其结构可分为可拆分器械及不可拆分器械。腔镜可拆分器械一般由器械手柄、绝缘套管和工作内芯三部分组成；或由器械手柄、绝缘套管、金属内固定杆及工作内芯四部分组成。

根据临床使用需求，腔镜器械按照功能可分为抓持类、分离类、切割类、非通用器械、持针器类、电凝类、冲洗吸引类、钛夹钳、穿刺器类，特殊器械等；根据专业及手术部位分为腹腔镜器械、胸腔镜器械、宫腔镜器械、关节镜器械、输尿管镜器械、经皮肾镜器械、椎间孔镜器械等。

根据通用性可分为腔镜基础手术器械和腔镜专业手术器械。

以腹腔镜手术器械为例，将各类常见腔镜基础手术器械介绍如下。

1. **抓持类器械** 腔镜手术由于受穿刺器直径的限制，在手术操作过程中不能用手来辅助，分离、抓持、翻转、牵拉等操作全部通过器械直接接触组织来完成。为了抓持不同的组织，实现不同功能的操作，手术腔镜器械前端设计有不同的弧度和工作齿，满足不同的手术需求。

抓持钳一般是由手柄和内芯两部分组成，可以拆卸，内芯损坏可以更换。使用后应将手柄与内芯分开，用水枪冲洗手柄，将手柄内的血液冲洗干净。严禁不冲洗手柄，如不清洗，残留的血液经高温后会凝固，影响器械使用，更不符合无菌要求。

（1）分类：根据抓持钳前端形状的不同，可分为各类抓持钳，甚至有一些仿生齿的设计，如鸭嘴抓钳、鼠牙抓钳等；根据钳口的形状命名，如 V 型抓钳；根据其抓持的部位命名，如胃抓钳、肠抓钳等；根据抓持的力度命名，如大型抓紧钳等。

（2）用途：用于腔镜手术中分离、抓持、翻转、牵拉等操作，是腔镜手术中的必备的基础手术器械。

（3）常用抓持类器械图示

1）大型抓紧钳：抓力强，多用于取出切除标本，如胆囊取出；也广泛应用于妇科子宫肌瘤及切除子宫的抓取（图 8-803、图 8-804）。

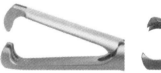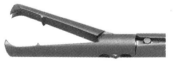

图 8-803　大型抓紧钳　图 8-804　大型抓紧钳（双排齿）

2）大抓钳：腔镜下大抓钳主要用于夹持较大组织，如大网膜、肠、胃等，是腔镜手术的常见器械。材质要求严格，必须有非常强的抓持力。大抓钳往往需要长时间抓持组织，因此一般会选用带锁扣的手柄（图 8-805、图 8-806）。

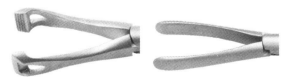

图 8-805　八爪抓钳　图 8-806　宽嘴无齿抓钳

3）鸭嘴钳：设计灵感来源于鸭嘴，适合抓持粘连不严重的组织，如脂肪等，咬合力小，损伤小。也有镂空设计的款式（图 8-807）。

4）波纹小抓钳：可用于少量抓持肠管等组织（图 8-808）。

5）粗齿无损伤抓钳：钳齿两两对开，齿粗、无损伤设计，齿端的镂空设计能够额外增加对组织的抓持力。常用于肠管的抓取，牢靠且无损伤，临床常用（图 8-809）。

6）无损伤小抓钳：可用于胃肠外科手术（图 8-810）。

7）波浪式输尿管抓钳：用于抓持输尿管。采用波浪式设计，工作端内侧光滑，避免对夹持组织造成任何损伤（图 8-811）。

8）环抱式输卵管抓钳：用于抓持输卵管，采用环式设计，在上颚和下颚之间形成一个中空的槽，用于夹持组织的工作端内侧光滑（图 8-812）。

9）肠钳：镂空设计横齿，用于抓持肠管、胃等（图 8-813）。

10）弯胃钳：横齿，双镂空，弯头设计能够更好地抓持组织，是胃肠外科医生必不可少的器械（图 8-814）。

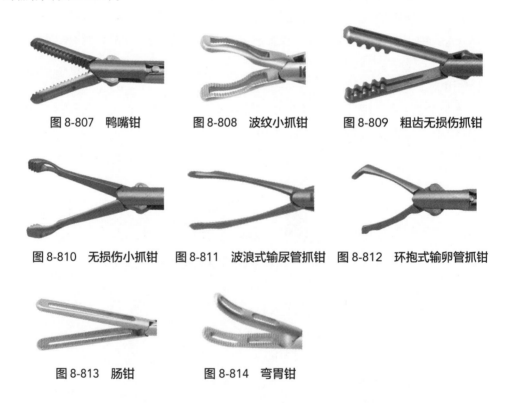

图 8-807　鸭嘴钳　　　　图 8-808　波纹小抓钳　　　图 8-809　粗齿无损伤抓钳

图 8-810　无损伤小抓钳　　图 8-811　波浪式输尿管抓钳　图 8-812　环抱式输卵管抓钳

图 8-813　肠钳　　　　　　图 8-814　弯胃钳

2. **分离类器械**　分离钳是腔镜手术基础器械，为每台腔镜手术所必需。使用时应注意：使用前应仔细检查配件是否齐全，钳口能否完全闭合，手柄有无裂痕。如钳口不能完全闭合，应及时更换内芯；手柄有裂痕时，此钳不能使用，以免断裂；在操作时，动作尽量轻柔，严禁使用暴力操作，以免引起钳子断裂，引起损伤；如用分离钳接单极线，用于电切或电凝时，应确定所切位置，勿伤到其他组织；使用后应将手柄与内芯分开，用水枪冲洗手柄，将手柄内血液冲洗干净。严禁不冲洗手柄，如不清洗残留血液经高温后会凝固，影响器械使用，更不符合无菌要求。

（1）分类：根据前端形状不同，可分为弯钳、直角钳；根据端口长度不同，可有长、短之分，用于不同手术的分离操作。

（2）用途：分离钳在腔镜手术中常用于组织钝性分离，也常用于辅助缝合时拔针，辅助圆形吻合器、分离绕过血管、神经布置牵引带等。

（3）常用分离类器械图示

1）弯分离钳：又称马里兰分离钳，在腔镜器械中最常用，用于钝性分离、辅助拔针，辅助操作（图 8-815）。

2）大型分离钳：用于分离，多用于辅助操作，使用频率不如弯分离钳（图 8-816）。

3）直分离钳：用于分离或其他辅助操作，目前临床少用（图 8-817）。

4）小直角钳：多用于血管和神经等后方暴露（图 8-818）。

5）大直角分离钳：用于组织分离，夹持牵引线绕过特定组织将其牵引，也常用于血管、神经后方暴露，是腔镜手术常用器械。仰头设计，符合人体工程学，使用更方便（图 8-819）。

6）CRILE 分离钳：用于钝性分离，其钳口为 De Bakey 齿，无损伤，因此可对任何组织进行操作。近年来，很多外科医生都用 CRILE 分离钳来代替马里兰分离钳使用。随着膜解剖理论在中国的发展，CRILE 分离钳将有更广泛的使用空间（图 8-820）。

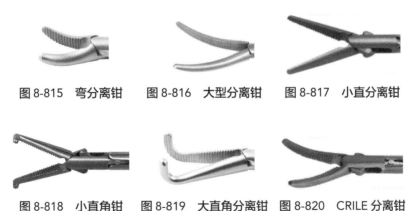

图 8-815　弯分离钳　　图 8-816　大型分离钳　　图 8-817　小直分离钳

图 8-818　小直角钳　　图 8-819　大直角分离钳　　图 8-820　CRILE 分离钳

3. **切割类器械**　切割类器械也是腔镜手术基础器械，为每台腔镜手术所必需。主要是以剪刀为主；传递时建议同步语言提示医生，避免误伤组织或血管；注意保护器械，专剪专用。

（1）分类：根据不同需求，可分为组织剪刀、缝线剪刀、精细剪刀、解剖剪刀等。满足不同手术需求。

（2）用途：用于离断组织、剪切缝线等，也有锐性分离的作用。

（3）常用切割类器械图示

1）组织剪刀：用于离断组织、剪切缝线及血管牵引带等。使用时应注意：剪刀剪切缝合线与组织时，应注意不得损伤其他组织。如发现剪切缝线时，无法一次剪断，缝线有脱线时，应及时更换剪刀；不能用于剪切金属与骨组织及其他较坚硬物品；传递剪刀时，一定要仔细看清楚，千万不能作为钳类误传递给术者，建议把剪刀手柄做标识，便于区分；当剪切管状结构时，应确保前端已经闭合；使用后，应及时收回；清洗时，应做好个人防护（图 8-821）。

2）勾剪（缝线剪）：在外科手术中，不是所有剪刀都能用于剪缝线。缝线是组织剪的杀手，如果使用非线剪剪切缝线，该剪刀寿命必定受损。而勾剪因为下方有凹槽，能够使缝线相对固定，剪切时不会像普通剪刀那样，因为剪刀差造成缝线在剪刀刃口大面积摩擦，导致剪刀钝化；勾剪下刃固定缝线，上刃剪切，使缝线很容易离断，对剪刀本身损伤很小（图 8-822）。

3）精细剪刀：用于精细手术操作。一般在甲状腺、乳腺、肝胆外科较为常用（图8-823）。

4）直剪（腹膜剪）：因为电外科器械大量使用，临床使用越来少。现多用于剪线，也被称为直剪刀（图 8-824）。

5）组织解剖剪：对组织进行剪切（图 8-825）。

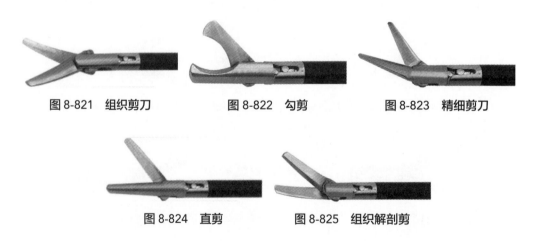

图 8-821　组织剪刀　　　　图 8-822　勾剪　　　　图 8-823　精细剪刀

图 8-824　直剪　　　　图 8-825　组织解剖剪

4. **非通用器械**　非常规各专业之间通用的手术器械，在个别科室或特殊部位操作时使用。

（1）分类：不同科室根据专业特点，拥有特殊的专业腔镜手术器械，以适合不同手术部位操作，可依据手术医生习惯选用。

（2）用途：用于个别专业的手术操作。

（3）常用非通用手术器械图示

1）小鼠齿钳：虽然直径小，但是平台有横纹，可进一步增加与组织接触面积。广泛应用于妇科子宫肌瘤及切除子宫的抓取（图 8-826）。

2）单爪钳（子宫肌瘤钳）：用于抓取子宫肌瘤，是妇科专用器械（图 8-827）。

3）取石钳：用于腹腔镜胆囊取石，也可作为大活检钳（图 8-828）。

4）带针活检钳：主要作用是可以固定活检钳内的组织，避免因为咬合外部组织不彻底，牵拉钳内组织造成组织翻转，有可能使病变外溢（图 8-829）。

5）活检钳：快速切取组织，便于取样活检（图 8-830）。

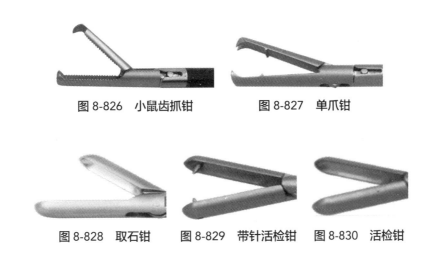

图 8-826　小鼠齿抓钳　　　图 8-827　单爪钳

图 8-828　取石钳　　图 8-829　带针活检钳　　图 8-830　活检钳

6）肾实质夹闭钳：此钳应用于肾部分切除手术中，目前肾部分切除金标准是应用腔镜下临时血管阻断夹（即哈巴狗系列）阻断肾动、静脉，然后进行肾部分切除手术。但是此操作的局限性是手术时间受到限制，即在肾动、静脉被阻断的 45 分钟内，病变部位的处理必须结束，这样才能确保肾组织不会缺血坏死。

而对于一些较为复杂的肿瘤，且患者还要求保肾的情况下，病变部位处理时间无法控制在 45 分钟内，就需要用到腔镜下肾实质夹闭钳。此器械可直接阻断肾实质，不影响保留部分肾脏的血供，因此手术不受时间限制，为术者手术争取更充分的时间（图 8-831）。

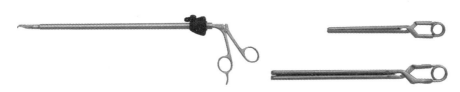

图 8-831　肾实质夹闭钳及血管阻断夹

5. **持针器类器械** 持针器是腔镜手术中用于把持缝针、缝合组织的器械。使用时应注意：持针钳夹持缝合针时，应牢固有力，以免夹持不力，而导致缝合时不能缝合有效部位；在使用前一定要检查持针器的完整性，特别是前端镶嵌垫片；使用后应当冲洗持针钳里面，防止血液凝固，影响持针器关节活动；不能用做其他用途。

（1）分类：根据操作方法不同，可分为经典持针器和自动归位持针器等不同类型。可依据手术医生习惯选用。

（2）用途：持针器是腔镜手术中用于把持缝针、缝合组织的器械。

（3）常用持针器图示

1）经典持针器：夹持缝针（图 8-832）。

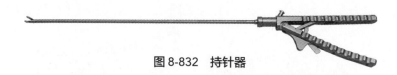

图 8-832　持针器

2）归位持针器：无论缝针处于何种角度，自动复位功能在锁定时自动将针头归为90°，适用于初学者（图 8-833）。

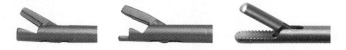

图 8-833　归位持针器

6. **冲洗吸引类器械** 分为按压式、推杆式、弹簧式等不同类型。

（1）分类：根据操作方法不同，可分为分为按压式、推杆式、弹簧式等不同类型。可依据手术医生习惯选用。

（2）用途：腔镜手术中配合冲洗吸引泵进行冲洗吸引，以便有效冲洗组织和吸引污物。使用前应检查吸引器是否通畅；使用后应及时冲洗吸引器，打开清洗时，应妥善存放，防止小配件丢失。

（3）常用冲洗吸引器图示（图 8-834 ~ 图 8-836）。

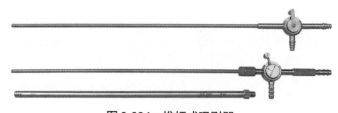

图 8-834　推杆式吸引器

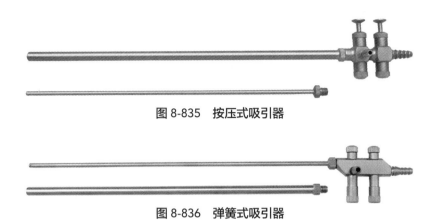

图 8-835　按压式吸引器

图 8-836　弹簧式吸引器

7. **钛夹钳类器械**　钛夹钳类属于止血类器械，腔镜手术中常用于夹闭血管或其他管道的操作，也属于手术关键器械，必须保证性能良好，避免在使用时发生脱夹或夹闭不全，给手术带来风险。根据手术的需要分为大、中、小等型号，配套不同型号的钛夹使用，用于夹闭不同类型的血管或管道样组织；也有预夹闭使用，需要结束后，使用松夹钳松开钛夹，不损伤血管或管道类组织。

（1）分类：根据大小可分为大、中、小号，把手常规用颜色标识，配套相同颜色的钛夹，也代表不同型号；根据前端形状不同，可分为直形、勾形、纵形、横形等。

（2）用途：用于夹闭合血管和管型组织，止血作用。使用时应注意：只能用于结扎需要切除的组织，禁止用于结扎正常组织；使用后，应用水枪及时冲洗钛夹钳内面；钛夹钳应轻拿轻放，前端不能碰撞坚硬物品，要防压，防撞击。

（3）常用钛夹钳图示（图 8-837）。

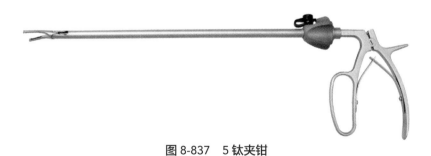

图 8-837　5 钛夹钳

8. **穿刺器类器械**　用于腔镜手术中穿刺腹壁，提供镜头、腔镜手术器械、CO_2 气体、一次性吻合器等器械通道。使用时应注意。穿刺腹腔时，应在柄端缓慢加力，特别留意穿刺器柄端的小孔有气体逸出，表示穿刺已成功。在使用前应检查穿刺椎与穿刺套管是否配套、穿刺套管是否翻卷边、穿刺椎尖是否变形变钝，在使用后打开清洗时，应注意配件防止丢失，阻气密封盖是否裂开，如有裂开应及时更换。

（1）分类：根据使用次数，可分为一次性使用穿刺器和可重复使用穿刺器；根据构造方法不同，可分为十字型穿刺器、翻盖型穿刺器、瓷片型穿刺器；根据使用的部位不同，可分为常规穿刺器和球囊穿刺器等；根据手术需要，分为不同的直径，如 3.5mm、5mm、10mm、12.5mm、13mm 等不同规格。

（2）用途：用于腔镜手术中穿刺腹壁，提供镜头、腔镜手术器械、CO_2 气体、一次性吻合器等器械通道。

（3）常用穿刺器图示

1）可重复使用穿刺器：不同颜色代表不同直径，分为不同类型：如十字穿刺器、磁片穿刺器等，腔镜手术中可起到提醒作用（图 8-838 ~ 图 8-842）。

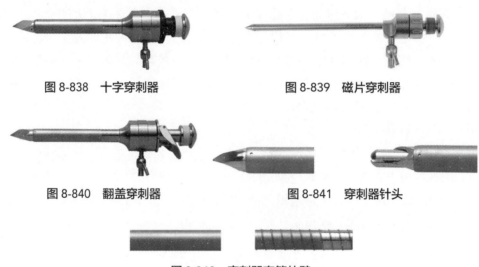

图 8-838　十字穿刺器　　　　　　　　　图 8-839　磁片穿刺器

图 8-840　翻盖穿刺器　　　　　　　　　图 8-841　穿刺器针头

图 8-842　穿刺器套管外壁

2）气腹针：腔镜手术时提供 CO_2 气体进入的通道。由针、握把、活塞、锁定接头、管芯针组成，供手术时 CO_2 气体进入腔内气腹使用。

使用注意：气腹针插入时，动作宜稳重、缓和、倾斜地刺入，使针头所通过的距离增加，所通过组织抵抗力增加，且插针动作速度自动减慢，肠管可被针头推开，不引起损伤。在使用前，应检查针管是否弯曲，针尖处是否外翻，是否锐利，管芯针能否弹出，使用后应用水枪进行冲洗，反复使用后气腹针针尖容易变形，发现后应及时更换（图8-843）。

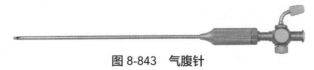

图 8-843　气腹针

9. **特殊腔镜手术器械类** 用于腔镜手术中某些特定部位或进行某些特殊操作的腔镜器械。

（1）分类：不同科室根据专业特点，拥有特殊腔镜器械，以适合不同的手术部位的操作。

（2）用途：用于特殊部位的手术操作器械。

（3）常用特殊腔镜手术器械图示。

1）扇形牵开器：用于拨移固定器官及组织，如肝，肺。通过单手操作能够方便地撑开或释放所维持位置的机械装置（图 8-844）。

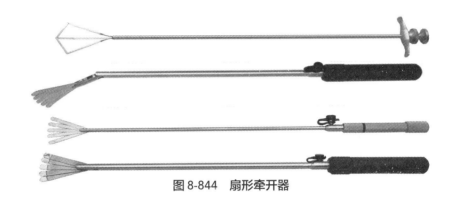

图 8-844　扇形牵开器

2）胆囊穿刺针：术中进行穿刺用（图 8-845）。

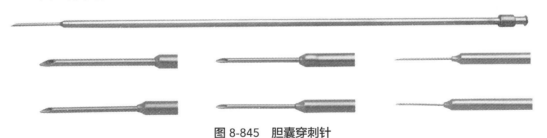

图 8-845　胆囊穿刺针

3）探棒：又名探查测量器，带有刻度，手术中可进行探查及测量（图 8-846）。

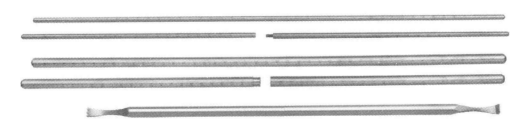

图 8-846　探棒

4）腹腔镜甲状腺手术用的专用注水器、分离器、剥离器（图 8-847）。

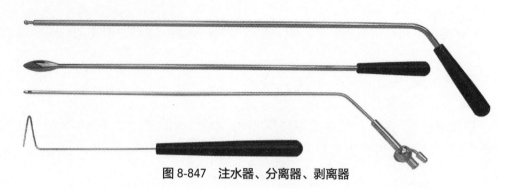

图 8-847 注水器、分离器、剥离器

5）胆道造影钳：腔镜手术中配合胆道造影时使用（图 8-848）。

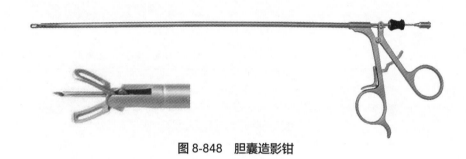

图 8-848 胆囊造影钳

6）腹壁缝合器：又名筋膜缝合器。用于缝合穿刺套管处皮下层，防止由于使用超过 10mm 直径穿刺套管而在术后产生切口疝的风险（图 8-849）。

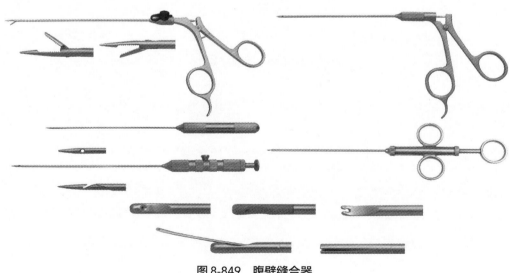

图 8-849 腹壁缝合器

7）推结器：腔镜手术缝合打结时，用于体外打结，再推入体内（图 8-850）。

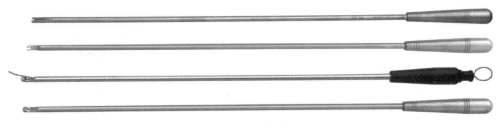

图 8-850 推结器

8）内镜切开刀：手术刀柄可安装不同类型刀片，且刀片可以更换如胆囊切开取石（图 8-851）。

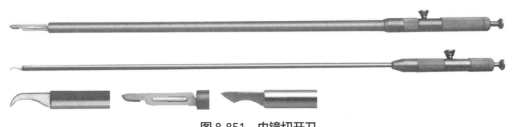

图 8-851 内镜切开刀

（王朝阳 曾凡文）

十五、机器人手术器械

（一）机器人外科手术器械适用范围及功能介绍

1. **适用范围** 外科手术机器人，又称内镜手术器械控制系统，是目前世界上最先进的手术平台。机器人手术是指医生借助智能机械系统的辅助为患者施行微创手术。机器人只是一个手术平台，并不会自动作出任何动作，需要有医生操作进行手术。机器人手术目前主要用于普外科（肝胆、胰腺、胃肠道、甲状腺等）、心脏外科、胸外科、泌尿外科、妇科、小儿外科、咽喉头颈外科等。机器人器械适用于各类机器人手术，也为目前机器人手术所必需。

2. **功能** 外科手术机器人设计目的是通过使用微创方法，实施复杂的外科手术。在手术时，外科医生可以远离手术台坐在操纵台中，双手握住手柄，同步控制患者体内的机械臂手术器械进行手术，所以完全不同于传统的直接将手伸入患者体内进行手术的概念，给外科领域带来了革命性的突破。外科手术机器人由三个部分组成，手术医生控制台、床旁机械臂系统、影像处理系统。机器人手术器械包括了成像镜头、穿刺器，夹持人体组织的器械如组织钳、组织镊、手术剪，切割止血器械如电凝钩和超声刀等（图 8-852 ~ 图 8-854）。

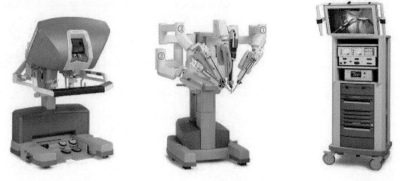

图 8-852　手术医生控制台　图 8-853　床旁机械臂系统　图 8-854　影像处理系统

（1）影像处理系统：成像系统内装有外科手术机器人的核心处理器以及图像处理设备，在手术过程中位于无菌区外，可由巡回护士操作，并可放置各类辅助手术设备。外科手术机器人的内镜为高分辨率三维（3D）镜头，对手术视野具有 10 倍以上的放大倍数，能为主刀医生带来患者体腔内三维立体高清影像，使主刀医生较普通腹腔镜手术更能把握操作距离，更能辨认解剖结构，提升了手术精确度。

（2）床旁机械臂系统：床旁机械臂系统（patient cart）是外科手术机器人的操作部件，其主要功能是为器械臂和摄像臂提供支撑，手术器械和摄像镜头通过无菌操作安装在器械臂和摄像臂上。助手医生、洗手护士在无菌区内的床旁机械臂系统边工作，负责更换器械和内镜，协助主刀医生完成手术。为了确保患者安全，助手医生比主刀医生对于床旁机械臂系统的运动及操作具有更高优先控制权。

（3）手术医生控制台：手术医生控制台是外科手术机器人的控制中心。主刀医生坐在控制台中，位于手术室无菌区之外，使用双手操作两个主控制器，用脚通过脚踏板来控制器械和一个三维高清内镜。外科医生的双手操作与手术器械尖端同步运动，最大程度还原了开放式手术中医生的眼睛与器械、手与器械同步运动的情形，有助于医生手眼协调达到最佳程度。实现在微创情况下实施手术时，外科手术机器人能够使外科医生像在开放式手术中一样灵巧。控制系统中运动比例缩放功能将使医生手部的自然颤抖或无意的移动减小到最小程度，从而进一步提高手术操作精确度（图 8-855）。

（4）机器人手术器械：机器人器械具有特有的"转腕功能"，有极高的灵巧性，具有比人手更大的活动范围，使外科手术超越了人手的极限，在微创治疗环境中，就可以达到前

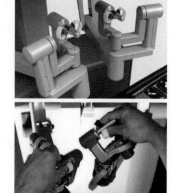

图 8-855　手术医生控制手件

所未有的手术精确度，实现最快、最精确的缝合、解剖及组织处置（图 8-856）。

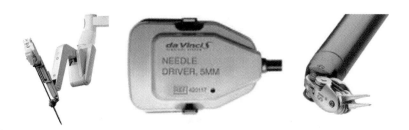

图 8-856　机器人手术器械

（二）机器人外科手术器械

机器人手术器械属于多用途器械，有 8mm 和 5mm 两种直径规格。根据用途常见的机器人手术器械介绍如下：手术剪刀、手术刀、超声刀、镊子、持针器、内镜牵开器、固位器、电灼烧和附属设备，组织处理包括夹握、切割、钝和锐剥离、对合、结扎、电灼烧、缝合和微波和冷冻消融探头等，另有部分附属器械如穿刺器、冲洗器等。手术器械整体形状、性质相类似，头端、大小、功能有差别，在用途分类下，又衍生出各种器械的进一步分类。

1. **手术镜头**　外科手术机器人的内镜为高分辨率三维（3D）镜头，对手术视野具有 10 倍以上的放大倍数，连接主机后要进行镜头校准及白平衡（图 8-857）。

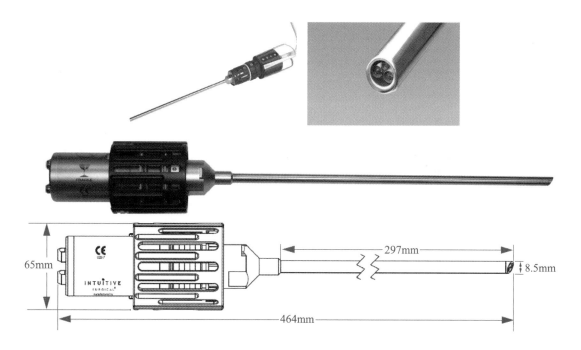

图 8-857　高分辨率三维（3D）镜头

2. **手术器械** 外科手术机器人手术器械由无菌器械套及适配器与机器人手臂连接，手术助手及洗手护士根据主刀医生指令进行更换，手术中要正确及时传递及管理。通常机器人器械被制定为有记忆使用次数功能，通常使用次数为 10 次，因此选择、安装、使用时注意要准确，避免造成浪费。在安装及从穿刺器中取出器械时要注意，所有器械的前端都要保持闭合状态，避免损伤手术器械及组织（图 8-858）。

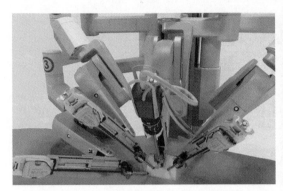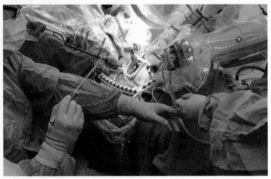

图 8-858 达芬奇器械臂示意图

（1）剪刀类：机器人手术剪刀根据使用部位和功能有多种型号。

1）通用型圆剪：用于剪切组织和血管，钝性分离组织、血管（图 8-859）。

2）带电凝功能的热剪：接受机器人系统操作的同时可以连接电外科设备，产生电热作用，用于剪切组织和血管，使用时与电剪刀防漏电保护套一同使用，防止漏电（图 8-860）。

3）Potts 剪：用于精细手术，如冠状动脉搭桥手术（图 8-861）。

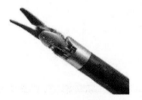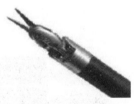

图 8-859 通用型圆剪　　　图 8-860 单极电凝剪（热剪）　　　图 8-861 potts 剪

（2）组织钳类：用于夹持各类组织。

1）组织钳：用于夹持粗大坚实的组织（图 8-862）。

2）精细组织钳：用于夹持纤细组织及血管（图 8-863）。

（3）双极电凝组织钳：接受机器人系统操作的同时可以连接电外科设备，在夹持组织时有电凝作用，用于部分组织微小出血点的电凝止血（图 8-864、图 8-865）。

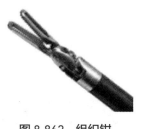

图 8-862　组织钳

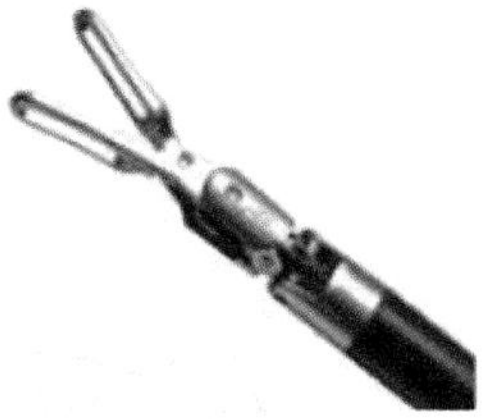

图 8-863　精细组织钳

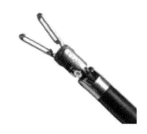

图 8-864　单孔双极电凝组织钳

（4）单极电凝钩、电凝铲：用于普通组织分离、微小出血点的止血，使用中及时清洁头端，避免电凝结痂集聚（图 8-866、图 8-867）。

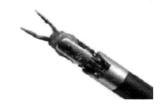

图 8-865　精细双极电凝钳

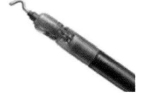

图 8-866　单极电凝钩

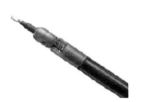

图 8-867　单极电凝铲

（5）持针器：用于缝合针夹持，可分为强力大持针器、大号持针器及精细持针器等，可以夹持 0#-8/0# 的无创伤缝合针，机器人持针器因无锁扣装置在夹持缝合针时应避免脱落，过度用力夹持缝合线也易导致缝合线损伤（图 8-868、图 8-869）。

（6）钛夹钳：用于止血钛夹的夹持，可分为大号钛夹钳、小号钛夹钳等。大号钛夹用于较大血管的闭合，小号钛夹用于冠状动脉搭桥损伤微小血管的闭合。钛夹钳设定使用次数为 100 次，在安装、传递及使用时防止钛夹脱落（图 8-870、图 8-871）。

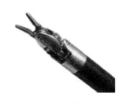

图 8-868　大号持针器

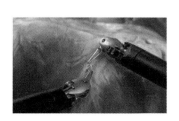

图 8-869　精细持针器

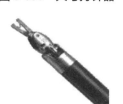

图 8-870　小号钛夹钳

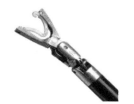

图 8-871　大号钛夹钳

（7）超声刀：与普通超声刀作用相同，用于组织切割、分离、止血，超声刀鞘使用次数为 20 次，超声刀内芯为一次性使用器械（图 8-872）。

（8）组织拉钩：用于牵拉组织，固定组织。如心脏手术中使用心房拉钩，牵拉和固定心房、房间隔等组织，暴露二尖瓣便于手术操作（图 8-873、图 8-874）。

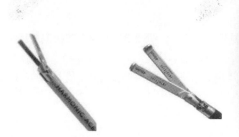

图 8-872　超声刀内芯　图 8-873　组织拉钩

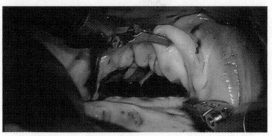

图 8-874　组织拉钩在心外手术的应用

（赵林）

第三节　有源常见手术器械

根据有源医疗器械的定义及分类，本节重点描述在有源医疗器械中，与医院消毒供应中心相关的有源设备配套使用的手术器械。

一、有源手术器械特点

有源手术器械需要依靠电能或者其他能源，而不是直接由人体或者重力产生的能量，发挥其功能。

有源手术器械是指以手术治疗为目的与有源相关的医疗器械，包括：常用的如电外科手术设备及配套器械、腔镜手术设备、手术照明等手术设备配套的可重复使用的手术器械；其他如：射频、激光、微波、冷冻、冲击波、手术导航及控制系统等相关的器械也归属为有源医疗器械，因涉及消毒供应中心的器械不多，本节不做过多的描述。

二、常见有源手术器械

（一）电外科手术设备及配套器械

电子技术应用于外科领域，通常由高频发生器、手术手柄、手术电极（包括中性电极）、连接电缆和脚踏开关组成。在两个电极之间产生高频（通常高于 200kHz）电流，作用于人体组织达到切割、止血、凝固及失活等多项外科治疗，是手术医生现代手术中必不可少缺少的利器。目前临床上电外科设备及配套器械多种多样，如高频电刀及器械、氩气刀及器械、大血管闭合系统及器械、水下切割设备及器械、水刀等满足不同手术的需求；超声刀及超声乳化吸引刀也作为特殊的电设备在腔镜手术中发挥不可替代的作用。

1. 高频电刀及配套器械

是一种取代机械手术刀进行组织切割的电外科器械。它通过有效电极尖端产生的高频高压电流与肌体接触时对组织进行加热，实现对肌体组织的分离和凝固，从而起到切割和止血的目的。高频电刀可同时进行切割和凝血，在机械手术刀难以进入和实施的手术中普遍应用。高频电刀是由主机和电刀刀柄、病人极板、双极镊、脚踏开关等附件组成的。高频电刀有两种主要的工作模式：单极模式和双极模式（图 8-875）。

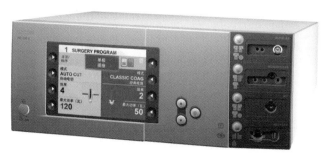

图 8-875　高频电刀主机

（1）单极模式及配套器械：单极模式电路由高频电刀内的高频发生器、负极板、接连导线和电极组成。在大多数的应用中，电流通过有效导线和电极穿过病人，再由负极板及其导线返回高频电刀的发生器。当与有效电极相接触或相邻近的组织或细胞的温度上升到细胞中的蛋白质变性的时候，便产生凝血，这种精确的外科效果是由波形、电压、电流、组织的类型和电极的形状及大小来决定的。为避免在电流离开病人返回高频电刀时继续对组织加热以致灼伤病人，单极装置中的负极板必须具有相对大的和患者相接触的面积，以提供低阻抗和低电流密度的通道。

1）分类：根据手术类别不同，单极器械分为开放式单极器械和腔镜式单极器械；

2）用途：用于切割和凝固组织。

3）常用单极器械图示：

①开放式单极器械：根据使用次数可分为可重复使用电刀笔和一次性使用电刀笔；根据功能目的不同，可分为普通电刀笔、彭氏电刀笔；根据形状不同，可分为笔式和电极式。

可重复使用电刀笔：可重复使用，使用寿命较长，使用后清洗消毒灭菌。注意检查其刀头的完整性，并在灭菌前进行通电检测，保障性能良好，如有损坏或无法保障通电性，应给予维修或更换。与一次性使用电刀笔相比，可重复使用刀笔可显著节省手术材料的费用，性价比高，但使用次数与手术医生的熟练程度有关，如不规范使用，易损坏，性价比反而高于一次性使用电刀笔（图 8-876）。

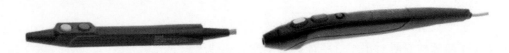

图 8-876　各种类型可重复使用单极电刀笔（开放型）

一次性使用电刀笔：临床多使用，可应用于各个手术专业。无菌包装使取用方便简捷，减少手术准备时间，减少院感的风险。使用后毁型处理，电刀头按照损伤性医疗废物处置。一次性使用电刀笔严禁重复使用（图 8-877）。

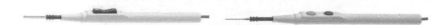

图 8-877　各种类型一次性使用单极电刀笔（开放型）

彭氏电刀笔：由刀头、功能管、绝缘管、塑料柄、手控按钮开关、吸引管街头、电缆线及插头组成，具有吸引、电凝、电切、刮扒、剥离五大功能，一刀多用途，手术中医生操作方便，可减少频繁更换器械的时间，提高手术效率（图 8-878）。

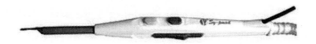

图 8-878　彭氏刮吸刀

可重复使用单极电极：为可重复使用，使用后清洗灭菌，注意检查其完整性，避免折弯，保证性能良好。根据前头的形状可分为：球形电极、环形电极、针形电极、钨丝电极等；深部手术，如胸腔、腹腔可选用增加电极延长杆。不同形状、长度和材质的电极可用于不同人体部位及病灶区域，满足各类开放式手术要求（图 8-879）。

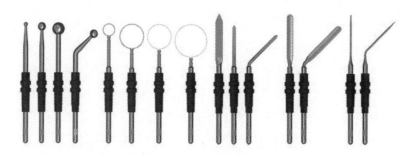

图 8-879　各种类型可重复使用单极电极（开放型）

②腔镜式单极器械：根据使用次数可分为可重复使用单极电钩和一次性使用单极电钩；根据操控方法的不同，可分为手控式和脚踏式。头端为钩形，适合于体腔内狭窄部位进行电切、电凝。常用于胃肠外科、肝胆外科、泌尿外科、胸外科及妇科手术。与单极电凝线配套使用，使用时注意连接紧密，对合良好，每次使用后灭菌前，均需进行通电检测，保障性能良好时，避免影响手术使用。特别关注绝缘层的完整性，如有破损，立即更换，停止使用，避免对手术病人造成伤害（图 8-880）。

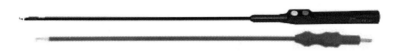

图 8-880　各种类型可重复使用单极电钩（腔镜型）

（2）双极模式及配套器械：双极电凝是通过双极镊子的两个尖端向机体组织提供高频电能，使双极镊子两端之间的血管脱水而凝固，达到止血的目的。它的作用范围只限于器械头两端之间，对机体组织的损伤程度和影响范围远比单极方式要小得多，适用于对小血管（直径 <4mm）和输卵管的封闭。

1）分类：根据手术类别不同，双极器械分为开放式双极器械和腔镜式双极器械；

2）用途：双极电凝多用于脑外科、显微外科、五官科、妇产科以及手外科等较为精细的手术中。

3）常用双极器械图示

①开放式双极器械：由于手术需求不同，双极器械分为双极镊子和双极剪；双极镊子根据使用次数不同，分为可重复使用型和一次性使用型；双极镊子根据特性不同，分为普通型、防粘型、滴水型等。

普通双极镊子：根据不同手术需要可分为不同长度；结合组织解剖特点，设计各种形状的双极镊子，如直镊、枪状镊等；根据镊尖端的多种式样，又分为刺刀式设计、针状等（图 8-881）。

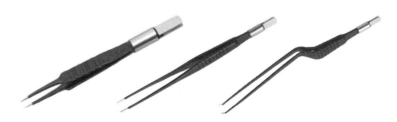

图 8-881　各种类型可重复使用双极普通镊子（开放型）

双极防粘镊子：镊子尖端的防粘涂层可有效减少高温导致的镊尖与组织产生的粘连，

方便术者的操作。随着使用次数的增加，可能会导致尖端涂层的脱落而效果降低（图 8-882）。

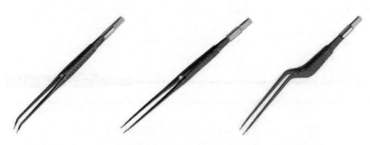

图 8-882　各种类型可重复使用双极防粘镊子（开放型）

双极滴水镊子：在一侧镊臂有滴水通道以便液体通过，冲洗溶液可由输液系统提供，并可控制滴水速度，在有效电凝的同时，不对已凝固的血管造成损伤；生理盐水优化了电接触，从而使达到高效的电凝效果。可配合冲洗泵使用。根据手术需要分为不同的形状（图 8-883）。

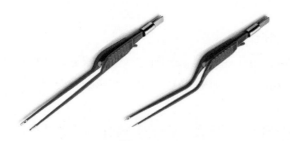

图 8-883　各种类型可重复使用双极滴水镊子（开放型）

一次性使用双极镊子：材质为高导热合金，灭菌包装，降低手术交叉感染可能性（图 8-884）。

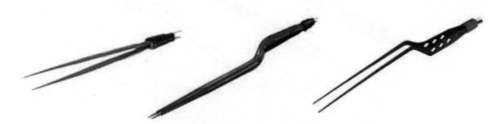

图 8-884　各种类型一次性使用双极镊子（开放型）

开放双极剪：外形类似剪刀，原理与双极镊子类似，通过头端的金属电极对组织进行双极电凝止血，随后用机械力作用将凝固组织离断。根据手术需要，可分为各种长度，使用后灭菌。根据产品说明书采用合适的灭菌方式（图 8-885）。

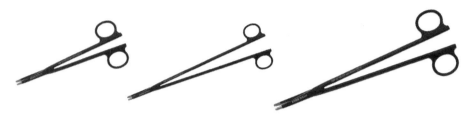

图 8-885　双极剪刀（开放型）

②腔镜式双极器械：腔镜用的双极器械可分为双极电凝剪和双极电凝钳，来满足不同的手术。主要用途在于腹腔镜或胸腔镜手术下离断组织、电凝止血，提高了手术的安全性。与双极电凝线配套使用，使用时注意连接紧密，对合良好，每次使用后灭菌前，均需进行通电检测，保障性能良好时，避免影响手术使用。

腔镜下双极电凝剪：原理与开放双极剪相同，通过头端的金属电极对组织进行双极电凝止血，随后用机械力作用将凝固组织离断，同样可在腔镜下对血运不丰富组织如结缔组织、网膜组织可边凝血边机械分离。手术中传递电凝剪时，建议语言提示医生，避免误伤。使用中注意保护前端，避免损坏（图 8-886）。

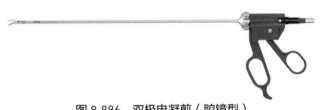

图 8-886　双极电凝剪（腔镜型）

腔镜下双极电凝钳：利用电凝钳的两个钳口之间的电流提供高频电能，电凝钳所夹持血管脱水而闭合，达到止血的目的，相对大血管闭合系统，其闭合能力较弱（图 8-887）。

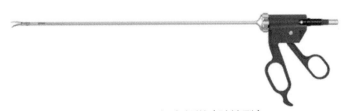

图 8-887　双极电凝钳（腔镜型）

2. 氩气刀及配套器械

氩气从电极喷射出，被高频电压电离后产生导电性，氩等离子体传导高频电流，产生组织止血或凝固作用。

（1）分类：根据形状不同，可分为氩气刀笔和氩气电极。根据手术方式不同，可分为开放型和腔镜型。满足不同类型的手术使用。

（2）用途：多用于开放手术或腔镜手术中的切割、止血等功能。

（3）常用氩气刀器械图示

1）氩气刀笔：配套氩气手柄一起使用，为可重复使用。使用后清洗消毒灭菌，注意检查其刀头的完整性，并在灭菌前进行通电检测，保障性能良好，如有损坏或无法保障通电性，应给予维修或更换。氩气刀笔由氩气手柄和不同氩气电极组成，可供开放及腔镜手术使用（图 8-888）。

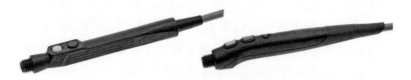

图 8-888　氩气刀笔（可重复使用）

2）氩气电极：配套氩气手柄一起使用。为可重复使用。有开放型和腔镜型氩气电极满足不同的手术类型和部位需要。氩气电极外套管可伸缩，当套管前移不显露电极时可用作止血或组织失活；当套管后移露出电极时，可用作电切电凝模式进行治疗。氩气是惰性气体，氩气支持下的电切电凝时，手术作用区域可与空气隔断，减少电切电凝时的烟雾、异味、炭化等氧化反应，提高电切电凝效率（图 8-889、图 8-890）。

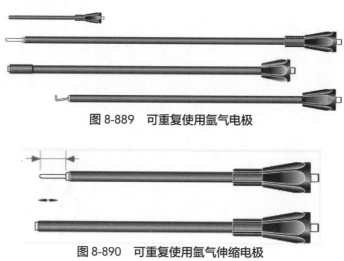

图 8-889　可重复使用氩气电极

图 8-890　可重复使用氩气伸缩电极

3. 大血管闭合系统及配合器械

大血管闭合器械是利用大血管闭合技术融合或封住血管壁和组织束的器械，可有效闭合直径大至 7mm 的血管。

（1）分类：大常见血管闭合设备包括百克钳、结扎速和安速刀等。

（2）用途：多用于开放手术或腔镜手术中的切割、止血等功能。可有效闭合直径大至 7mm 的血管。

（3）常用大血管闭合系统器械图示

1）百克钳及配套器械：为可重复使用器械，使用后清洗灭菌，根据说明书采用合适的灭菌方式。保护头端，避免损坏。百克钳有开放式与腔镜式，根据不同专科和不同术型的需要，多种分型。

①放式百克钳：可分为不同的钳口及手柄设计，可安全闭合血管，满足开放手术需要（图 8-891）。

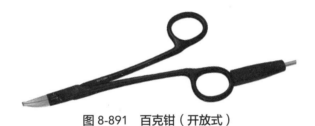

图 8-891　百克钳（开放式）

②镜式百克钳：根据钳端的差异，分为开窗型、马里兰型和凯利型。腔镜式百克钳工作杆外径均为 5mm，此外可根据需求选配 360° 旋转（E-Lap）手柄，减少医者术中体位不适，减轻医师术中疲劳（图 8-892）。

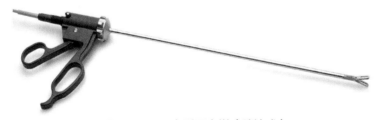

图 8-892　开窗型百克钳（腔镜式）

2）安速刀及配套器械：安速刀可分为开放型、腔镜型，集电凝/闭合与离断于一身，工作杆外径为 5mm，π 形钳口设计增加有效电凝区域，提高手术安全性。切割切口位于电凝区中心，切割时组织被牢牢抓持，切面光滑均匀。切割过程更加顺畅，切割长度可控。钳口下缘陶瓷外壳使电凝热扩散最小化，将能量聚集于手术目标区域，减少热损伤。电凝完成后自动停止能量输出，推刀可机械分离组织。有效闭合直径大至 7mm 的血管。安速刀均为一次性使用器械，价格高昂，医疗成本较高（图 8-893）。

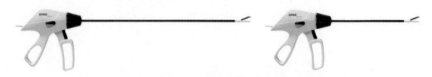

图 8-893　一次性使用安速刀（腔镜型、开放型）

3）结扎束（LigaSure）及配套器械：结扎束可对组织进行切割、抓持、闭合与分离，集多种功能于一体，可闭合直径大至 7mm 血管，自动停止，推刀可进行机械性切割。分为开放式和腔镜式器械，其中腔镜器械外径有 5mm 和 10mm 可选。是一次性使用器械，使用后毁型，按照医疗废物处置。因耗材昂贵，为降低成本，临床有重复使用现象，因其结构复杂，清洗消毒不能保证效果，为保障手术安全，不建议重复使用（图 8-894）。

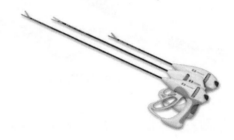

图 8-894　一次性使用结扎束刀（腔镜型、开放型）

4. 超声刀设备及配套器械

超声刀是一个能产生超声能量和机械振动的发生器，通过超声频率发生器作用于金属探头（刀头），以 55.5kHz 的频率通过刀头进行机械振荡（50-100μm），将电能转化为机械能，继而使组织内液体汽化，蛋白氢键断裂，细胞分解，蛋白质凝固、血管闭合，达到切开、凝血的效果。

超声刀由主机、手柄、超声刀头、钣手、测试棒组成。超声刀设备与超声刀刀头配套使用。在腔镜手术中，超声刀取代高频电刀，成为手术中必须的切割、止血设备。

（1）分类：根据使用次数，可分为一次性使用和可重复使用；根据手术方式的不同，可分为开放型和腔镜型；根据操控方法的不同，可分为手控型和脚踏型。

（2）用途：多用于开放手术或腔镜手术中的切割、止血等功能。

（3）常用超声刀器械图示

1）超声刀主机：使用前应检查设备功能状态、根据组织类型、血管的粗细选择合适的超声器械和输出功率（图 8-895、图 8-896）。

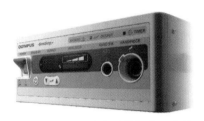 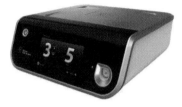

图 8-895　各种类型的超声刀主机　　图 8-896　各种类型的超声刀主机

2）超声刀刀头：根据手术不同的需求，分为腔镜手术型和开放手术型；根据性能设置不同，分为一次性使用型和可重复灭菌使用型。一次性使用型用后做毁型处理后丢弃，按照医疗废物处理。可重复使用型按照厂家要求进行清洗、消毒灭菌后再使用（图8-897）。

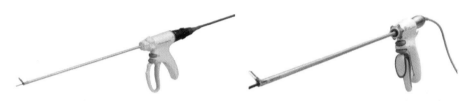

图 8-897　常见超声刀刀头（腔镜型）

5. 超声乳化吸引刀及配套器械

超声乳化吸引刀（CUSA）其原理是利用低频超声波震荡对组织产生"空化效应"，进而把组织粉碎、乳化，再经负压吸除而达到切除病变组织。超声乳化吸引刀具有良好的组织选择性、能较安全分离出血管、神经、胆管等，目前超生乳化吸引刀较广泛应用于微创外科手术，如神经外科和肝胆外科等。

（1）分类：不同的手术专业，可分为不同类型的超声乳化吸引刀手柄。

（2）用途：多用于开放手术或腔镜手术中的切割、止血、吸引、冲洗等功能。

（3）常用超声乳化吸引刀器械图示

超声乳化吸引刀手柄：为可重复使用器械，使用后清洗灭菌，根据说明书采用合适的灭菌方式（图 8-898）。

图 8-898　超声乳化吸引刀手柄

（二）腔镜手术设备及配套器械

有源设备是在腔镜手术中，以治疗为目的，需要电源实现手术功能的医疗设备。其应用部分通常由通过和内镜相同的或不同的通道进入人体。

随着腔镜技术的发展，腔镜手术设备在临床使用的越来越频繁，腔镜设备及手术器械的管理和使用成为手术室的工作重点。腔镜设备覆盖各个手术专业，通用性较强的腹腔镜，涉及胃肠外科、肝胆外科、妇科、泌尿外科等，在甲状腺外科、神经外科、心脏外科也得到使用；专科性较强的腔镜设备有：胸腔镜、宫腔镜、椎间孔镜、关节镜、脑室镜、鼻内镜等等，在各自专科得到使用。腔镜手术以微创为特征，极大地减少了病人的痛苦，减轻了手术的创伤，为患者带来福音，同时也给手术医生带来技术上的挑战。

腔镜设备价格昂贵，专业性强，易损坏，使用中要高度关注，轻拿轻放，避免损坏。清洗一般采用手工清洗，品牌不同，建议采用的灭菌方式亦不同，应遵循厂家的指导建议。

以通用性较强的腹腔镜手术设备为例，对腔镜手术设备做一下介绍：整套腹腔镜设备分为设备主机、镜头、腔镜手术器械三大部分，另外根据手术需要，配备相应的电设备，如超声刀设备等（图 8-899）。

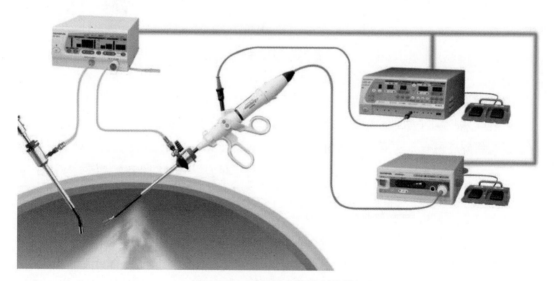

图 8-899　腹腔镜有源设备连接场景

1. **设备主机**　包括摄录像系统、显示器、光源设备、气腹机设备等（图 8-900）。
2. **腹腔镜镜头**　由硬质镜体光源线、摄像系统及导线组式，镜头使用冷光源提供照明并运用数字摄像技术使镜头拍摄到的图像通过光导纤维传导至后级信号处理系统，并且实时显示在专用监视器上。

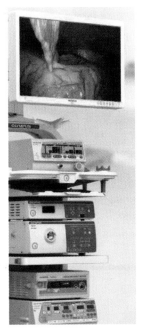

图 8-900　腹腔镜设备

根据操控形式不同，分为一体镜头、分体镜头＋光源线；根据性能不同，分为电子镜头、纤维镜头等；根据清晰度不同，分为标清镜头、高清镜头、超高清镜头；根据成像原理不同，还可区分为 2D 镜头、3D 镜头等。

使用时应注意以下细节：

（1）使用前检查光缆表面是否有破损等不良状况。

（2）注意保护镜面，防止坠落损伤和锐器划伤镜面。

（3）摄像头及光缆在使用过程中严禁折曲，使用后，应盘好放入专用盒子。

（4）当高温高压消毒完镜头后，一定要让镜头自然冷却，禁止用冷水冷却（图 8-901）。

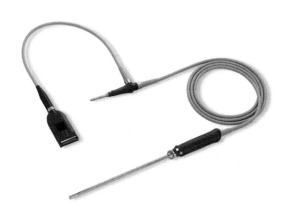

图 8-901　腹腔镜高清镜头

3. 气腹管是建立二氧化碳气腹，连接气腹机及手术器械中之间的必备管道是一种硅胶制品。供手术时向腹腔内输送 CO_2 所用。

使用注意：应远离锐器，防止锐器切、割，远离火源。如不慎管腔内被污染应用高压水枪进行冲洗。洗净后应用汽枪进行吹干后，再行灭菌。反复使用后，硅胶管会变松，金属接头易与管道分离。在使用前及使用后要确定下金属接头防止丢失。

4. **可通电腔镜器械** 手术中各类可通电腔镜器械等，如分离钳、无创钳、剪刀等，不连接电源的情况下，可作为无源器械单独使用，连接电极线后，成为有源器械，可实现切割、电灼、止血等功能（图 8-902）。

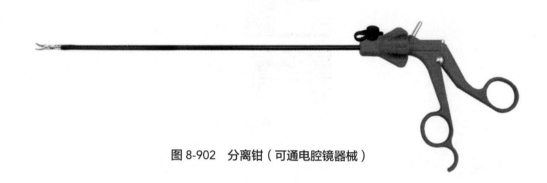

图 8-902 分离钳（可通电腔镜器械）

（三）手术照明设备

常见的手术照明设备有手术无影灯、手术辅助照明灯等。

手术无影灯，通常由灯体和灯架组成。有无影效果，能提供够的中心照度来照明患者身体局部。主要用于手术室的照明，最大程度地减少由手术者的局部遮挡而造成的工作区域阴影。

手术辅助照明灯，通常由光源、灯架等组成。用于手术辅助照明，也可单独用于小型手术。不具有无影效果。分为吊顶式、墙面式或移动式。主要用于手术室和治疗室，对患者的手术或检查区域进行局部照明（图 8-903）。

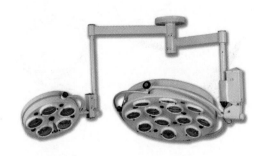

图 8-903 手术无影灯

（四）其他有源手术设备

其他手术设备有电动吻合器、手术动力系统、妇科全子宫肌瘤钻、取植皮设备等。

1. **电动吻合器类**　通常由电动手柄、吻合器、钉仓和电池包组成。吻合钉一般由钛合金、纯钛等材料制成。用于体内器官、组织或血管的离断、切除和/或建立吻合。适用于多种开放或微创的手术。根据手术的需要，分为各种型号和品牌。

电动吻合器的动力来源为配套电池仓，一般为一次性使用，使用后，取下使用过的电池仓，电池仓为绿色电源，无危害，可在 24 小时后降解；在器械薄弱环节做毁形处理后丢弃在医疗废物中。

以电动吻合器为例，作为电动吻合器类有源器械的介绍（图 8-904）。

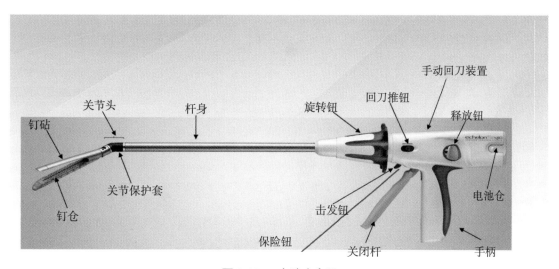

图 8-904　电动吻合器

2. **手术动力系统类**　可提供手术所需动力、控制和操作器械，用于手术时切割/切开、削磨、钻孔等外科手术，实现手术中所需的钻、磨、锯等功能，减轻医生工作强度，辅助医生高效、安全、快速地完成手术。手术中使用动力系统可以极大限度的缩短手术时间，减轻病人痛苦，促进术后愈合。广泛用于骨创外科、关节外科、脊柱外科、神经外科、耳鼻喉科、口腔科等手术专业。动力系统通常由主机、控制装置、电动马达、手柄和各类切割器组成。有的用于在内镜手术中，实现绞碎或切除组织等手术功能。如：刨削系统、鼻窦电动手术刀、手术吸引切割器、关节镜刨削手机、鼻窦手术动力装置、骨科动力系统等。

（1）骨科动力系统：以骨科动力系统为例，作为手术动力系统类有源器械的介绍。骨科动力系统包括主机平台、脚踏开关、各类手机及钻头，满足不同类型手术使用。

1）主机：主机控制台可同时连接大骨动力和微型动力手机，整合科室的动力需求驱动所有电动主机，可以同时连三把手机两把脚踏，可设置转速、加速等参数（图 8-905）。

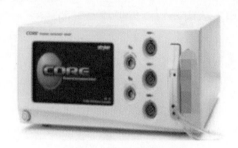

图 8-905　动力系统主机

2）双向脚踏开关：自动冲洗，可以完成正转、反转，手机切换等功能（图 8-906）。

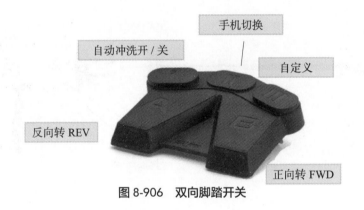

图 8-906　双向脚踏开关

3）多功能枪式手机（图 8-907）。

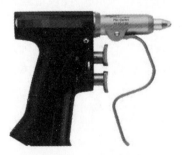

图 8-907　多功能枪式手机

4）金属夹头（图 8-908）。

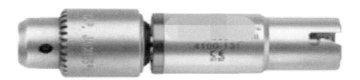

图 8-908　金属夹头

5）通用钻手机：适用于脊柱外科、神经外科、其他骨科等（图 8-909）。

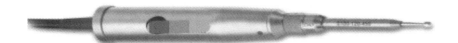

图 8-909　通用钻手机

6）接头：连接手机与磨头 / 钻头，适合颈椎及显微镜下手术（图 8-910）。

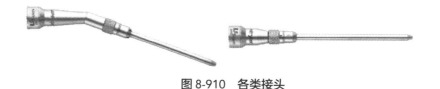

图 8-910　各类接头

7）钻头：五级可调，节约手术成本（图 8-911）。

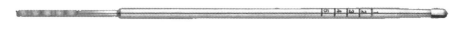

图 8-911　钻头

（2）电动子宫切除器：实施腔镜下全子宫切除或子宫肌瘤切除术时，使用电动子宫切除器，可把子宫或肌瘤切除，碎宫等操作，协助完成手术。包括控制器、肌瘤钻及钻头、碎宫器、大小子宫抓钳等配套使用。该肌瘤螺钉可以从器械上松开，而此时仍保持在肌瘤上，因而能更方便地控制肌瘤。可以通过不同的路径伸入操控器从而达到翻转肌瘤的目的，给医生提供了一个广阔的腔镜下操作空间，避免了再次扒取肌瘤的烦琐操作，也能有效减轻子宫内膜异位症的发生。

1）控制器（图 8-912）。

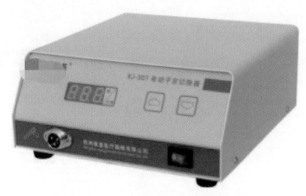

图 8-912　电动子宫切除器控制器

2）肌瘤钻（套）（图 8-913）。

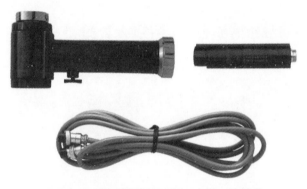

图 8-913　肌瘤钻马达手柄、内芯、连接线

3）电动子宫切除器（组套）（图 8-914）。

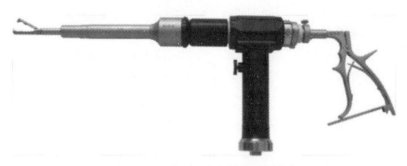

图 8-914　电动子宫切除器（组套）

4）多功能举宫器（图 8-915）。

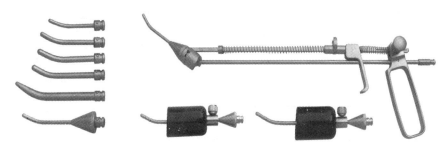

图 8-915 多功能举宫器

（3）气动植皮刀：本系统用于提供多种厚度及宽度的皮肤移植用器械。是一种以空气为动力的外科植皮器。由手持件、气管、刀架、刀片（一次性无菌）及螺丝刀组成，可与消毒盒配合使用。植皮刀配有一个自冷却转翼式气动马达。马达通过水泵输送压缩干氮（99.97% 纯度）或医用压缩空气提供能量，并且在供能时几乎不会产生任何震动。

共有 5 种可选宽度的刀架，所对应的移皮宽度分别为 1 英寸、1.5 英寸、2 英寸、3 英寸和 4 英寸（即 2.5cm、3.8cm、5.1cm、7.6cm 和 10.2cm）。2 个不锈钢机械螺钉将上述宽度刀架固定于植皮器下方。使用随附的螺丝起子可以轻松地拧紧或取下上述宽度刀架。

为了避免伤害，在操作刀片或操作安有刀片的植皮刀时应格外小心。在插入刀片时应注意避免使其产生缺口，否则可能导致不均匀切割。为了避免损坏刀片，在不使用时应使植皮刀刀片侧朝上放置。在更换刀片或软管前或者在不使用该器械时，必须使节流阀位于SAFE 位置。在所述操作过程中如果意外运行器械可能会对患者或操作人员造成伤害。为了确保该器械处于 SAFE 位置，在节流阀上的安全锁应朝向刀片端并且仅能看到 SAFE 字样（图 8-916）。

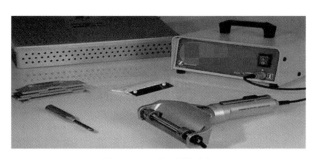

图 8-916 气动植皮机

（王朝阳）

第四节　诊察及监护器械

一、诊察及监护器械的范围

医用诊察器械及诊察和监护过程中配套使用的医疗器械，不包括眼科器械、口腔科器械等临床专科使用的诊察器械和医用成像器械。

按照器械可能导致感染的危险程度，将诊疗类医疗器械分为三个等级，即高、中、低三个级别，使用后对应不同级别的处置，如灭菌、消毒、清洁。

工作当中我们可以按照给出的定义对所用器械进行分类，做相应要求的处置。手术器械均为高危诊疗器械，在上节已经做了详尽的描述；本节重点描述与消毒供应中心相关的（手术器械除外），可重复使用的诊疗器械，统一归类为其他类别。

二、常见的诊察器械

临床常见的除手术器械之外的诊察器械，分为一次性使用和重复使用，一次性使用后毁型并按照医疗废物处置。重复性使用的诊疗器械与消毒供应中心相关的（手术器械除外），可重复使用的诊察器械，常见的有：气道通气器械、急救类器械、中医诊疗器械、另外随着超声技术的发展，超声引导下的穿刺技术，及的超声探头穿刺架，使用后的清洗灭菌，需要引起关注。

1. **气道通气类器械**

（1）分类：根据临床不同的需要，可分为多种类型，如吸氧面罩、口咽通气道、鼻咽通气道、喉罩通气道、气管插管等。依据患者不同的病情，采用不同的通气类型。

（2）用途：适用于麻醉、心肺复苏及需人工呼吸急救的场合。尤其是适用于窒息、呼吸困难或需要提高供氧量的情况，借助通气类器械，开通气道，保证送气或呼吸。

（3）常用气道通气类器械图示

1）吸氧面罩：广泛应用于临床，适用于易产生 CO_2 潴留、低氧血症伴高碳酸血症、需持续低浓度给氧的患者。

可分为一次性使用和可重复使用，一次性使用的吸氧面罩用后毁型处置，可重复使用的吸氧面罩使用后进行清洗消毒，避免交叉感染，一人一用一消毒；

根据面罩类型可分为普通面罩和空气稀释面罩。普通面罩一般借管道连接储气囊和氧源，给氧浓度随每分通气量而异，但很难使吸入氧浓度达100%。普通面罩包括无重复呼吸面罩、部分重复呼吸面罩、T形管的面罩多种规格。空气稀释面罩氧以喷射状进入面罩，吸氧浓度恒定，也不受张口呼吸的影响，不需湿化，耗氧量较少，使用舒适。其缺点是影响患者饮食、吐痰，体位变换时面罩易移位或脱落，若不慎将面罩进口封闭，会严重影响氧疗效果（图 8-917）。

2）口咽通气道：是快捷、简易保持患者呼吸道通畅的古老医疗器械。根据患者年龄、体重、解剖的变化，分为各种型号，可满足临床选择。

临床常用的口咽通气道，为一椭圆形空心塑料管，外形呈"s"形，有圆形光滑的内腔，可使吸痰管容易通过，分大、中、小型号，用标准颜色区分。使用时应注意根据患者的年龄和体型选择合适型号。

口咽通气道的适应于麻醉诱导后有完全性或部分上呼吸道梗阻或意识不清的患者。禁忌给清醒或浅麻醉患者使用。

临床多为一次性使用，使用后按照医疗废物处置；可重复使用的需使用后消毒，保证一人一用一消毒（图 8-918）。

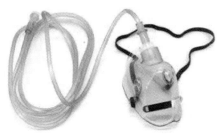

图 8-917　吸氧面罩及吸氧管

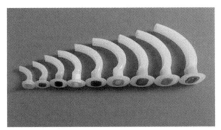

图 8-918　各种型号的口咽通气道

3）鼻咽通气道：对咽喉部的刺激较口咽通气道小，因而清醒、半清醒和浅麻醉患者更易耐受。对开口受限、口咽部创伤、牙齿松动易折断等不适宜应用口咽通气道的患者，或需要协助进行口腔和咽喉部吸引的患者，鼻咽通气道更为合适。

鼻咽通气道由塑料或软橡胶制成，材质柔软，其型号和长度各异，长 15cm 左右，女性选用 F28 ~ 30，男性用 F32 ~ 34。尾端有可移去的圆盘，以防其进入鼻腔。鼻咽通气道的弧度与硬腭和鼻咽部后壁相适宜。通气管内壁是带有细锯齿的光滑涂层，外壁非常光滑。其斜面位于左侧，以利于进入气道和减少对黏膜的损伤。

临床多为一次性使用，使用后按照医疗废物处置；可重复使用的需使用后消毒，保证一人一用一消毒（图 8-919）。

4）喉罩通气道：由通气导管和通气罩两部分组成。通气导管与普通气管导管相似，用硅胶制成；通气罩呈椭圆形用软橡胶制成，周边隆起，其内为空腔。通气导管一端开口与麻醉机或呼吸机相连接，另一端为通气罩，通气罩在喉部形成通气道。操作简单，只要患者无张口困难，便能置入喉罩，且容易固定不易脱出。与临床常规使用的标准麻醉口鼻部面罩相比，喉罩的使用可解脱麻醉者手和臂的疲劳，一般无气体入胃的弊病，使用方便。

喉罩分为 1 号、2 号、2.5 号、3 号和 4 号五种型号，分别适用于新生儿、婴儿、儿童和男、女成人。喉罩的型号选择不恰当，会厌被推向声门，引起呼吸道部分阻塞，自主呼吸完全受阻，喉罩不能正确到位时，易致麻醉不平稳或肌松不满意，多数与喉罩在咽后壁至下咽腔之间的旋转度不能达到规定的 90° 有关，喉罩可能覆盖部分食管口，致正压通气时出现胃膨胀和反流现象。

喉罩可反复使用，使用后可规范清洗后采用高压蒸汽消毒（图 8-920）。

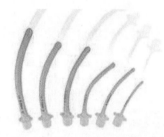
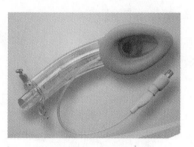

图 8-919　各种型号的鼻咽通气道　　　　图 8-920　喉罩通气道

5）气管插管：气管导管可能是品种最多的通气器械，也是麻醉最重要的通气手段。有经口或经鼻气管导管两类，两者有外形的区别，口腔与鼻腔气管导管前端斜口的角度分别为 45° 和 30°，经口导管前端的斜面都向左侧方向开口；经鼻导管的斜面则有向左或向右侧开口两种。还有带套囊或无套囊导管之分。

标准的气管导管远端呈斜面开口并有充气套囊；近端有与呼吸器连接的衔接管，其直径统一为 15mm；套囊由细导管与测试小气囊连接，借以了解套囊的胀缩及其充气压力；Murphy 侧孔，位于气管导管远端套囊远方的侧壁上，其用途是当气管导管斜口粘贴于气管壁时，呼吸气体可改经此侧孔进出；小儿气管导管在距前端 2cm 与 3cm 处分别标有单个或双个黑圈标记，目的在指导导管插入气管的长度，以防止插入过深。有些小儿导管壁上还涂有一条能放射显示的纵向黑线，在 X 线下可显影，借以了解导管在气管内的位置。

气管导管的直径有内径与外径（mm）之分，标号通常有三类：

①按导管的内径（ID）标号，各号之间相差 0.5mm，均印在导管的外壁。

②按导管的法制（F）标号。F 为导管的外周径值，F= 导管外径（mm）×3.14。F 在导管外壁上均用双号数字 10、12、14、16 直至 42 编号标记。

③以 Magill 专利号编号，按 00 ~ 10 标记。

对气管导管的长度和口径，应根据插管途径、患者的年龄、性别和身材等因素进行选择。

临床多为一次性使用，使用后按照医疗废物处置；可重复使用的需使用后消毒，保证一人一用一消毒。

6）麻醉喉镜：是指供插入咽喉做麻醉或抢救窒息用的喉镜，统称麻醉喉镜。

　　喉镜分为直接照明式和显微导光束照明式两种。喉镜有窥视片和手柄组成。其形式和尺寸应符合标准中的规定。喉镜的光照应集中在窥视片头端的中部，不应有忽明忽暗的现象。手柄上的电池盖应装卸应方便，旋合应牢固，不得有卡住和自动脱落的现象，导光束套管与窥视片接头连接应密封，不得有松动和液体侵入现象。

　　喉镜手柄因构造复杂，价格昂贵，均为可重复使用型；根据年龄分为成人型和婴幼儿型，各型均分类大、中、小号，适用于不同类型气道的患者；根据类型不同，可分为普通型、可视型、纤维支气管内镜型，临床根据气道困难的程度选用适合的类型。窥视片临床可见一次性使用型和可重复使用型。后者在使用后需要清洗灭菌，普通型采用高温灭菌，可视型和纤维支气管内镜型采用低温灭菌；保证一人一用一更换或灭菌（图 8-921～图 8-924）。

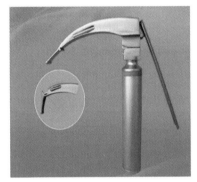

图 8-921　普通喉镜

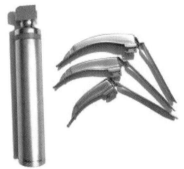

图 8-922　不同型号的喉镜

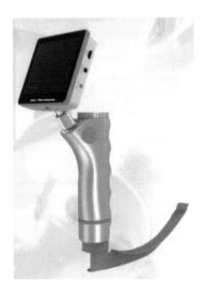

图 8-923　可视喉镜

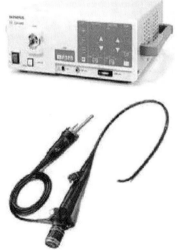

图 8-924　光导纤维支气管镜

2. **急救类器械** 临床各医疗单元常备急救车，抢救车常备抢救物品。保证性能良好，处于备用状态，应急抢救患者使用。

（1）分类：临床常见多种类型，如简易呼吸器、开口器、舌钳等。

（2）用途：适用于心肺复苏需急救的场合。尤其是适用于窒息、呼吸困难或需要提高供氧量的情况，或呼吸骤停的患者。借助急救类器械，开通气道，保证呼吸道通畅，为抢救患者生命争取时间。

（3）常用急救类器械图示

1）简易呼吸器：简易呼吸器，又称复苏球，气囊，皮球等。已成为临床急救患者不可缺少的医疗用具。具有使用方便、痛苦轻、并发症少、便于携带、有无氧源均可立即通气的特点。为了保证患者通气，经常用到简易急救呼吸囊进行转运患者、实施急救及院外抢救等场合。

新型的简易呼吸器在设计上采用了弹性较好透明塑胶材料，为了适用于各种年龄的患者，达到方便携带，一械多用目的。生产厂家特别在简易急救呼吸囊上加有压力安全阀，注意检测其密闭性。检测方法如下：关闭安全阀，用手堵住出气口，当成人气囊压力大于 $60cmH_2O$ 时，婴儿气囊压力达到 $40cmH_2O$ 时，安全阀会自动弹开，释放多余气体，这也是保护装置，压力过大，自动开启，以保证患者肺部免受高压力伤害。

简易急救呼吸囊可以采用面罩呼吸，亦可在气管插管后连接气管插管。在使用面罩时注意应将面罩盖严被急救者口部与鼻腔，并以 EC 手法压住面罩上部，使面罩紧扣被急救者面部，保持开通气道角度。另一只手挤压呼吸囊，挤压频率，成人 12～15/min，儿童 14～20/min，婴儿 35～40/min。判断氧气进入情况可观察患者胸部的起伏，或用听诊器听两侧肺呼吸音，也可通过面罩透明部分，观察被急救者嘴唇与面部颜色的变化。

面罩一次性使用，呼吸气囊使用后按照高水平消毒处置（图 8-925、图 8-926）。

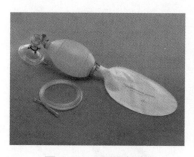
图 8-925　呼吸气囊

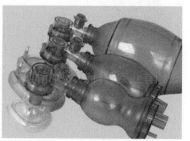
图 8-926　不同型号的呼吸气囊

2）开口器：抢救车常备器械。使用时建议从臼齿处放入，因为臼齿面较大，平且稳固，容易放入不至于被外力挤掉。放入压舌板，再将开口器闭合放入，慢慢旋动旋钮使口腔张开，然后进行相应的治疗。使用后应进行灭菌处置，检查功能性，保证性能良好。

①分类：临床常见直形扩张式开口器。

②用途：用于各种原因导致张口受限的患者，也用于抢救中。

③常用开口器图示（图 8-927）。

3）舌钳：抢救车常备器械。一般是在麻醉后，否则患者疼痛，注意时间不要太长，影响血运。使用后建议采用高水平消毒或灭菌处置，避免交叉感染。

①分类：临床常见舌钳，头端的形状材质有不同，原则是使用时避免损伤舌部。需要时可包裹纱布做衬垫保护。

②用途：昏迷或麻醉后的患者，根据病情或治疗需要将舌头拉出时，使用舌钳，在舌头上下垫上纱布，然后用舌钳夹住拉出来。

③常用舌钳图示（图 8-928）。

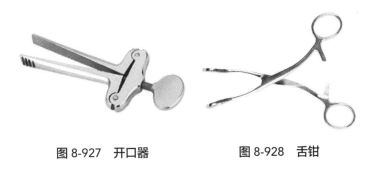

图 8-927　开口器　　　　　图 8-928　舌钳

3. **超声引导穿刺类器械又名穿刺引导架，或穿刺导向器。B 超引导下组织**

穿刺技术应用于各临床专业。在行 B 超引导下组织穿刺时，为了保证穿刺的准确性，必须应用穿刺架。大多数的 B 超机是金属的穿刺架，价格昂贵，需要反复使用，使用后需要清洗灭菌处置；探头可以外套无菌保护套后配套使用。

（1）分类：由于 B 超的机型、种类不同，探头的式样不同，即便是同一台 B 超，探查不同组织部位，需要更换不同频率的探头；不同频率探头的宽窄、薄厚、式样也不相同。

常见穿刺架根据使用的部位可分为：腔内型超声探头穿刺架、腹部型超声探头穿刺架、浅表性超声探头穿刺架。

（2）用途：通过在超声探头上安装穿刺架，在超声引导下将穿刺针引导到人体的目标位，以实现细胞学活检、组织学活检、囊肿抽吸和治疗等。

（3）常用超声探头穿刺架图示

1）腔内型超声探头穿刺架：主要适用于前列腺穿刺、女性患者的经阴道穿刺（图 8-929）。

2）腹部型超声探头穿刺架：主要适用于腹腔、盆腔内病变的穿刺引流（图 8-930）。

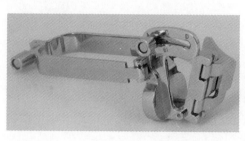 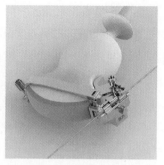

图 8-929　超声探头穿刺架及探头（腔内型）　图 8-930　超声探头穿刺架及
探头（腹部型）

3）浅表型 B 超引导下的穿刺导针架：适用于甲状腺穿刺、淋巴结及皮下包块的穿刺等。

（王朝阳）

第五节　中医器械

一、中医器械的范围

中医器械是中医诊断治疗所应用的工具，主要包括诊断仪器、治疗仪器和中医器具。本节对常见的中医器具做简单的介绍。

二、常见的中医器械

1. **金属针灸针**　针灸是祖国宝贵的医学遗产之一，是我国人民长期和疾病作斗争中积累起来的一门科学。经临床实践证明，针灸的适应证广泛，疗效显著，施术简便，经济节约，因此在治疗应用上的推广非常迅速，品种日益增多，质量方面也有所提高。

现在医疗单位应用的针灸针，材料系优质金属用特殊工艺加工制成，既保持传统的工艺特色，又具有现代工业水平，各道工序均有特定的操作方法和严格的工艺要求。针灸针要求缠丝紧密均匀，与针体牢固结合，不会发生松脱，接连针体根部的柄端，圆正光滑，没有残端钩刺。

目前临床使用的有一次性针灸针和可复用的针灸针，一次性针灸针限单人一次性使用，使用后按照损伤性医疗废物处置；可复用针灸针单人使用后进行灭菌处置后再复用，避免发生交叉感染。

（1）针体：针灸针的材料采用 1Cr8Ni9 或 oCr13Ni9 不锈钢丝制成，并经过生产厂按标准严格挑选，精工拉丝，针体有良好的弹性，既具备必要的韧性，又保持较高的强度，因而使用时不致因用力较大而产生弯曲或断裂现象。针体用手工抛光，挺直圆正，光滑流利，能使进针捻转轻松灵活。针体要求针质柔韧，富于弹性，使在进针时遇到肌肉紧张或外力碰击，不致折断。遇到骨头的阻力，仅发生弯曲而不致损伤骨膜，但也不宜过软，过软则下针困难。针体要求扁圆匀称，上下粗细一致，针尖要尖钝适度，针体要光滑。因针体扁圆粗细不一，下针时会感到滞涩。针尖太尖，捻转时容易跷曲，太钝则进针困难，都会使病人增加痛感。一般可用针在纸上试扎，如扎进抽出无杂音，可算是好针。

（2）针尖：针灸针在临床应用上能否取得良好的治疗效果，首先在于针尖的造型和工艺。凡针尖过分尖锐，过分平秃，均不利于运针。目前各地工厂生产的针灸针，制造工艺各不相同，针尖造型互异。有的工厂根据我国针灸学及针灸特长，采用"松针形"的针尖，特点是"尖中带秃，秃中带尖"，顶部圆正不偏，光洁度更高于针体，锥度成抛物线形，并按不同规格确定针尖长度，这种针尖锋利适度，便于进针，使病人疼感轻微，且坚韧耐用，不会钩伤肌肤。用 5 ~ 10 倍放大镜观察针尖应无弯钩或将针尖在纸棉上进行拖拉，应无带出纤维现象，是迄今较理想的针尖造型和工艺操作。

（3）针柄：目前临床常用针灸针的针柄分银丝缠柄、银丝盘龙柄和不锈钢丝缠柄三种。银丝缠柄具有良好的传热性能，用于温针灸较为适宜；银丝盘龙柄，状如银花滚珠，使用时运用指力得心应手；不锈钢丝缠柄弹性较好，经久耐用。针灸针柄部缠绕应紧密均匀，无明显距离，平柄针尾应圆正、光滑、无刺，针柄近针体部位应圆正、光滑、无毛刺，与针体结合点牢固，并不得有松动现象。一手持针柄，另一手以持针钳夹住针体，沿轴向往复推拉 3 ~ 4 次，不得松动。

1）分类：根据用途不同可分为元利针、三棱针、麻醉针、耳针等不同类型的针灸针。

2）用途：元利针：针径 0.8mm，针长 40mm，用于快速强刺激治疗各种急性疼痛及炎症；三棱针：针径 1.6mm，刃长 10mm，用于浅刺放血治疗各种急性炎症及昏厥；针刺麻醉针：针径 0.32mm，针长 15mm，25mm，30mm，供针刺麻醉腰背部穴位通电用；耳针：针径 0.22mm，针体长 7.5mm，用于针刺耳廓穴位治疗各种疾病；也可用作浅刺放血治疗软组织挫伤和牛皮癣等疾患。

3）常见的金属针灸针图示（图 8-931、图 8-932）。

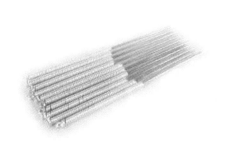

图 8-931　元利针

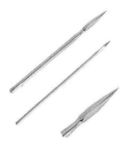

图 8-932　三棱针

2. **火罐** 拔火罐，是一种中医的拔罐疗法，通过负压对于皮肤的吸着，从而使得身体里的湿气祛除的一种方法。通过拔火罐，可以将身体里的湿气、寒气，通过皮肤组织渗透出来，从而排除邪气，让人精神百倍。因为身体的经络、穴位和五脏六腑都是相连相通，所以通过外接的吸力，会刺激身体表面的穴位，进而通过筋骨经络，使得人体内部器官得到相应的调理，让人气血畅通，强身健体。使用后应进行清洁，高水平消毒处理，避免造成交叉感染。

（1）分类：根据不同的材质，可分为各材质的火罐。通常为玻璃制品。

（2）用途：对于人体局部的组织损伤、腰椎间盘突出等症状，拔火罐也有一定的功效，长期定期进行拔火罐，可以减轻疼痛，缓解症状。

（3）常见的火罐图示（图 8-933）。

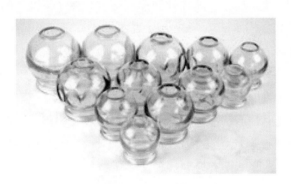

图 8-933 火罐

3. **砭石** 砭石是祖国传统医学瑰宝。《黄帝内经》记载"砭、针、灸、药、导引按跷"是中国古代独立并存的五大医术，砭为五医之首，针灸鼻祖。《路史》记载"伏羲尝草制砭，以治民疾"。《说文解字》解释"砭，以石刺病也"。古代名医扁鹊，以砭治病，砭到病除，遍地雀跃，被誉为扁鹊。大禹时期，砭石被奉为"禹贡圣石"，为皇家专享的乐器、法器、神器。可见砭石应用已有数千年历史。

砭石自古以来就有砭具和砭术两重含义，现在有了明确的分类与界定。中华中医药学会《中医养生保健技术操作规范》将砭石、砭具、砭术分别定义：砭石指具有生物安全性和良好生物物理学特征，以医疗保健为目的的特殊石头。砭具则是用适合于医疗保健的石料经打磨成特定形状，或以石料为主并与其他材料相结组合，形成的医疗保健工具。砭术是指在中医理论指导下，使用砭具进行的医疗保健技术。

（1）分类：砭石是天然形成，自然会有品质的不同。《砭石标准专家研讨会》拟定的砭石等级有 A 级、2A 级、3A 级、4A 级、5A 级五个等级。主要评级是依据砭石的安全性、有效性、舒适性三个方面来确定，安全性即无放射性，不含对人体有害物质；有效性即含有对人体有益元素、可产生远红外、超声波、天然能量信息，作用于人体会产生良好的生物学效应，具备医疗保健作用；舒适性即矿物结晶结构细腻，作用于人体感到舒适。结晶颗粒度粒径为 0.03mm，属微晶结构，含有少量泥屑和沙屑；5A 级为 0.01～0.001mm，属最细腻的泥晶结构，不含泥屑和沙屑。

（2）用途：具有外治、无创、安全、无污染、无痛苦，非药物疗法、简单易学等特点。主要适应证包括腰腿痛、颈肩背痛、四肢关节风湿痛等骨关节类疾病，中风后遗症的康复，肌肉痉挛，痛经、月经不调等妇科类疾病和慢性疲劳综合征等方面。对于头痛、头晕、感冒、近视眼、皮肤病、糖尿病、腹泻、腹胀、便秘、失眠、更年期综合征、美容和减肥等也都有较好的效果。

（3）常见的砭石图示（图 8-934）。

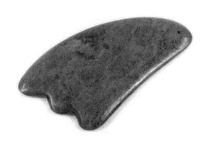

图 8-934 砭石

（王朝阳）

第六节 消毒灭菌设备

一、水处理设备

（一）医疗器械清洗用水的要求

1. WS 310.1—2016 "医院消毒供应中心第 1 部分：管理规范"中的要求：

2. 10.1 清洗用水：应有冷热自来水、热水、软水、经纯化的水供应。自来水水质应符合 GB 5749 的规定；终末漂洗用水的电导率 ≤ 15μS/cm（25℃）。

WS 310.2—2016 "医院消毒供应中心第 1 部分：管理规范"中的要求：

B.3.4.1 冲洗、洗涤、漂洗时应使用软水。冲洗阶段水温应 < 45℃。

B.3.4.2 终末漂洗、消毒用水电导率应 ≤ 15us/cm（25℃）。

（二）水处理设备的工作原理（图 8-935）

1. 软水机工作原理

软水：为防止产生结垢，确保系统安全、高效地运转，必须对用水进行水质稳定处理，软水硬度需 <0.03mmol/L（达到《国家低压锅炉水质标准》（GB 1576—2001）。我们通常把水中钙、镁离子的含量用"硬度"这个指标来表示。硬度 1° 相当于每升水中含有 10mg 氧化钙。低于 8° 的水称为软水，高于 17° 的称为硬水，介于 8～17° 之间的称为中度硬水。

软水机是一种运行和再生操作过程全自动控制的离子交换软水器，当原水通过树脂罐中钠型阳离子树脂时，水中的 Ca^{2+}，Mg^{2+} 与树脂上的 Na^{2+} 进行交换，把原水中的钙镁离

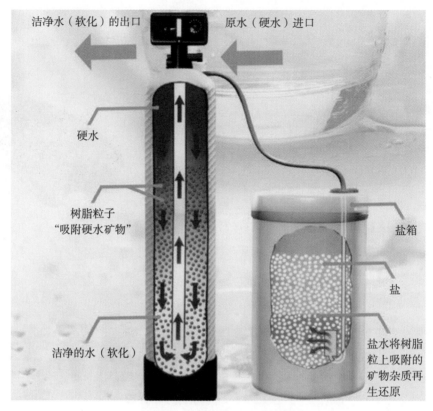

洁净水（软化）的出口　　原水（硬水）进口

硬水

树脂粒子
"吸附硬水矿物"

盐箱

盐

洁净的水（软化）

盐水将树脂
粒上吸附的
矿物杂质再
生还原

图 8-935　水处理设备的工作原理

子去除，达到降低原水硬度的目的，以达到软化硬水的一种水处理设备。

　　水的离子交换软化过程涉及许多硬性矿物质，主要过程是钙和镁被钠矿物质交换或取代。软水机的工作过程就是使溶解在水中的钙镁硬性矿物质与软化剂树脂上的软性矿物质钠进行交换。在密闭的容器中，使含硬性矿物质的水通过人造的钠型阳离子树脂进行离子交换反应。树脂是一种多孔的、不可溶性交换材料。在软水机树脂罐中装有千百万颗微细的塑料球（珠），所有小球都含有许多吸收正离子的负电荷交换位置。当树脂处在新生状态时这些电荷交换位置被带正电荷的钠离子占据。当钙和镁经过树脂贮罐时，它们与树脂小珠接触，从交换位置上取代钠离子。树脂优先结合带较强电荷的阳离子，钙和镁离子的电荷比钠离子强。取代钠阳离子然后向下通过树脂"床"流出软水机，这样软水机就送出了"软化"水。最后，所有的树脂交换位置均被钙和镁占据，再不能进行工作了，此时就需要进行树脂再生。软水机树脂的再生是用氯化钠和水的稀溶液进行的。在再生过程中，首先停止软水机的工作水流，从盐水箱引出的盐水与另外的稀释水流混合，稀盐水溶液流经树脂，与载有钙和镁离子的树脂小珠接触。尽管钙和镁离子带有的电比钠离子强，但盐溶液中含有千百万个较弱电荷的钠离子，有取代数目较少的钙和镁离子的能力。当钙和镁离子被取代（交换后），最终，交换位置全被钠离子占据，我们说树脂已经再生，已作好了下一次软化（工作）循环的准备。

软水机产生的软化水用于蒸汽锅炉时将减少在工作过程中水垢的产生，提高电热管的热效率（锅炉中水垢的存在相当于散布了一层绝热薄膜），提高设备的控制可靠性。用于清洗设备时由于清洗过程中将对用水进行加热，因此将产生大量的水垢，该水垢长期的积累势必将影响到设备的正常运转和所清洗物品的清洗质量，使用软化水后将减少水垢在清洗物品表面的堆积，保证清洗设备的使用效率，提高清洗效果。

软水机是根据树脂所能除去硬度的交换容量，推算出运行时间或周期制水量来人为设定再生周期的。因为软水机没有自动监测出水硬度的功能，因此，仍需操作人员定期进行取样化验，以确认出水水质是否合格。

对于软水机来说，正确设定并合理调整控制器的再生周期十分重要。如果设定不合适，就有可能当树脂已失效时却尚未再生，造成给水硬度超标；或树脂层尚未失效却早已再生，造成再生剂和自来水的浪费。所以，用户在运行过程中仍需随时根据原水水质、软水用量等因素的变化进行调整（图 8-936）。

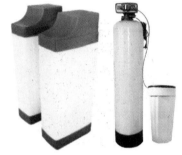

图 8-936　软水机

2. 纯水机工作原理（图 8-937、图 8-938）

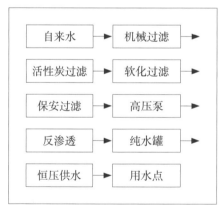

图 8-937　工艺原理流程图

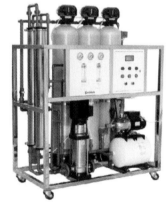

图 8-938　单级反渗透纯水机

（1）机械过滤器：自来水首先进入机械过滤器。机械过滤器的滤料为精选的粒径石英砂。其目的是滤除水中的悬浮物，胶体微粒、腐殖质等杂质，降低水的浊度、提高水的澄清度，污染指数（SDI）控制在 4 以下。当过滤器的进、出水压差升到一定值或出水污染指数大于 4 时，即滤层吸附饱和，过滤器需要反洗恢复其过滤功能。反洗可根据压差或时间设定，手动或自动进行。此设备选用时间型自动反洗（表 8-1）。

表 8-1　水中的悬浮物质的尺寸

单位：μm

项目	胶质	浊度物质	色度	病毒	细菌	藻类
尺寸	0.001 ~ 1.0	0.1 ~ 100	0.001 ~ 0.01	0.01 ~ 0.1	0.2 ~ 1.0	1.0 ~ 100

（2）活性炭过滤器（ACF）：活性炭过滤器滤料选用优质果壳炭，其表面积高达 1 000m²/g 以上，有很强的物理吸附能力，能有效地吸附水中有机污染物。同时，也可呈现一定的化学吸附，100% 去除水中的余氯、氯胺、异味等。

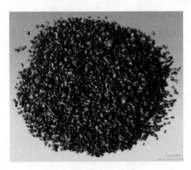

图 8-939　活性炭

据统计，通过活性炭过滤器，可以除去水中 60% ~ 80% 的胶体物质；50% 左右的铁和 50% ~ 60% 的有机物等。

利用活性炭的活性表面吸附能力除去水中的游离氯，可以避免阳离子交换树脂受到游离氯的氧化作用和避免反渗透膜受到余氯的氧化降解作用。

因此必须严格控制进水中的余氯含量不超过 0.1mg/L，如发现余氯超标，应及时更换活性炭（图 8-939）。

（3）软化过滤器（Softener）：软化水，是指将水中硬度（主要指水中钙、镁离子）去除或降低一定程度的水。水在软化过程中，仅硬度降低，而总含盐量（无机盐）不变。

为了防止反渗透浓水端，特别是反渗透压力容器中最后一根膜元件的浓水侧出现化学结垢，从而影响膜元件的性能，在反渗透进水前，采用了钠离子软化技术。经过钠离子软化后，水中钙、镁离子为钠离子所取代，出水的残余硬度可 < 17.8mg/L（$CaCO_3$），达到了软化目的，满足 RO 对其进水水质的要求。水中阴离子无变化，碱度不变，只是由于钠的当量略高于钙、镁。因此水中矿物盐的总量略有升高（表 8-2）。

表 8-2　反渗透装置的进水水质（TFC）指标

浊度	污染指数（F1）	水温 /℃	pH	锰法 /(mg·L⁻¹)	余氯 /(mg·L⁻¹)	铁 /(mg·L⁻¹)	锰 /(mg·L⁻¹)	硬度 /(mg·L⁻¹)
0.5	< 4.0	5-45	2-12	< 1.0	< 0.1	< 0.05	< 0.05	< 0.1

（4）保安过滤（SF）：为了防止膜元件在运行过程中被固体颗粒损害，上述预处理水进入反渗透之前还设有一台 5μm 的保安过滤器，其主要作用是去除上一道工序中遗留下来的石英砂及活性炭粉末等颗粒状杂质以及残留水中的颗粒状杂质、污染物、胶体、悬浮物，防止其进入反渗透系统。这种颗粒经高压泵加压后可能击穿反渗透膜件，造成大量漏

盐的情况，同时可能会划伤高压泵叶轮。

保安过滤器是反渗透预处理的最后一道工序，也是原水进入反渗透膜的最后一道关卡，必须保证其运行稳定、安全可靠。滤芯为一次性使用，更换周期根据原水水质不同，一般为 4 ~ 6 个月（图 8-940）。

（5）高压泵：高压泵的作用是为反渗透装置提供足够的进水压力，根据系统产水量要求，考虑到进水温度的波动及管路的阻力损失，选用轻型立式多级离心泵，该泵性能良好、工作稳定，完全能够满足反渗透装置运行的要求。

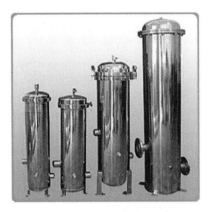

图 8-940　保安过滤器

反渗透装置的高压泵进口装有低压保护开关。当供水量不足使高压泵入口的水压低于某一设定值（正常为 ≥ 0.2MPa），低压保护器会自动发出信号停止高压泵运行，保护高压泵不在缺水状态下工作，保护系统设备不受损害。（高压泵严禁无水运转否则会损坏机械密封）

（6）反渗透系统（RO）：根据系统要求，反渗透装置选用反渗透膜，系统脱盐率不小于 98%。高压泵将保安过滤器出水升压至 RO 的工作压力，然后均匀分配给压力容器。水流被反渗透膜分开，并在压力容器内形成两条水流。一部分进水透过滤膜形成纯净水流，剩余的无机盐和固体残渣被滞留和浓缩起来形成浓水流。从而实现无机盐与水的分离。纯净水从装有反渗透膜件的每一根压力容器里流出来，并汇流后通过流量计，再流出设备出水口进入纯水箱。浓水从最后一个压力容器流出排放入地沟（图 8-941）。

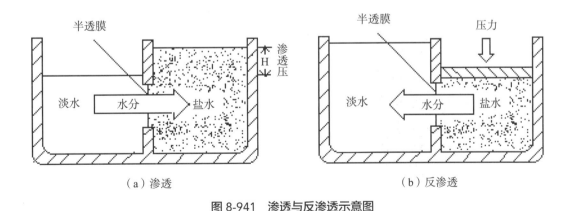

（a）渗透　　　　　　　　　　　　　　　（b）反渗透

图 8-941　渗透与反渗透示意图

注：实际的产水质量将因供水质量的不同而有差异，这可通过在产水道上进行实际分析而区别。对于 RO 膜脱盐率来讲，新膜 ≥ 98%。

反渗透膜除盐机制：在半透膜的表皮上布满了许多极细的膜孔，膜的表面选择性的吸附了一层水分子，盐类溶质则被膜排斥，化合价态愈高的离子被排斥愈远，膜孔周围的水分子在反渗透压力的推动下，通过膜的毛细管作用流出纯水而达到除盐目的。当膜孔大于反渗透膜孔范围时，盐的水溶液就会泄漏过膜，其中一价盐泄漏较多，二价盐次之，三价盐更少。

RO 膜的孔径 < 1.0nm，因此 RO 膜能滤除最少细菌之一的绿脓杆菌（$3\,000 \times 10^{-10}$m）；也能滤除各种病毒，如流感病毒（800×10^{-10}m），脑膜炎病毒（200×10^{-10}m）；甚至还能滤除热原 [（$10 \sim 500$）$\times 10^{-10}$m]（图 8-942）。

储存制备的纯水罐，罐体上有液位显示、罐内有四个液位，从上至下分别为第 1 液位（最高液位）、第 2 液位（高液位）、第 3 液位（低液位）、第 4 液位（最低液位）；第 1 液位和第 2 液位控制主泵的运转；第 3 液位和第 4 液位控制纯水泵的运转（图 8-943）。

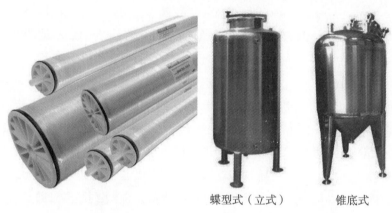

图 8-942　反渗透膜

蝶型式（立式）　　　锥底式

图 8-943　纯水罐

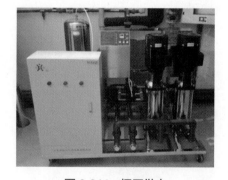

图 8-944　恒压供水

（7）恒压供水：由于用水点瞬间取水量过大，而纯水机每小时产水量一定，特增加储水罐用来储存反渗透纯水；储存在纯水箱里的纯水经过纯水泵升压之后，经过单向阀（水只能往外流，而不能倒流）进入压力包（压力包即能储水又能储压），从而更加流畅地向用水点供水。打开用水点的控制阀门，纯水压力控制器的触点闭合后，纯水泵就会工作（纯水泵的启动、停止靠纯水压力开关来完成），用水点就会有水流出，从而实现了恒压供水（图 8-944）。

（三）水处理设备的维护管理

1. 软水机维护管理

（1）依据用户软化水的用量和置换时间的长短，需定期向盐箱内加入再生剂。

（2）根据树脂置换次数的多少，需对老化的树脂进行更换，建议每两年更换一次。如需更换树脂罐内老化树脂，需要两人进行配合，将软水机从管路上分离开，一人固定住树脂罐，一人试着逆时针旋转控制器，将控制器卸下，参照第三节《控制器安装与树脂装填》内容进行操作（图 8-945）。

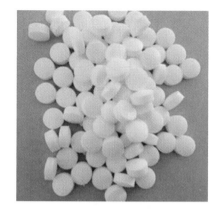

图 8-945　再生剂

2. 纯水机维护管理

（1）做好日常水质检测和设备运行参数的记录工作，发现异常及时解决。每天定时检测并记录、纯水电导、各点压力以及进出水流量等重要参数。

（2）定期向盐箱内添加再生剂，添加数量和周期依据容积箱标示设定。

（3）及时更换保安过滤器滤芯。（一般为半年更换一次）

（4）经常冲洗及清洗机器，保持设备的清洁。

（5）经常检查管路是否有漏水现象并及时解决。

（6）应保证设备的正常供水供电，如特殊情况停电停水需要对设备进行重新调整，特别是停电后再生时间需重新设置，禁止无关人员接触电控部分的按钮及管路部分的阀门，防止误操作使设备不能正常使用。

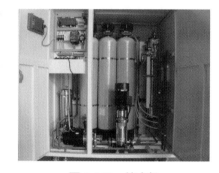

水质的选择必须按照相关的标准规范进行选择，这样不仅可预防氯化物造成生锈，而且还可以使器械表层无斑迹变色，稳定阳极氧化铝表层，保证清洗物品的清洗质量（图 8-946）。

图 8-946　纯水机

二、湿热消毒灭菌设备

（一）蒸汽消毒器

蒸汽消毒器通常由消毒室、控制系统、过压保护装置等组成。工作原理是利用产生的高温水蒸汽作用于负载上微生物一定时间，使微生物的蛋白质变性从而导致微生物死亡，以达到消毒的目的。一般用于耐湿耐热医疗器械的蒸汽消毒。

（二）煮沸消毒器

煮沸消毒器通常由控制系统、加热系统、煮沸槽等组成。工作原理是将需要消毒的医疗器械放置在水或其他液体中，通过适当时间煮沸进行消毒。

用于耐湿耐热医疗器械的煮沸消毒。

煮沸消毒器是利用加热装置对槽内液体进行加热，对内部器械进行高温消毒，通过计算 A0 值来判断消毒程度。煮沸消毒器主要由槽体、外罩、电气控制系统、加热系统、进液管路和排液管路等组成。

煮沸消毒器按放置形式一般分为台式（放置于台面上）和立式（放置于地面上），按照门结构一般分为手动门式和自动门式（图 8-947 ~ 图 8-949）。

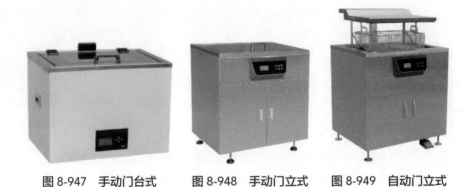

图 8-947 手动门台式 　　 图 8-948 手动门立式 　　 图 8-949 自动门立式

使用说明：煮沸消毒器的使用比较简单，一般设备程序运行的变量只有加热时间和加热温度两个。用户在使用煮沸消毒器前应先设定好程序的加热时间和加热温度，再将清洁的器械放入煮沸消毒器舱体内部，盖上门盖运行程序即可。待程序运行结束取出消毒后的器械进行下一步操作。

注意事项：

1. 煮沸消毒器篮筐内的器械不要超过篮筐的最高面，要确保所有器械全部没入水中。

2. 煮沸消毒器用水应使用纯水。

（三）压力蒸汽灭菌器

压力蒸汽灭菌器主要用于耐热、耐湿诊疗器械、器具 - 和 J- 品的灭菌。下排气压力蒸汽灭菌还适用于液体的灭菌；快速压力蒸汽灭菌适用于裸露的耐热、耐湿诊疗器械、器具物品的灭菌。压力蒸汽灭菌不适用于油类和粉剂的灭菌。

1. **灭菌原理**　压力蒸汽灭菌器将内室的冷空气排除，以饱和的湿热蒸汽作为灭菌因子，在一定温度和时间的组合作用下，实现对可被蒸汽穿透的物品进行穿透及加热，此时沾染在物品上的微生物在高温、高湿、高压的环境下，蛋白质及核酸发生变性，导致微生物死亡，最终达到对物品进行灭菌的目的。

2. **压力蒸汽灭菌器的分类**　压力蒸汽灭菌器是医院消毒供应中心主要使用的灭菌设备，根据排除冷空气的方式和程度不同，分为下排气式压力蒸汽灭菌器和预真空式压力蒸汽灭菌器两大类。根据门结构的不同可分为单门灭菌器和双门灭菌器。根据灭菌设备的体积大小可分为大型灭菌器与小型台式灭菌器。

（1）下排气式、预真空式压力蒸汽灭菌

1）下排气压力蒸汽灭菌器包括手提式压力蒸汽灭菌器和卧式压力蒸汽灭菌器等，其原理是利用热蒸汽与冷空气比重的原理进行冷空气置换。蒸汽从灭菌器上部通入，使灭菌器的上部首先充满蒸汽，随着蒸汽的不断进入，冷空气被挤压到下部，从下方排气口排除。灭菌程序一般包括前置换排气、灭菌、后排气和干燥等过程，具体操作方法遵循生产厂家的使用说明或指导手册。

2）预真空式压力蒸汽灭菌器利用机械抽空系统，在灭菌器内室通入蒸汽之前，预先将灭菌器内室和物品包内的约 98% 冷空气强制排除，达到预真空状态，再通入蒸汽，蒸汽与灭菌器内室的冷空气混合，如此反复 3 次及以上，使冷空气得到彻底排除，蒸汽迅速穿透灭菌的物品并到达灭菌温度。冷空气的存在是造成灭菌失败的主要因素，由于预真空式灭菌器冷空气排出比较彻底，蒸汽穿透迅速，具有灭菌快速、彻底的优点，是目前医院主要的采用压力蒸汽灭菌器类型。灭菌程序一般包括 3 次以上的预真空和充汽等脉动排气、灭菌、后排气和干燥等过程，具体操作方法遵循生产厂家的使用说明或指导手册。

①单门、双门压力蒸汽灭菌器

单门的压力蒸汽灭菌器，门设在灭菌室或清洁包装区域一侧，在同一处进行灭菌前装载和灭菌卸载操作。

双门是在灭菌器两端各有一扇门，门一端用于装载，设在清洁包装区域，另一端用于卸载，设在无菌存储区域。

②大型、小型压力蒸汽灭菌器

大型压力蒸汽灭菌器是指可以装载一个或者多个灭菌单元 [300mm（高度）×600mm（长度）×300mm（宽度）]，即灭菌器内室容积大于 60L 的灭菌器。该类型的灭菌器设备多为落地安装（图 8-950）。

小型蒸汽灭菌器其灭菌器内室容积不超过 60L，不能装载一个灭菌单元 [300mm（高度）×600mm（长度）×300mm（宽度）] 的灭菌器，一般为台式灭菌器可放置在操作台上（图 8-951）。

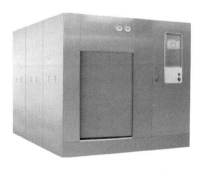
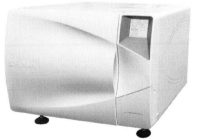

图 8-950 大型压力蒸汽灭菌器　　图 8-951 小型台式压力蒸汽灭菌器

3. 压力蒸汽灭菌器的主要结构　压力蒸汽灭菌器主要是有灭菌器主体、管路系统、机械部件及控制系统等部分组成。

（1）灭菌器主体：压力蒸汽灭菌器的主体结构包括灭菌器内室、夹层及与灭菌器内室永久连接的相关部件。采用不锈钢材质。

灭菌器内室指放置被灭菌物品的空间，夹层则是环绕焊接在灭菌器内室外表面的不锈钢结构，实现机械加固，对灭菌器内室保温的作用。目前在使用的灭菌器的夹层主要采用强度比较高的环形加强筋结构（图 8-952）。

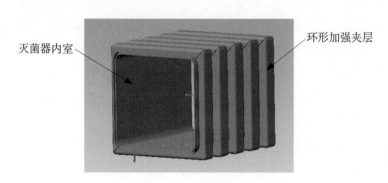

灭菌器内室　　　　　　　　　　　　　　　　环形加强夹层

图 8-952　灭菌器主体

（2）管路系统：管路系统包括：

1）进蒸汽管路，与蒸汽源直接相连，将蒸汽送到灭菌器内室或夹层；

2）蒸汽疏水管路，将蒸汽冷凝水排出的管道；

3）灭菌器内室排放管路，连接灭菌器内室与排放管路，是灭菌器内室内气体及冷凝水排出外部的通道。通常在设备排放口处安装温度传感器，作为程序的控制温度点；

4）给水管路，向灭菌器提供工作水源；

5）回空气管路，将灭菌器内室和大气相连，当内室干燥时，内室形成真空，通过回空气管路，使内室与外界大气压平衡；

6）自动门与灭菌器内室密封管路，使用压缩空气或蒸汽，实现自动门与灭菌器内室的密封。

（3）机械部件

1）门：灭菌器的门装有安全联锁装置，灭菌器在工作条件下，门未锁紧时，蒸汽不能进入灭菌器内室并具有报警功能；灭菌器内室压力完全被释放才能打开门，否则不能打开并具报警功能；应保证灭菌器运行中门不能被打开。双门灭菌器应具备以下主要功能，除设备维修原因，不能同时打开两个门；灭菌周期结束之前，不能打开卸载门；BD 测试或真空泵泄漏周期测试后，应不能打开卸载侧门；控制启动灭菌周期的装置应安装在灭菌器的装载侧。其他功能也应符合中华人民共和国国家标准《大型蒸汽灭菌器自动控制型》（GB8599—2008）或中华人民共和国医药行业标准《小型蒸汽灭菌器自动控制型》（0646—

2008）。

2）安全阀是一种超压防护装置，是压力容器应用最为普遍的安全附件之一。安全阀的功能在于当容器的压力超过某一规定值时，会自动开启迅速排放容器内的压力，并发出声响，警告操作人员采取降压措施。当压力恢复到允许值后安全阀又自动关闭，使压力容器始终低于允许范围的上限，防止超压酿成爆炸事故，保证压力容器安全使用。安全阀的检验必须符合《压力容器安全监察规程》的规定，定期检验每年至少一次。

3）真空泵是使灭菌器内室形成真空的设备，一般为水环真空泵，应用并安装于预真空型压力蒸汽灭菌器上。真空泵工作时通过给水管路，连接外部水源，不断将水送给真空泵，用水温度越低达到的极限真空度就越高，一般泵的供水温度 <25℃。

4）过滤器：灭菌器过滤器包括蒸汽过滤器、空气过滤器等。

①安装于灭菌器夹层进汽管路，滤除蒸汽源中携带的颗粒杂质，防止进入到减压阀及夹层；

②真空管路上安装的过滤器，滤除蒸汽和空气中携带的颗粒杂质，防止进入真空泵；

③给水管路上的过滤器滤除水中的杂质，以免进入真空泵；

④回空气管路上安装高效的空气过滤器，当灭菌周期需要将外界空气导入灭菌器内室，平衡室内与外界的压力，导入的空气经过滤器滤过后进入，防止已灭菌的物品受到污染，使用的空气过滤器，滤除直径 >0.3μm，微粒的滤除效力应 >99.5%。

用于过滤水和蒸汽的过滤器每季度清洗一次，拧掉下部的旋塞，取出滤网冲洗杂质即可。空气过滤器的更换遵循厂家产品说明书或指导手册要求。

5）疏水阀：安装在灭菌器夹层、灭菌器内室疏水管路上，此阀门用于排出冷凝水，但不会使蒸汽外溢。

6）温度传感器：灭菌器夹层和灭菌器内室安装有温度传感器。温度是影响灭菌质量的重要的指标，使用中温度传感器精度至少为 ±1%。温度传感器出现故障或损坏，不应继续使用灭菌器。

7）压力表：压力蒸汽灭菌器压力表用以测量容器内的压力。压力表准确与否直接关系到压力容器的安全，压力表失灵或损坏，其压力灭菌器不应使用和运行。

输送蒸汽管路应安装蒸汽源压力表，灭菌设备上安装有灭菌器夹层压力表、灭菌器内室压力表。分别用于显示蒸汽供给情况和灭菌器夹层、灭菌器内室压力。

压力表的选用应符合《压力容器安全技术监察规程》第 160 条的规定。在绝对真空或大气压力状态下的压力指示为 "0"。其量程应和压力容器的工作压力相适应，表的最大量程为容器工作压力的 2 倍，最低不能 <1.5 倍，最大不能 >3 倍。压力表在测量工作压力时的精度至少在 ±5kPa。

（4）控制系统

压力蒸汽灭菌器的控制系统中应可以预设多项灭菌程序：BD 测试程序、真空泄漏测试程序、器械敷料灭菌程序、快速灭菌程序；不同的程序，其灭菌程序总时间、设定参数也不相同（表 8-3）。

表 8-3 各类常见预设程序简要说明

BD 测试

预真空灭菌器一般设有自动的 BD 测试程序。BD 测试是对多孔负载灭菌的灭菌器是否能成功地去除空气进行的测试。成功地测试显示有迅速蒸汽渗透测试包。导致测试包不合格的原因是包内空气去除不完全；去除空气阶段出现真空泄漏情况；所供蒸汽过程中存在较多非凝性气体。测试不合格灭菌器不可使用。BD 测试包使用多孔材料的标准包，其监测方法及操作应符合 WS310.3 的相关要求

泄漏测试

真空泄漏测试用于验证真空状态下，灭菌器内室及其管线和部件连接是否有泄漏。真空泄漏测试应在空载条件下运行，当灭菌器内室压力为 7kPa 或者以下的时候，关闭所有与灭菌器内室相连的阀门，停止真空泵。至少等待 300s，但不超过 600s，让灭菌器内室中的冷凝水气化；然后在经过 600s 测试时间后，计算测漏时升压速率，压力上升速度不应超过 0.13kPa/min。测试结果符合 GB8599-2008《大型蒸汽灭菌器自动控制型》5.8.3.4 的规定，方法符合 6.8.3.4 的规定

包装的器械、织物程序

用于器械类、织物类物品包装后进行灭菌的程序 134℃，最短 4min

热敏物品、橡胶、塑料

此程序的灭菌温度为 121℃，最短 16min

特殊物品

此程序灭菌温度为 134℃，最短 18min，可用于朊病毒体污染器械，灭菌、清洗后的灭菌处理

（5）应设有打印记录系统：记录仪器可为数字式或模拟式，记录应包括整个灭菌周期的所有压力转折点的数值。打印的数值应符合预设定值，或在允许的工差范围内。一般测量工作压力时，精度至少 ±5kPa；测量灭菌温度时，精度至少为 ±1℃。时间指示器的误差 5min 之内的精度至少为 ±2.5%，超过 5min 的至少为 ±1%，记录数据的清晰度应在（215±15）lx 的照度下，正常视力人员应能在（250±25）mm 远的距离应能容易读出计数。走纸的速度为 4mm/min。记录纸的宽度不小于 15 字符 / 行。记录仪记录的数据可长期保存，不可更改。根据 WS310.3-2016 第 4.4.2.1 压力蒸汽灭菌的物理监测法要求：每次灭菌应连续监测并记录灭菌时的温度、压力和时间等灭菌参数。灭菌温度波动范围在 +3℃内，时间满足最低灭菌时间的要求，同时应记录所有临界点的时间、温度与压力值，结果应符合灭菌的要求。因此，所有的灭菌设备必须配备打印记录系统。

（6）控制系统应具有报警功能：具备灵敏度较高的声音报警系统。当灭菌设备的传感器发生故障，灭菌周期的参数变量值超过规定的限度，蒸汽供应故障或者导致设备停止运行等状况，应能够报警提示，直至灭菌器内室门连锁装置被灭菌操作人员或使用权限工具

的人员打开为止。

（7）控制系统应具有手动操作功能：灭菌设备应具有手动操作功能，以供灭菌器的日常维护、测试及紧急情况下使用。应明确指定专人负责使用手动操作权限，保证灭菌设备使用安全。

（8）控制系统应配置显示装置（指示灯）：灭菌器显示装置至少可显示以下信息：表明"门已锁定"；表明"灭菌周期运行中"；表明"周期完成"；表明"故障"；表明选择灭菌周期的指示信号；灭菌周期计数器；灭菌周期的阶段指示信号；当门打开时，提示周期完成的指示信号应消失。

三、干热消毒灭菌设备

（一）热空气消毒器

热空气消毒器通常由腔体、加热系统、控制系统等组成。工作原理是利用循环热空气的热能达到消毒目的。一般用于耐高温的医疗器械的消毒。

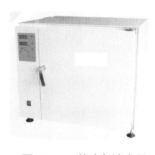

设计原理：舱体内配置有加热器，产生的热量通过自然对流或强制对流进行循环，保证舱体内温度均匀性，灭菌温度和时间主要有 160℃，2h 或 170℃，1h；或 180℃，0.5h（图 8-953、图 8-954）。

图 8-953　热空气消毒器

◉ 班前准备：
　◇ 整理待灭菌物品，包与包之间应留有空隙，以便空气流通，确保灭菌质量。
◉ 灭菌操作：
　◇ 逆时针转动门把手，打开门；
　◇ 放入待灭菌物品，关紧门；
　◇ 打开电源开关，选择程序运行；
　◇ 温度达到设定值，灭菌灯亮，开始灭菌计时；
　◇ 灭菌结束，耐心等待腔体内温度冷却至安全温度，蜂鸣器鸣叫；
　◇ 关闭电源开关，取出灭菌物品；
　◇ 做好灭菌效果的监测，记录存档，便于追踪调查。
◉ 班后工作：
　◇ 每日工作完毕，灭菌器内外应保持清洁，用带有中性清洁剂和水的软纱布，擦净门胶圈和内室污物；
　◇ 按照说明书要求，每周进行一次小保养，每月一次大保养。

 严禁用于液体的灭菌；
灭菌物品可能处于高温状态，请不要烫伤；
切不可中途断电开门，否则玻璃制品有炸裂的危险。

 粉剂灭菌应远离进风口避免被进风口吸入；
有机物灭菌时，温度不宜超过 170℃；
设备为非防爆型设备，不得进行易燃易爆物品的实验和存放，以免发生爆燃危险。

图 8-954　使用说明

（二）热空气灭菌器

热空气灭菌器通常由腔体、加热系统、控制系统等组成。工作原理是利用循环热空气的热能达到灭菌目的。一般用于耐高温的医疗器械的灭菌。

（三）热辐射灭菌器

热辐射灭菌器通常由腔体、加热系统、控制系统等组成。工作原理是利用热辐射的热能达到灭菌目的。一般用于耐高温的医疗器械的灭菌。

四、化学消毒灭菌设备

（一）酸性氧化电位水生成器

酸性氧化电位水生成器通常由水路系统、电解槽、控制装置等组成。工作原理是利用电解法产生酸性氧化电位水，供消毒医疗器械用。

通过生成酸性氧化电位水，用于对可耐受酸性氧化电位水的医疗器械进行消毒。

（二）臭氧消毒器

臭氧消毒器通常由臭氧发生装置、电气控制系统、管路系统等组成。工作原理是通过生成臭氧气体或臭氧水对医疗器械进行消毒。

一般用于可耐受臭氧的医疗器械进行消毒。如：臭氧水生成器、臭氧消毒柜、回路臭氧消毒机等。

（三）环氧乙烷灭菌器

环氧乙烷灭菌器通常由灭菌箱体、加热系统、真空系统、加药及气化装置、残气处理系统、监测、控制系统等组成。工作原理是在一定温度、压力和湿度条件下，利用环氧乙烷气体对灭菌箱体内的物品进行作用，使微生物蛋白质和遗传物质等变性从而导致微生物死亡，以达到灭菌的目的。

一般用于可耐受环氧乙烷的医疗器械的灭菌。

环氧乙烷灭菌器通常由灭菌箱体、加热系统、真空系统、加药及气化装置、残气处理系统、监测、控制系统等组成。工作原理是在一定温度、压力和湿度条件下，利用环氧乙烷气体对灭菌箱体内的物品进行作用，使微生物蛋白质和遗传物质等变性从而导致微生物死亡，以达到灭菌的目的。

1. 环氧乙烷灭菌器结构图（图 8-955）

2. 程序运行流程详解

（1）抽空：将灭菌室内压力抽至设定压力，将灭菌室内温度升至设定温度。

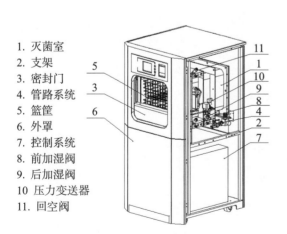

1. 灭菌室
2. 支架
3. 密封门
4. 管路系统
5. 篮筐
6. 外罩
7. 控制系统
8. 前加湿阀
9. 后加湿阀
10 压力变送器
11. 回空阀

图 8-955 环氧乙烷灭菌器

（2）保压：在设定的保压时间内，检查灭菌器是否有泄漏。

（3）加湿：将灭菌室内的相对湿度缓慢均匀的升至设定值，并保持一段时间，使灭菌物品充分湿润。

（4）灭菌：刺破环氧乙烷气罐，等到灭菌室内的压力达到设定值后，开始灭菌计时，计时达到设定值后灭菌阶段完成。

（5）脉动：清除灭菌室内的大部分环氧乙烷气体，灭菌室内压力在设定值之间波动。

（6）通风：彻底清除灭菌室内的环氧乙烷气体，并使灭菌物品上面的环氧乙烷残留。

（7）结束：灭菌周期结束，等待操作人员取出灭菌物品。

图 8-956 是一个灭菌周期中灭菌室内压力、温度和湿度随时间变化的曲线示意图：

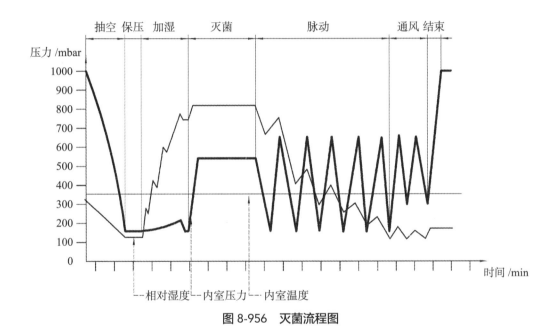

图 8-956　灭菌流程图

3. 技术参数（表 8-4）

表 8-4　技术参数

技术参数	订货号	
	XG2.C	XG2.C-220
灭菌室尺寸(LxWxH)mm	750×450×400	1 250×450×400
灭菌室容积 L	135	225
外形尺寸(LxWxH)mm	950×860×1 730	1 450×860×1 730

续表

技术参数	订货号	
	XG2.C	XG2.C-220
包装尺寸（LxWxH）mm	1 050 × 960 × 1 900	1 550 × 960 × 1 900
净重 kg	300	400
电源 AC220/50Hz	3.5kW	4.5kW
灭菌温度	37℃和55℃	
环氧乙烷气体/循环	100g	170g

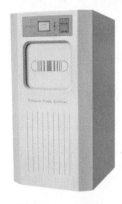

图 8-957 环氧乙烷灭菌器

4. 环氧乙烷灭菌器类型

（1）依据标准《环氧乙烷灭菌器》（YY 0503—2016）将环氧乙烷灭菌器分为 A 类和 B 类两种类型：

A 类灭菌器——用户可编程灭菌器，适用于在医疗器械工业生产中灭菌。

B 类灭菌器——具有一种或多种预置工作循环周期的、尺寸限定的灭菌器，通常灭菌室容积 ≤ 1m³，适用于临床医疗器械灭菌。

（2）灭菌器分为环氧乙烷混合气型和纯环氧乙烷气体型两种类型。

（3）灭菌器可制成单门或双门（图 8-957）。

5. 操作使用 环氧乙烷灭菌器是以环氧乙烷气体作为灭菌介质，环氧乙烷气体本身易燃易爆，具有中度毒性，请不要让没有经过专业人员培训的操作人员使用灭菌器。

（1）用户登录：设备开机后，显示屏显示登录界面，用户点击用户登录按钮后，进入预热选择界面（图 8-958）。

（2）预热选择：选择合适的预热温度，例如，将要进行一锅 37℃灭菌程序，则选择 37℃柜体预热，设备将按照 37℃温度进行预热准备（图 8-959）。

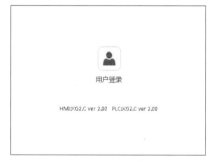

图 8-958 用户登录

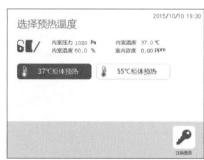

图 8-959 预热选择

（3）门操作

1）开门：在主菜单界面中，点击开门按钮，门将自动打开（图 8-960）。

2）关门：点击关门按钮，门将自动关闭，当门在关闭的过程中请不要将您的身体部位放在门的上方，以免发生意外。在门上升的过程中如果碰到异物挤压，则门先立即停止动作并报警，然后会自动打开门，防止对人、物品或设备造成不必要的损伤（图 8-961）。

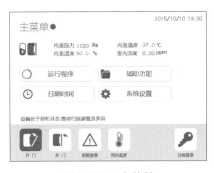

图 8-960　主菜单

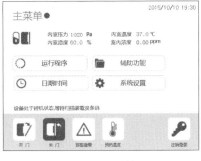

图 8-961　关门

（4）放入环氧乙烷药罐

1）点击主菜单上"开门"按钮，打开灭菌器的门。

2）取出一罐新的环氧乙烷气罐，撕掉气罐保护帽，露出瓶口。

3）将气罐倒置，瓶口向下，底部向上，将瓶口放入灭菌室内的环氧乙烷气罐定位圈中，往下压入，同时往里轻推，使气罐底部被限位块紧紧卡住（图 8-962）。注意不要用力过大！

（5）装载物品

1）物品包装：灭菌物品的包装材料要选择易于环氧乙烷穿透并且不会吸收环氧乙烷，纸塑包装应使用环氧乙烷低温灭菌专用纸塑包装袋。每个灭菌包装内都应放入环氧乙烷灭菌化

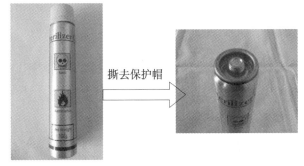
撕去保护帽

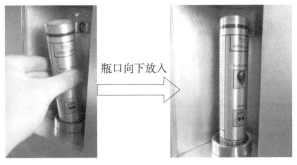
瓶口向下放入

图 8-962　药罐安装示意图

学指示物，每个灭菌批次都应放入环氧乙烷生物指示物。具体要求请参照《医院消毒供应中心第 3 部分：清洗消毒及灭菌效果监测标准》（WS310—2009）。

2）装载方式：包装好的灭菌物品应正确摆放在灭菌篮筐内，不要将灭菌物品堆积在

灭菌室内，以免因环氧乙烷扩散不均匀影响灭菌效果。灭菌篮筐内物品的摆放要以有利于空气流通为原则，有利于加湿和环氧乙烷穿透为原则。建议灭菌物品要竖放在灭菌篮筐内，放置时不要靠在灭菌室侧壁上，灭菌物品之间留有间隙。对于纸塑包装灭菌物品，请按照纸面对塑面次序放置。如果物品必须平放，请把纸面向下（图 8-963、图 8-964）。

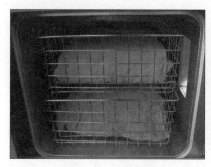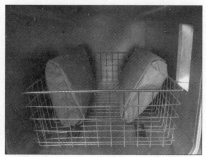

图 8-963　双篮筐装载　　　　　　图 8-964　单篮筐装载

注：当您只需要使用一个灭菌篮筐时，请使用下篮筐。

3）装载灭菌物品：当您将环氧乙烷气罐和灭菌物品都已经放入灭菌室之后，就可以关门，准备运行灭菌程序了。在您关门之前，请确保门的运行轨迹上没有异物，如灭菌篮筐。

（6）选择程序：点击主菜单上的"运行程序"按钮，进入选择程序界面（图 8-965、图 8-966）。

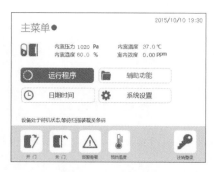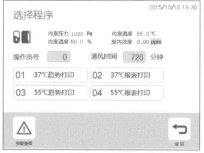

图 8-965　运行程序　　　　　　图 8-966　选择程序

在选择程序界面，您可以输入操作员号，设置通风时间，具体的通风时间视灭菌的物品不同而不同。如果选择 55℃灭菌程序，建议用户设置的通风时间大于 12 小时；如果选择 37℃灭菌程序，建议用户设置的通风时间在 24～26 小时之间（表 8-5）。（通风时间的单位是分钟）

表 8-5　程序参数

序号	程序名称	灭菌温度	灭菌时间	通风时间
01	37℃趋势打印	37℃	180 分钟	1 440 ~ 1 560 分钟
02	37℃报表打印			
03	55℃趋势打印	55℃	60 分钟	≥ 720 分钟
04	55℃报表打印			

（7）启动程序：您只需要选择合适的灭菌温度和打印方式就可以开始灭菌了（图 8-967）。

（8）程序运行查看

1）运行界面：在运行界面，您可以看到当前程序的性质、当前程序运行的阶段、程序预计结束的时间、内室压力、内室温度等关键信息（图 8-968）。

2）程序参数：点击屏幕上的"程序参数"按钮，进入到程序参数界面。在程序参数界面，您可以查看当前灭菌程序的灭菌参数。点击屏幕上的"返回"按钮，回到运行界面（图 8-969）。

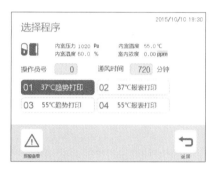

图 8-967　启动程序

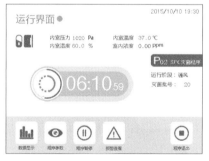

图 8-968　运行界面

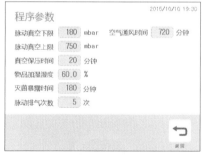

图 8-969　程序参数

3）数据监控：在运行界面，点击屏幕上的"数据显示"按钮，进入数据监控界面。在数据监控界面，您可以查看当前时刻灭菌器各监控点的详细参数值（图 8-970）。

4）报警信息：在运行界面点击屏幕上的"报警查看"按钮，进入报警信息界面。当有报警信息时，屏幕将会自动切换到报警信息界面，同时蜂鸣器响起，提醒您有报警。在报警信息界面上记录着所有没有经过确认的报警信息。当您阅读完报警信息后，请点击"确认"按钮返回运行界面（图 8-971）。

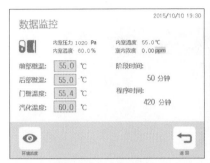

图 8-970 数据监控

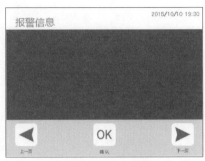

图 8-971 报警信息

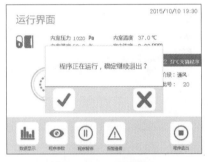

图 8-972 退出程序

（9）退出程序：当您有特殊原因需要退出正在运行的灭菌程序时，在灭菌界面点击屏幕上的"程序退出"按钮，进入程序退出确认界面（图 8-972）。

在进入灭菌阶段之前，点击屏幕上的"确认"按钮，灭菌程序将会自动退出。

（10）程序结束：当灭菌完成后，蜂鸣器会响起，提示您灭菌已经完成，显示屏自动跳转至结束界面。在结束界面可以查看灭菌状态和结束状态。

灭菌状态：灭菌阶段是否正常完成，如果正常完成，则提示信息为"灭菌完成"，反之则提示"灭菌失败"。

结束状态：通风阶段是否正常结束，如果正常结束，则提示信息为"正常结束"，反之则提示"手动退出"（图 8-973、图 8-974）。

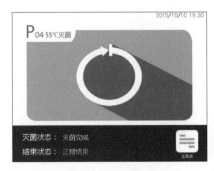

图 8-973 正常结束

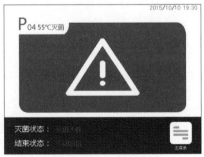

图 8-974 异常结束

（11）卸载负载：在结束界面，点击"主菜单"按钮，返回主菜单，然后点击"开门"按钮，等门完全打开后，再去取出灭菌物品。

如果您在灭菌完成之后没有立即取出灭菌物品（超出 15 分钟），当您进行开门操作时，灭菌器将会自动进行一次脉动解析，这是出于对您安全的考虑，当脉动解析结束后，门将自动打开。

（12）检查监测结果：灭菌完成以后，您需要观看打印记录是否正常，是否有报警记录，检查每个灭菌包装上的化学指示物变色是否合格；将生物指示物在专门的培养环境下培养，同时应该培养一个没有经过灭菌的生物指示物，用于对照。

（四）甲醛灭菌器

甲醛灭菌器通常由灭菌室、控制系统、气化系统等组成。工作原理是在一定温度、压力和湿度条件下，用甲醛气体对灭菌室内的物品进行作用，使微生物蛋白质和遗传物质变性从而导致微生物死亡，以达到灭菌的目的。

一般用于可耐受甲醛的医疗器械的灭菌。如：低温蒸汽甲醛灭菌器等。

1. **设计原理** 利用甲醛非特异性的烷基化作用，甲醛分子直接作用于细菌的蛋白质分子上的氨基（NH_2），硫氢基（SH），羧基（COOH），烃基（OH），生成次甲基衍生物，从而破坏细菌的蛋白质（尤其是酶），导致微生物的死亡，从而达到灭菌的效果（图 8-975 ～图 8-977）。

灭菌参数（表 8-6、表 8-7）

表 8-6 60℃灭菌过程参数

参数	默认值	范围
抽空限度	6.0kPa	4.0 ～ 6.0kPa
保压时间	10min	1 ～ 60min
泄漏率	0.1kPa/min	0.1kPa/min
灭菌温度	60.0℃	60 ～ 64℃
灭菌压力	21.0kPa	19.5 ～ 25.0kPa
灭菌时间	15min	5 ～ 60min
解析次数	25 次	1 ～ 99 次
干燥时间	10min	1 ～ 60min
干燥压力	6.5kPa	4.0 ～ 10.0kPa
换气次数	5 次	1 ～ 99 次

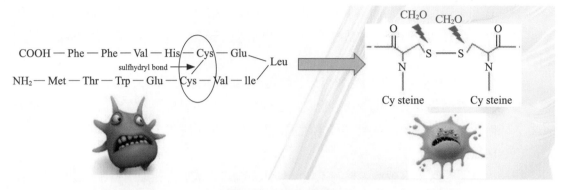

图 8-975　设计原理图

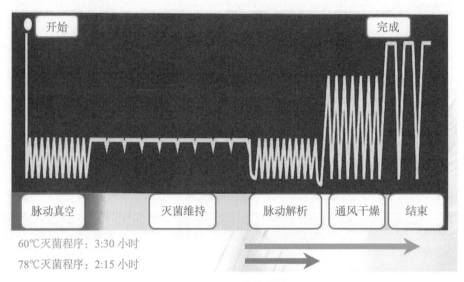

60℃灭菌程序：3:30 小时
78℃灭菌程序：2:15 小时

图 8-976　工艺流程图

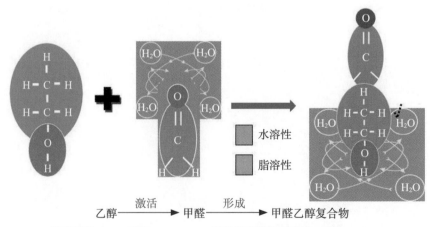

图 8-977　灭菌剂组成

表 8-7 78℃灭菌过程参数

参数	默认值	范围
抽空限度	6.0kPa	4.0 ~ 6.0kPa
保压时间	10min	1 ~ 60min
泄漏率	0.1kPa/min	0 ~ 0.1kPa/min
灭菌温度	78.0℃	78.0 ~ 82.0℃
灭菌压力	45.0kPa	43.0 ~ 52.0kPa
灭菌时间	15min	5 ~ 60min
解析次数	10 次	1 ~ 99 次
干燥时间	10min	1 ~ 60min
干燥压力	6.5kPa	4.0 ~ 10.0kPa
换气次数	5 次	1 ~ 99 次

2. **产品类型和形式** 从灭菌剂组成上区分，可分为两类：

一类是由低浓度的甲醛（通常 2% 或 3%）和一定量的乙醇（通常 3%）组成的混合灭菌剂；

另一类是由高浓度的甲醛（通常 30% ~ 40%）组成的灭菌剂。

从灭菌器功能上区分，可分为两类：

一类是纯低温甲醛灭菌器，灭菌温度为 60℃和 78℃；

另一类是除低温甲醛灭菌外，还具备高温压力蒸汽灭菌的功能（图 8-978）。

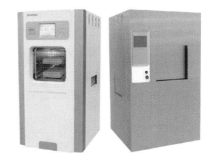

图 8-978 产品照片

3. **使用说明**

（1）开机

首先合上设备总电源开关，然后点击开机按钮，设备进入开机状态。

设备开机后，进入用户登录界面，点击用户登录按钮，进入预热温度选择界面（图 8-979）。

（2）预热选择：请依据准备运行的灭菌程序选择预热温度（图 8-980）。

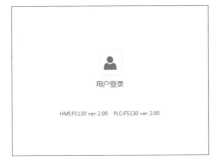

图 8-979 开机

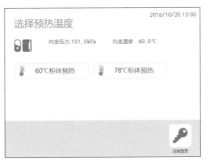

图 8-980 预热选择

（3）主菜单：选择预热温度后，系统进入主菜单（图 8-981）。

运行程序：进入程序选择界面；

辅助功能：进入辅助功能操作界面；

日期时间：进入系统时钟设置界面，可设置系统时钟；

系统设置：输入正确的密码后，进入系统设置界面；

开门：打开设备装载门；

关门：关闭设备装载门；

报警查看：查看当前的报警信息；

预热温度：重新选择柜体预热温度；

注销登录：返回开机界面。

（4）开门：在主菜单界面中，点击开门按钮，门将自动打开（图 8-982）。

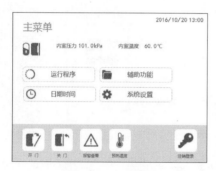

图 8-981　主菜单

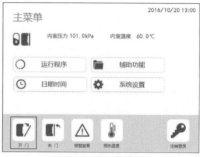

图 8-982　开门

（5）装载物品：各种大包装排放在篮筐内时，相互之间应保持 10mm 的间隙，装载量不可超过内室容积的 80%，以保证气体的顺畅流通。

各种小包装摆放在消毒筐内时，筐内物品的放置要以有利于空气流通，有利于蒸汽、甲醛穿透为原则。建议物品要竖放在筐内，放置时不要靠在内室侧壁上，物品间留有间隙。

对于纸塑复合包装，务必按纸面对塑面次序放置。如果物品必须平放，要把纸面放在下方。

（6）关门：在关门时要确保灭菌篮筐等已完全推到灭菌室内，没有物品或其他障碍物在门上下运行线路上或压在门防碰开关组件上（图 8-983）。

门防碰开关组件是保护性设置，是为了防止关门过程中夹伤操作人员或物品而设置。门关闭过程中遇到紧急情况可以按下门防碰开关组件使门停止运行。此结构门开启过程中不动作。

（7）运行程序：在主菜单中，点击"运行程序"，系统进入程序选择界面，然后根据灭菌物品选择相应运行程序。点击下图中程序选择按钮后，程序会自动运行，进行灭菌。

灭菌过程中屏画面切换到运行界面，可从此界面清晰观察到设备运行阶段，及运行时间等。

程序运行中，出现紧急情况想停止程序运行，点击程序退出按钮，可停止程序运行（图 8-984）。

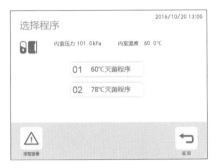

图 8-983　运行程序

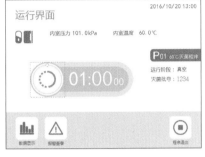

图 8-984　运行界面

（五）过氧化氢灭菌器

过氧化氢灭菌器通常由灭菌室、真空系统、过氧化氢注入系统、控制系统等组成，还可以配置等离子体发生装置。工作原理是通过汽化的过氧化氢对灭菌室内物品进行作用，使微生物蛋白质和遗传物质变性从而导致微生物死亡，以达到灭菌的目的。若配置有等离子体发生器，可通过等离子体发生器使汽化的过氧化氢形成过氧化氢等离子态，结合过氧化氢气体及过氧化氢等离子体对灭菌室内物品进行低温灭菌。

一般用于可耐受过氧化氢的医疗器械的灭菌。如：过氧化氢低温等离子灭菌器等。

1. **设计原理**　以过氧化氢（H_2O_2）为灭菌剂，在低温环境下通过电磁场使汽化的过氧化氢（H_2O_2）形成过氧化氢（H_2O_2）等离子态，结合过氧化氢（H_2O_2）气体及过氧化氢（H_2O_2）等离子体对室内物品进行低温、干燥灭菌，并能有效解离残余的过氧化氢（H_2O_2）。

（1）汽化的过氧化氢与微生物接触，发生反应。

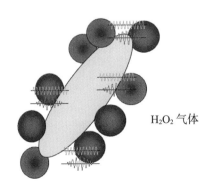

H_2O_2 气体

（2）等离子过程，高频电场下过氧化氢分子被分离成等离子态。

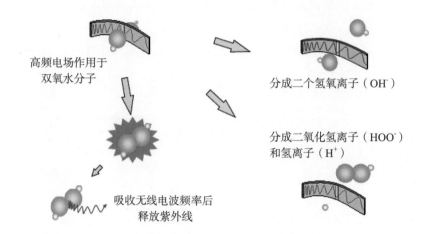

高频电场作用于
双氧水分子

分成二个氢氧离子（OH⁻）

分成二氧化氢离子（HOO⁻）
和氢离子（H⁺）

吸收无线电波频率后
释放紫外线

（3）等离子态的过氧化氢高频电场失去后，形成水和氧气。

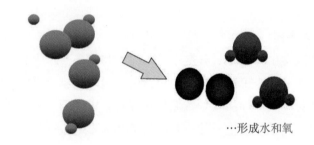

…形成水和氧

（4）双循环的灭菌流程。

双循环灭菌过程

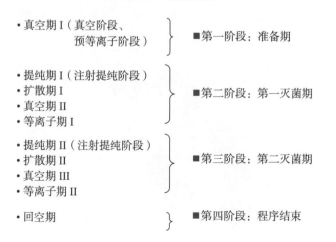

- 真空期 I（真空阶段、
  预等离子阶段）   ■第一阶段：准备期

- 提纯期 I（注射提纯阶段）
- 扩散期 I
- 真空期 II   ■第二阶段：第一灭菌期
- 等离子期 I

- 提纯期 II（注射提纯阶段）
- 扩散期 II
- 真空期 III   ■第三阶段：第二灭菌期
- 等离子期 II

- 回空期   ■第四阶段：程序结束

2. 产品类型和形式 从过氧化氢灭菌剂的储存和加注方式上可区分为两类：

一类为瓶装式，即过氧化氢灭菌剂用溶液瓶灌装（通常 50～200ml），一次性加注到灭菌器储液装置中，分次使用；

另一类是卡匣式，即过氧化氢灭菌剂用小容量的胶囊封装，多个胶囊集成在一起，统称卡匣（通常 8～12 个胶囊），然后每次灭菌时刺破使用 1～2 个胶囊（图 8-985）。

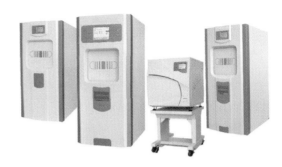

图 8-985 过氧化氢灭菌器

3. 使用说明

（1）用户登录：设备开机后，设备自动以操作员身份进去系统主菜单界面。画面左上方显示当前内室压力值与内室温度，右上方显示系统时间。"运行程序"可进入程序选择画面，运行程序。"日期时间"可进入时间设置画面，设置当前的日期时间。"辅助功能"可以进行设备设置与相关用户功能使用。"系统设置"可在设备空闲时进入系统维护画面，进行参数设置等操作。"开门""关门"可对前门操作。"报警记录"可以查看以前的报警记录。"注销登陆"可以返回到登录界面（图 8-986）。

（2）门操作：整机共有两种开门方式，即脚踢开门和触摸屏触摸开门。点击"开门"或"关门"可实现门的开关动作；当门在执行开门动作时，点击"开门"，则开门动作停止；当门在执行关门动作时，点击"关门"，则关门动作停止。

在关门时要确保灭菌篮筐等已完全推到灭菌室内，没有物品或其他障碍物在门上下运行线路上或压在门防碰开关组件上。门防碰开关组件是保护性设置，是为了防止关门过程中夹伤操作人员或物品而设置。门关闭过程中遇到紧急情况可以按下门防碰开关组件，则门开始执行开启动作（图 8-987）。

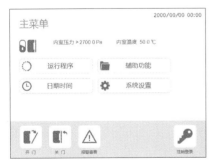

图 8-986 用户登录

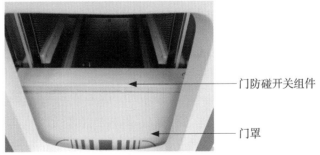

图 8-987 门操作

（3）灭菌前物品处理

1）物品的包装

①适合的包装材料：过氧化氢低温等离子体灭菌专用纸塑包装袋和聚丙烯无纺布。

使用以上两种包装材料包装的灭菌物品，存放在符合"医院消毒供应中心第一部分：管理规范"规定的无菌物品存放区。

②金属灭菌盒：仅推荐使用专用灭菌盒及相关配件。这些器械盒是本灭菌器专用，其目的为了让过氧化氢和等离子体能扩散到灭菌室内的每一件器械周围。

2）物品的装载

①物品装载不宜过满。各种大包装排放在篮筐内时，排列妥当，确保过氧化氢分子能充分接触到所有物品表面。

②纸塑包装袋，若单层水平摆放，应将袋子纸面朝上，且不得叠加；若竖向倾斜45°摆放，应将袋子纸面朝上。

③器械盒中物品要单层摆放，不得堆叠。切勿堆叠器械盒。

（4）选择程序：在主菜单中，点击"运行程序"，系统进入程序选择界面，如下图所示：

用户可根据灭菌物品的性质，选择合适的灭菌程序。

1）全循环下述材料及尺寸的医疗器械可在全循环中处理。下述尺寸的极限值是在每次最大装载 10 支该长度的管腔时进行验证试验的，所以医院装载物不应超过验证试验的装载量。

①内径等于或大于 1mm，长度小于或等于 500mm 的不锈钢管腔。

②内径等于或大于 1mm，长度小于或等于 2 000mm 的聚四氟乙烯管腔。

2）软镜循环：本循环根据软镜材质和结构特点设计，每次最大装载 2 条软镜。可用于胆道镜、纤维输尿管肾盂镜等软镜的灭菌处理。

3）快速循环：此循环只可用于表面灭菌，灭菌物品不得有任何管腔。且物品装载量不得超过容积的 50%。

可用于快速循环灭菌的物品如下，但不局限于此：无管腔硬式内镜、无管腔仅需表面灭菌的医疗器械、充电电池、无管腔眼科器械。

全循环能灭菌但不能用于快速循环的材料如下，但不局限于此：聚氨酯、Kraton 共聚物、聚醚酰亚胺（U1tem 共聚物）、迭尔林（聚甲醛树脂）。

程序结束后，界面会提示灭菌状态"程序已结束"提示，并且设备发出间歇性蜂鸣音提示，此时点击画面中"主菜单"可以返回主界面进行其他操作。

（5）卸载负载：灭菌完成后不要强行开门（虽然有连锁），等程序完全结束后再开门取出物品。

（六）其他化学消毒灭菌器

过氧乙酸消毒器、戊二醛消毒器等通常由灭菌腔体、控制系统、管路系统等组成。工作原理是利用制造商规定的化学剂（除环氧乙烷、甲醛、过氧化氢外）作为消毒或灭菌剂，配合本消毒灭菌设备对医疗器械进行消毒或灭菌。

一般与制造商规定的化学剂配合使用，用于可耐受相应化学消毒剂的医疗器械的消毒灭菌。

五、清洗消毒设备

常用清洗消毒设备有清洗消毒器和医用清洗器。

（一）清洗消毒器

清洗消毒器通常由清洗腔体、管路系统、控制系统等组成。工作原理是利用清洗剂和水流对医疗器械进行清洁，并利用热水或化学剂水溶液对腔体内医疗器械作用合理时间而进行消毒，如适用，还可对被处理的医疗器械进行干燥。主要用于医疗器械的去污、清洗、消毒、干燥（如适用）。如：清洗消毒器、内镜清洗消毒器、内镜清洗消毒系统等。

设计原理：以软化水及蒸馏水（或纯水）作为工作介质，通过大流量的循环泵，将清洗舱内的水在清洗管路中循环，并通过旋转喷射臂，将水均匀地喷射到被清洗物品上，对物品进行强有力的冲洗，同时可自动加入清洗液及上油液，使清洗更加有效彻底；此外，可将清洗用水自动加热，对清洗物品进行热消毒，还能通过节能高效的干燥系统将被加热及过滤的洁净热空气吹入清洗舱内，对清洗后的物品进行有效的干燥。

根据 YY/T 0734 相关标准定义；清洗消毒器通过自动控制器控制，运行一个工作周期来达到规定的性能要求，一般包括以下各个阶段：

清洁，这一阶段可包含若干阶段；

消毒；

漂洗；

干燥（若适用）。

若适用，以上两个或多个阶段可合并为一个阶段（图 8-988）。

对于不同种类的医疗器械，各清洗工艺参数也各不相同。但最终所达到的清洗效果要求是相同的。消毒效果主要参照标准 YY/T 0734，采用 A_0 概念——湿热消毒的等效致死性，来衡量达到的消毒效果水平。

消毒后直接使用的诊疗器械、器

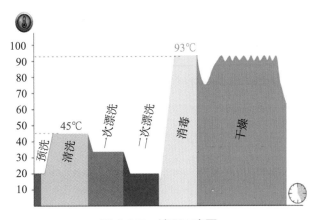

图 8-988　流程示意图

具和物品湿热消毒温度应 ≥ 90℃，时间 ≥ 5min，或 A_0 值 ≥ 3 000；消毒后继续灭菌处理的，其湿热消毒温度应 ≥ 90℃，时间 ≥ 1min，或 A_0 值 ≥ 600（表 8-8）。

表 8-8　消毒温度和最短消毒时间关系

湿热消毒方法	温度 /℃	最短消毒时间 /min
消毒后直接使用	93	2.5
	90	5
消毒后继续灭菌处理	90	1
	80	10
	75	30
	70	100

按清洗对象分：

1. 适用于常规器械、器具的全自动清洗消毒器：

序号	种类	示例
1	手动门全自动清洗消毒器	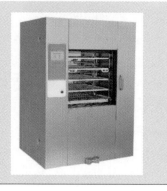
2	自动门全自动清洗消毒器	

续表

序号	种类	示例
3	自动横向搬运全自动清洗消毒器	
4	多舱式全自动清洗消毒器	
5	负压脉动清洗消毒器	

2. 适用于密封下送推车、灭菌盒、硬质容器、手术鞋、病床等较大容器、器具的大型多功能清洗消毒器（图 8-989）。

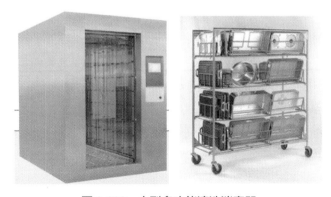

图 8-989 大型多功能清洗消毒器

3. 适用于内镜清洗的清洗设备

序号	种类	示例
1	多功能清洗中心——手工清洗,适合硬镜清洗	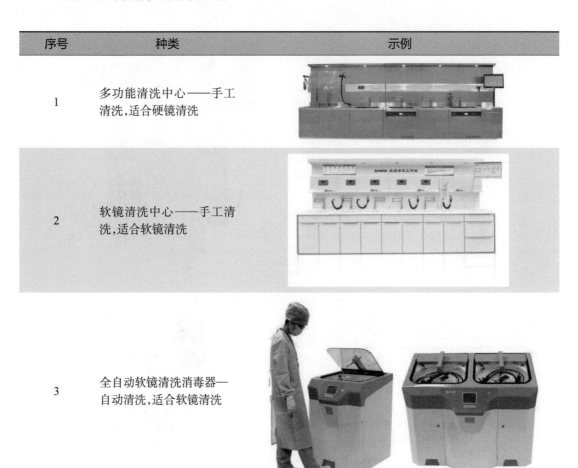
2	软镜清洗中心——手工清洗,适合软镜清洗	
3	全自动软镜清洗消毒器—自动清洗,适合软镜清洗	

清洗消毒器使用说明书:

（1）班前准备:

1）检查舱体内是否有水。若有水,则手动模式把水排干净;

2）打开水源、汽源、气源,检查是否均达到使用要求压力条件;

3）打开主控开关,给系统送电;

4）打开电源开关后如显示清洗液或上油液等化学助剂不多的提示,请及时添加;

5）若有预热功能,需提前半小时给系统供水、电、汽、气,以保证设备能提前将清洗、消毒水预热。

（2）运行操作:

1）程序运行前,点击"开门"按钮打开前门,门开启后,物品从前门装入,把装好物品的清洗架放入清洗舱;检查喷射臂是否能够灵活转动。检查喷射臂上的小孔是否有堵塞；检查清洗架上进水口是否与清洗舱上的进水口准确连接，若连接不准确，请及时调整。点击"关门"按钮，将门完全关闭，选择好相应程序并启动；

2）物品的摆放要合理，不要摆放过于紧密，物品不要高于喷淋臂，阻碍喷射臂旋转。以保证物品能够得到彻底的清洗；

（3）停止操作：程序结束后复位程序便可进行下一循环。

（4）班后工作：将电源开关拨向"OFF"侧，切断设备的动力电源，关闭水源，关闭汽源，关闭压缩气。

在手动操作时，要注意循环泵不得空转（无水时）；

在手动情况下，只有系统检测到水位信号，才能开启水加热管；

在手动情况下进行干燥时，空气加热管只有在风机运转时才能工作，并且关闭加热管后要冷却一段时间再关风机。

使用说明书：（软式内镜清洗消毒器）

（1）班前准备：

1）打开水源，按控制板上的电源按钮，给设备送电；

2）检查洗消槽内是否有水，若有水，则手动排干净；

3）打开电源开关后如显示清洗液、消毒液不多的提示，请及时添加。

（2）运行操作

1）内镜从人体取出后，应对内镜进行彻底的手工预清洗；

2）启动系统，把内镜放入洗消槽内，确保完成所有连接，选好相应程序并启动；

3）内镜的摆放要合理，注意内镜不能重叠、不能阻碍喷射臂的旋转。

4）程序结束后，脚踢开关或点击触摸屏开机界面上的"开门"按钮，打开密封门；

5）检查设备已完成的连接是否依旧保持原位，取下各连接接头，将内镜取出。

6）内镜不能重叠，不能阻碍喷射臂的旋转；

7）有防水帽的内镜在洗消前一定戴好防水帽；

8）当不使用设备的测漏功能时，设备自带的测漏接头一定要用测漏堵头堵上。

（3）结束操作：程序结束后便可进行下一循环。

（4）班后工作

1）切断设备的电源；关闭水源；

2）每日工作完毕，洗消槽内外应保持清洁，应将洗消槽内污物清洗干净，用干净纱布擦拭控制面板，每周一次小保养，每月一次大保养；

3）每周检修一次设备，确认各门开关位开关无松动现象；检查设备底部无漏水现象，检查各旋转臂旋转灵活。

4）遇到"清洗液不多了，请及时补充"等类似报警时，请打开前下罩添加；

5）遇到"内镜发生泄漏"时，说明内镜需要进行维修。

6）遇到其他报警时，请退出程序，按使用说明书中"故障报警及排除方法"进行自检，重新启动设备，如果相同的报警仍出现，请联系厂家客服人员。

7）遇到其他异常情况，及时联系厂家客服人员。

8）在洗消槽内对内镜进行操作时，注意防止误碰门开关造成关门夹手。

严格按使用说明书规定操作。

（二）医用清洗器

医用清洗器通常由清洗槽、管路系统、控制系统等组成，其中超声清洗器一般还包括超声波发生器。工作原理是利用水冲洗或特定频率超声波作用对医疗器械进行清洗。主要用于对医疗器械消毒灭菌前的清洗，不具备消毒功能。如医用清洗器、医用超声波清洗器。

1. 超声波清洗机设计原理：

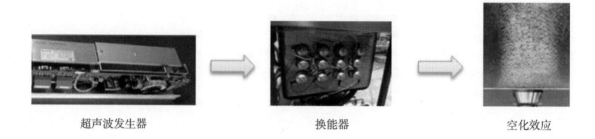

超声波发生器　　　　　　　　　　　换能器　　　　　　　　　　　空化效应

2. 超声波发生器　实际上是高频电源信号发生器，通过一系列的震荡电路将现有的 50Hz 的频率改为 40kHz 的频率。

3. 换能器　主要由压电陶瓷片和固定块组成，利用"逆压电效应"将高频电信号转换成高频的机械震荡信号。

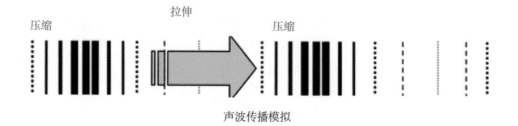

声波传播模拟

4. 空化效应　声波在水中传播过程中，波峰与波谷来回交替会使水中产生数以万计的微小气泡，这些气泡在超声波纵向传播成的负压区形成、生长，而在正压区迅速闭合，在这种过程中可形成超过 1 000 个气压的瞬间高压，连续不断产生的高压就像一连串小"爆炸"不断地冲击物件表面，使物件表面及缝隙中的污垢迅速剥落，从而达到物件全面洁净的清洗效果。

5. **产品种类或型式** 按照频率划分超声波清洗机一般为单频超声波清洗机和多频超声波清洗机。单频超声波清洗机只有一种超声频率进行工作；多频超声波清洗机有两种或者三种频率进行工作，各种频率间切换工作，单每次只有一种频率进行工作。单频医用超声波清洗机的频率一般为 40kHz，多频超声波清洗机的频率一般为 40 kHz、80 kHz、100kHz。

按照放置形式一般分为台式（放置于台面上）和立式（放置于地面上），如图 8-990。

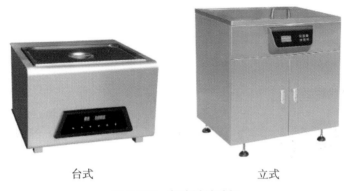

台式　　　　　　　　　立式

图 8-990　超声波清洗机

使用说明：

（1）除气：第一锅水中溶解有大量的气体，水中的空气会吸收超声波的能量，因而新水的超声效果欠佳——每天的第一次新水在正式使用之前先空跑一两个超声程序将水内部的气体赶出。

（2）预处理：器械必须经过预处理，去除大块的污渍之后再放入超声清洗机内处理，医用超声波清洗机对大块的污染物清洗效果不明显。且大块污染物对超声波的传播阻碍较大。

（3）在超声波进行清洗过程中尽量不要使槽内的水产生晃动，这样会引发换能器跟槽体产生的电容突变，进而使超声波电源电流突变，减少电源的使用寿命。

（4）切勿在长时间 65℃以上的高温环境下进行超声波清洗，这样会影响换能器的使用寿命。

（5）对于设计结构较为简单的台式超声波清洗机，当清洗槽内没有水或者溶剂时，千万不能启动，以免造成空振，造成振动头报废或者损坏超声波设备。

（6）超声波清洗机用水宜使用纯水或者软化水。

（7）超声波清洗对器械有一定的损伤，单次清洗时间应 ≤ 10min。

（8）超声波清洗机篮筐内的器械不要高出篮筐最高面，要确保所有器械全部没入液面以下，只有在液面以下才会有超声清洗效果。

（三）超声波清洗机

超声波 -ultrasonic，频率单位是赫兹（Hz）；次声波 <20Hz ~ 20KHz（人耳辨识范围）< 超声波超声清洗系统由超声波发生器、换能器、超声介质（水）组成。超声波发生器发出的高频振荡讯号，通过换能器转换成高频机械振荡，传播到介质 -- 清洗溶液中，超声波在清洗液中疏密相间地向前辐射，使液体振动而产生数以万计的微小气泡，这些气泡在超声波纵向传播成的负压区形成、生长，而在正压区迅速闭合，在这种过程中可形成超过 1 000 个气压的瞬间高压，连续不断产生的高压就像一连串小"爆炸"不断地冲击物件表面，使物件表面及缝隙中的污垢迅速剥落，从而达到物件全面洁净的清洗效果。

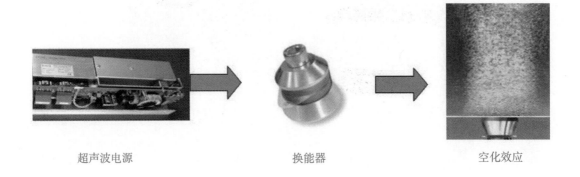

超声波电源　　　　　　　　换能器　　　　　　　　空化效应

超声波清洗机主要应用于医院的供应室、手术室、眼科及口腔科等，主要用于手术刀、止血钳、镊子、注射针头、各式大小注射器、试管、玻璃管、换药碗、各种盘子、圆筒、盐水吊瓶、测压器等的清洗，特别是含有深孔、盲孔、凹凸槽的物品具有极佳的清洗效果。

基于超声清洗的原理，超声波清洗具有一定的破坏能力，故不适合用于清洗光学精片等高精密器械（图 8-991、图 8-992）。

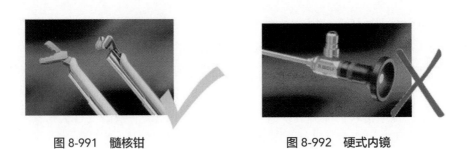

图 8-991　髓核钳　　　　　　　　图 8-992　硬式内镜

（四）脉动真空清洗消毒器

脉动真空清洗消毒器是一款新兴的医疗器械清洗设备，其主要处理对象为硬式腔镜器械、牙科手机等内部含腔室的器械以及常规外科手术器械等。结构复杂的腔镜器械只需拆解至最小单元之后，即可直接放入设备进行处理，省去了利用其他设备处理时繁琐的对接手续。在腔镜器械越来越多的消毒供应室中，该款设备可极大地降低供应室工作人员的工作强度。

脉动真空清洗消毒器采用全自动控制，操作人员只需根据器械类型选择相应的程序，即可一键完成清洗、消毒和干燥整个过程。

1. **主要原理** 脉动真空清洗消毒器在清洗过程中主要是利用"压力降低，沸点降低"的原理对设备进行清洗。通过对内室水进行加热，使得内室水温达到48℃，同时对内室降压使其压力降至 -90kPa，在这个条件下内室水达到沸点并开始沸腾，此时，清洗酶的活性可达到最佳。通过沸腾清洗、气相脉动和液相脉动三种手段相结合，实现对器械的清洗。

（1）清洗

1）沸腾清洗：沸腾清洗是指通过对内室水进行加热，使得内室水温达到48℃，同时对内室降压使其压力降至 -90kPa，在这个条件下内室水达到沸点并开始沸腾。在持续沸腾过程中，沸腾产生的气泡会对器械表面产生"碰撞，爆破"，达到清洗器械表面的目的（图8-993）。

2）液相脉动：液相脉动是指在内室水沸腾条件下，通过控制阀门的开启，将经过过滤之后的空气自舱体底部导入内室，在这个过程中，内室会产生大量的气泡，气泡剧烈撞击器械外表面，达到剥离外表面污渍的目的（图8-994）。

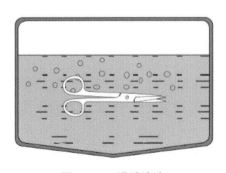
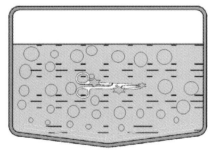

图 8-993　沸腾清洗　　　　　　　图 8-994　相脉动

3）气相脉动：气相脉动是指在内室沸腾条件下，管腔内部的水会沸腾汽化并在管腔内部形成流动，冲刷管腔内表面；达到压力下限之后通过回空管路，将经过滤之后的空气自顶部气相空间导入内室，此时，在气压作用下内室的水再次涌入管腔内部并冲刷管腔内表面，往复多次，可实现清洗管腔内表面的目的（图8-995）。

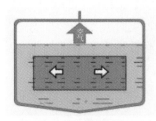 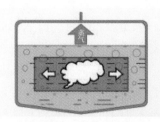 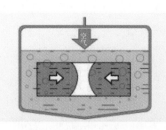

对清洗介质加热，同时舱　　在减压情况下，清洗介质的沸点　　气相空间骤然导入空气，清洗
内抽出空气进行减压　　　降低，液体开始沸腾。管腔内部　　介质受压进入管腔，反复如此，
　　　　　　　　　　　　的水分被气化的蒸汽快速挤走　　达到冲刷管腔内部污垢目的

图 8-995　相脉动

气相脉动与液相脉动相比，其回空速度更快，对管腔内表面的冲刷力度更大。

4）超声波清洗：对于带有超声波功能的脉动真空清洗消毒器，在清洗阶段还可利用超声波的空化效应进一步加强设备的清洗效果。

（2）消毒：脉动真空清洗消毒器采用湿热消毒法对器械进行消毒处理，消毒效果可满足《WS 310　2016 医院消毒供应中心》的有关要求。

（3）干燥：脉动真空清洗消毒器在干燥阶段采用真空干燥方法对器械进行干燥处理。目前由于受技术层面的限制，只有个别厂家可以实现脉动真空清洗消毒器对器械的完全干燥处理。

2. **适用范围**　脉动真空清洗消毒器处理的器械范围比较广：常规外科手术器械、硬式腔镜器械、牙科手机、导管等均可用该设备进行处理。此外，对于医院中使用越来越多的外来器械、骨科器械等也可用该设备进行处理。由于该设备是采用浸泡式清洗方法，因此如果清洗对象为器皿类器械，如弯盘等，在不使用特殊装载清洗架的前提下会影响干燥效果，应谨慎对待。

脉动真空清洗消毒器在处理器械时可实现混合装载，不同类型的器械可混装之后清洗。而喷淋清洗机由于不同的器械要使用的清洗架进行装载，难以实现混合装载。

3. **结构及功能**　脉动真空清洗消毒器主要由舱体组件、支架组件、密封门组件、管路组件以及控制系统组成。

目前常见的脉动真空清洗消毒器有两种结构：立式结构和槽式结构。其中立式结构是指其具有前后双扉结构，可实现 CSSD 内污染区与洁净区的隔离。槽式脉动真空清洗消毒器是指其仅具有一个密封门结构，往往安置在医院的污染区内，适合不具备隔断安装条件的医院安装使用。

脉动真空清洗消毒器的主要结构如下：

（1）舱体：舱体是脉动真空清洗消毒器的重要组成部分。舱体是在整个工作过程中承受负压的主要容器，且起着承载清洗对象的作用。目前脉动真空清洗消毒器的舱体主要材质为 SUS304、SUS316L 和 316Ti。其中 SUS304 是使用范围最广的材质，大部分厂家均采用这种材质制造而成。316Ti 是目前性能最佳材质，其抗腐蚀能力优于其他材质。

此外，对于带超声波功能的脉动真空清洗消毒器，其舱体组件中还包含固定与舱体上的超声波换能器。超声波换能器常见的安装方式有两种：底部安装或者侧面安装。

（2）支架：支架的主要作用是支撑舱体以及其他附件管路，是整个设备的承重结构。一般支架组件会带有固定脚蹄以及脚轮，脚轮的作用是便于短距离人工移动设备，脚蹄的作用是在设备就位之后固定设备。

（3）密封门：密封门组件的主要作用实现对腔体的密封。对于立式结构的脉动真空清洗消毒器，其往往具有前后两个密封门；而槽式结构的脉动真空清洗消毒器，一般只有一个密封门。

在设备运行过程中，为了便于观察内室的清洗过程，密封门一般会带有观察视窗。由于脉动真空清洗消毒器在工作过程中，内室压力比较低，观察视窗需要承受一定的压力，因此，该款设备的观察视窗尺寸一般较小，很少见有全玻璃结构的密封门。

（4）管路：脉动真空清洗消毒器的管路组件是设备实现功能的主要作用单元。一般设备由以下管路组件组成。

1）进水管路：进水管路一般包含进纯水管路和进自来水管路，其中纯水管路是指纯水进入舱体内部的管路；自来水管路是指为真空泵以及其他附件供水的管路。

2）抽空管路：抽空管路是指通过真空泵工作使得内室实现负压的管路。

3）回空管路：回空管路一般会包含气相回空管路和液相回空管路，其主要作用是在内室负压沸腾条件下，将经过过滤的空气导入内室。

4）排水管路：排水管路是指整个设备的对外排水管路，一般包含内室的纯水排水管路以及真空泵消耗的自来水排水管路。对于蒸汽加热款设备，通常还包含蒸汽冷凝水的排水管路。

以上所列举为脉动真空清洗消毒器的主要管路，对于不同厂家的产品，会有各自设计的独特管路。

（席英华）

参考文献

[1] 张学龙.医疗器械概论 [M].北京：人民卫生出版社，2011.

[2] 孙勤，严梁.欧美医疗器械管理经验及对中国医疗器械法规体系改革的启示 [J].中国医疗器械杂志，2006，30(1):43-52.

[3] 蒋海洪，梁学林，奚健.对在用医疗器械实施风险管理的思考 [J].中国医疗器械杂志，2012，36(2):128-132.

[4] 杨丽群.医疗器械维护管理体制改革初探 [J].医疗卫生装备，2010，31(7):107-108.

[5] 蒋海洪.从医疗器械 GMP 的实施看我国医疗器械质量管理体系的发展 [J].中国医疗器械杂志，2011，35(2):128-130，140.

[6] 何映，黄晖，李元启.从医疗器械的学科特点看医疗器械的科学监管 [J].中国药物警戒，2009，6(7):418-421.

[7] 陈以桢，高惠君.美国、欧盟医疗器械法规概况及与我国法规的对比 [J].中国医疗器械杂志，2008，32(3):218-226.

[8] 戚康男.我国医疗器械事业发展的视角和空间 [J].中国医疗器械信息，2003，9(2):30-32.

[9] 张青，钱黎明.外来医疗器械清洗消毒及灭菌技术操作指南 [M].北京：北京科学技术出版社，2018：1-150.

[10] 张青，黄浩.眼科手术器械清洗消毒及灭菌技术操作指南 [M].北京：北京科学技术出版社，2016：1-79.

[11] 任伍爱，张青.硬式内镜清洗消毒及灭菌技术操作指南 [M].北京：北京科学技术出版社，2016：1-81.

[12] 张敬礼，王宝亭，李武臣，等.医疗器械监管技术基础 [M].北京：中国医药科技出版社，2009：139-160.

[13] 汤黎明，赵海阳.医院医学工程科技术管理规范 [M].南京：南京大学出版社，2008:89-93.

[14] 鲁为，张凤林，马克力，等.医疗损害责任纠纷诉讼指引与实务解答 [M].北京：法律出版社，2014:197-203.

[15] 彭东平，纪春雷，于树滨，等.军队医院卫生装备质量安全管理制度 [M].北京：人民军医出版社，2012：4-125.